Laura Krüger

Ayurveda Ernährung für Berufstätige

Laura Krüger

Ayurveda Ernährung für Berufstätige

Wie du die traditionelle Lehre in deinem Alltag modern umsetzt und dich ins Gleichgewicht bringst

riva

Bibliografische Information der Deutschen Nationalbibliothek
Die Deutsche Nationalbibliothek verzeichnet diese Publikation in der Deutschen Nationalbibliografie. Detaillierte bibliografische Daten sind im Internet über https://dnb.de abrufbar.

Für Fragen und Anregungen
info@m-vg.de

Wichtiger Hinweis
Dieses Buch ist für Lernzwecke gedacht. Es stellt keinen Ersatz für eine individuelle medizinische Beratung dar und sollte auch nicht als solcher benutzt werden. Wenn Sie medizinischen Rat einholen wollen, konsultieren Sie bitte einen qualifizierten Arzt. Der Verlag und die Autorin haften für keine nachteiligen Auswirkungen, die in einem direkten oder indirekten Zusammenhang mit den Informationen stehen, die in diesem Buch enthalten sind.
Ausschließlich zum Zweck der besseren Lesbarkeit wurde auf eine genderspezifische Schreibweise sowie eine Mehrfachbezeichnung verzichtet. Alle personenbezogenen Bezeichnungen sind somit geschlechtsneutral zu verstehen.

Originalausgabe
3. Auflage 2025

Türkenstraße 89
80799 München
Tel.: 089 651285-0

Redaktion: Simone Fischer
Umschlaggestaltung: Manuela Amode
Umschlagabbildungen: © Ann Christin Weiß, Foodstyling Corinna Posny
Abbildungen im Innenteil: S. 15, 16, 47, 48, 110, 118, 121, 129–259: © Ann Christin Weiß, Foodstyling: Corinna Posny; S. 28: Voin_Sveta/Shutterstock.com; S. 67: Shutterstock.com: Elene Pimonova, Natalia Hubbert, Inspiring, Mona Monash, Daria Ustiugova, Phrang Ck, vasabii, Ekaterina Chetverikova, Anna Turaeuva, Le Panda, mimomy; S. 68: Hein Nouwens/Shutterstock.com; S. 89, 104, 122–123, 126–127: Happy Art/Shutterstock.com; S. 101–103: Happy Art/Shutterstock.com, Baksiabat/Shutterstock.com; S. 34, 41, 67, 68, 91, 98: Müjde Puzziferri
Satz: inpunkt[w]o, Haiger (www.inpunktwo.de)
Druck: Florjancic Tisk d.o.o., Slowenien
Printed in the EU

ISBN Print 978-3-7423-1535-9
ISBN E-Book (PDF) 978-3-7453-1206-5
ISBN E-Book (EPUB, Mobi) 978-3-7453-1207-2

Inhalt

Vorwort

Der Ayurveda kann nur so kraftvoll sein, wie wir es schaffen, ihn umzusetzen.

Ich glaube kaum ein Satz spricht mehr für den Ayurveda und dessen Wirksamkeit als dieser.

Denn die Neugierde, Begeisterung und Faszination für die traditionell indische Heilkunst und Lebensweise wächst bei uns in der westlichen Welt stetig. Doch schon oftmals konnte ich in meiner langjährigen Arbeit als Ayurveda-Ärztin hautnah bei meinen KlientInnen erleben, dass zwar die Motivation für einen ayurvedischen Lebensstil groß ist, die Umsetzung dann aber scheitert. Warum? Zu fremd, zu rigide und schwer in unserer westlichen Welt umsetzbar können viele der ayurvedischen Empfehlungen erscheinen.

Umso wichtiger ist es also, dass wir hier an das moderne Leben angepasste Empfehlungen im Ayurveda finden können, die uns dabei unterstützen, den Ayurveda nicht nur zeitgemäß zu verstehen, sondern auch ganz unkompliziert zu leben.

Dies ist eine Kunst, welche viel Wissen, Erfahrung und eine Kombination von Tradition und Moderne braucht.

Laura Krüger ist für mich aus dieser Perspektive eine wunderbare Ayurveda-Künstlerin, die es nicht nur versteht, auf die wahren Bedürfnisse unserer Zeit einzugehen und zeitgemäße Antworten zu formulieren, sondern dies gleichzeitig mit einem Tiefgang und einer Leichtigkeit umsetzt. Mit diesem Buch schlägt sie eine gekonnte Brücke zwischen den verschiedenen Welten und zeigt uns, wie wir den Ayurveda auch im Büro, mit einer Familie oder unterwegs authentisch und individuell leben können.

Die Rezepte laden zum Kochen und Schlemmen ein und sind dabei ganz einfach umsetzbar. Alle Ayurveda-Empfehlungen, die Laura mit uns teilt, lassen sich auch im vollsten Alltag gut unterbringen und zeigen uns, was der Ayurveda letztendlich ist: eine Lebenshaltung, die wir in jedem Moment unseres Lebens einnehmen können – und zwar undogmatisch und ohne Stress.

Ich verstehe Lauras Buch als eine Einladung, sich selbst dadurch ein Stück besser kennenzulernen, zu entschleunigen und den eigenen Ayurveda-Weg zu gestalten. Ich freue mich, dass dieses Buch nicht nur einen festen Platz in meinem Bücherregal einnehmen wird, sondern ich es auch vielen meiner KlientInnen empfehlen kann, die dadurch mit Sicherheit einen fundierten, aber einfachen Start in ein einfach gesundes Leben haben werden.

Herzlichen Dank, liebe Laura, für dieses Werk.

Liebe Leser/-innen, ich wünsche euch viel Freude beim Lesen, Genießen und ayurvedisch Leben.

Dr. med. Janna Scharfenberg

Einleitung

Die ayurvedische Ernährungslehre ist oft der Einstieg in einen ganzheitlichen ayurvedischen Lebensstil. Durch die positiven Effekte der ayurvedischen Herangehensweise und die Anwendung von Ernährung auf körperlicher Ebene wird oft das Interesse geweckt, mehr aus den anderen Bereichen des Ayurveda zu erfahren. Für mich war dies einer der Beweggründe, dieses Buch zu schreiben. Inzwischen zielt mein gesamter Berufsalltag darauf ab, die ayurvedische Lehre so vielen Menschen wie möglich näher zu bringen. Warum?

Für mich ist Gesundheit die Voraussetzung, um die eigenen Ziele und Visionen ausgeglichen, mit voller Schöpferkraft und Leichtigkeit zu verfolgen. Ich bin davon überzeugt, dass jeder Mensch die Welt hin zum Positiven beeinflussen kann, sei es in dem Unternehmen, wo man arbeitet, in der eigenen Familie, im Freundeskreis oder auch mit dem eigenen Business. Das »Wie« ist dabei so individuell wie jede Person auf diesem Planeten. Nun kannst du dir vielleicht vorstellen, wie sehr ich mich freue, dass du dieses Buch in den Händen hältst.

Du hast das Buch wahrscheinlich gekauft, um mehr über die ayurvedische Ernährung zu lernen sowie Rezeptinspirationen zu erhalten. Diese Aspekte werden auch den Großteil des Buches ausmachen. Allerdings möchte ich die Chance nutzen, dir auch den ayurvedischen Lebensstil und einige ayurvedische Ansätze über die Ernährung hinaus etwas näher zu bringen. Denn Ayurveda funktioniert nur durch die Betrachtung einer ganzheitlichen Body-Mind-Balance.

Gesundheit ist so viel mehr als die Abwesenheit (körperlicher) Krankheiten. Im Ayurveda gibt es sogar zwei unterschiedliche Begriffe, um die Unterscheidung zu verdeutlichen. Svastha bedeutet Gesundheit und Aroga bedeutet ohne Krankheit. Im Rahmen von Svastha betrachtet Ayurveda auf der einen Seite das körperliche Gleichgewicht und auf der anderen Seite den Geist. Körperlich sind wir gesund, wenn unsere Physiologie, also unsere körperlichen Funktionen, einwandfrei arbeitet, dazu zählt unter anderem eine gute Verdauung, gesunde Körpergewebe und -kanäle. Auf mentaler Ebene gelten wir nach Ayurveda als gesund, wenn ein Zustand des Glücks erreicht wird – auf geistiger, seelischer und sinnlicher Ebene. Somit ist es auch nicht verwunderlich, dass Ayurveda die Individualität des Menschen deutlich in den Mittelpunkt stellt. Für jeden ist die Definition von Glück subjektiv und wird durch unterschiedliche Lebensweisen erreicht. Die Lehre des Ayurveda ist in der Theorie eindeutig definiert, im Alltag aber subjektiv anwendbar. In diesem Buch liest du also meine Interpretation von Ayurveda. Es gibt zahlreiche Ansätze, Strategien und Interpretationen, und ich möchte mir nicht anmaßen, sie als gut oder schlecht, sondern nur als anders zu beurteilen, denn so findet jeder seinen persönlichen (Lebens-)Weg.

Ich verfolge einen undogmatischen, flexiblen Ayurveda. Ich bin kein großer Anhänger von Lebensmittellisten und Verboten. Denn was Ayurveda nicht ist, ist eine Diät, die dir etwas wegnehmen möchte. Wir wollen eher ein positives »hin zu«-Denken etablieren als ein »weg von«-Denken. Der Fokus wird eher darauf gelegt, dass du lernst und erfährst, was dir guttut. Das kann auch mal eine Pizza, ein Croissant, ein Glas guter Wein oder Schokolade sein. Es kommt auf die Häufigkeit, die Qualität und ein gesundes Maß an. Nicht zu vergessen ist die Umgebung, in der du isst, und auch die Menschen, mit denen du dich währenddessen umgibst. Ayurveda ist eine Lebensphilosophie, die darauf ausgerichtet ist, selbst Verantwortung für das eigene Glück, die Gesundheit und Lebensweise zu übernehmen.

Ich möchte an dieser Stelle realistisch bleiben. Zu dieser Selbstverantwortung gehört ein gewisses Maß an Veränderungsbereitschaft, je nachdem, wie deine aktuellen Gewohnheiten sind. Und ja, es gehört auch ein gewisses Maß an Disziplin dazu – gerade zu Beginn. Es muss sicherlich keine ausgedehnte zweistündige Morgenroutine sein, mit allen ayurvedischen Reinigungsritualen, Yoga, Atemübungen, Meditation und heißem Wasser, aber auch auf zehn Minuten wirst du (und auch ich) nicht immer Lust haben. Manchmal würden wir das dritte Mal in Folge vielleicht lieber zu den Pommes greifen oder auf dem Weg zur Arbeit schnell ein Franzbrötchen auf die Hand holen. Das nicht zu machen, ist Disziplin. Ich erlebe oft, dass die Umgewöhnung von einem Lebensstil mit vielen Fertigprodukten sowie Fleisch und Süßigkeiten hin zu mehr Gemüse, vollwertigen Getreidesorten, Obst und Hülsenfrüchten für viele Menschen ein langer Weg sein kann. Die Geschmacksnerven müssen sich auf die neuen Facetten einstellen, was etwas dauern kann. In den meisten Fällen lernen die Menschen diese neue vollwertige Ernährung allerdings nach einiger Zeit wahrhaftig lieben. Die erfreuliche Nachricht auf diesem Weg ist: Mit der Zeit und jedes Mal nach einer für deine Gesundheit förderlichen Entscheidung wirst du spüren, wie anders du dich fühlst. Das motiviert, sehr sogar. Dein Leben ist das Ergebnis der Routinen, die du dir aneignest. Das können gesundheitsförderliche Routinen sein, wie eine natürliche, vollwertige, individuell abgestimmte Ernährung, eine

Stunde Zeit am Tag nur für dich oder tägliche Bewegungseinheiten. Genauso gibt es aber auch abträgliche Routinen. Wie oft redest du schlecht mit dir oder denkst negativ über dich? Wie oft scrollst du am Handy und vergleichst dich mit anderen, anstatt dich anzuerkennen? Wie oft greifst du zu Frittiertem oder zu übermäßig viel Alkohol? Auch diese wiederkehrenden Ereignisse sind Routinen.

Das Bewusstsein für den Satz »Dein Leben ist das Ergebnis der Routinen, die du dir aneignest« zu schärfen und ihn zu verinnerlichen, kann deinen Blickwinkel auf Routinen, ob gut oder schlecht, fundamental ändern.

Glücklicherweise spielt dir auch die Wissenschaft der ayurvedischen Lehre mehr und mehr in die Karten. Studien zur ayurvedischen Medizin gibt es nicht so viele, wie man in Anbetracht des Alters von Ayurveda annehmen könnte. Aber wie soll eine standardisierte Studie funktionieren, wenn jeder Patient hoch individuell und noch dazu sowohl auf körperlicher als auch auf mentaler Ebene behandelt wird? Ich freue mich darauf, dass Ayurveda in den nächsten Jahren trotzdem sicherlich Fortschritte auf diesem Gebiet verzeichnen darf. Nichtsdestotrotz zeigt das Forschungsgebiet der Epigenetik, warum Ayurveda seit über 2000 Jahren derart beträchtliche Erfolge sowohl in der Prävention als auch der Therapie erzielen kann. Die Epigenetik erforscht, wie sich beispielsweise unsere Gene durch äußere Einflüsse wie Lebensstil oder Ernährung verändern können, ohne die Veränderung der DNA-Sequenz selbst. Auch die moderne Ernährungswissenschaft hat zahlreiche Übereinstimmungen mit den ayurvedischen Ansätzen, insbesondere, wenn wir die Heil- und Präventivdiät im Ayurveda unterscheiden, worauf wir später noch zurückkommen werden. Die Übereinstimmungen können sehr schön am Eatwell Guide aus Großbritannien erkannt werden, welcher in einem späteren Kapitel eine Rolle spielen wird. Wir können die moderne Wissenschaft sehr gut mit Ayurveda in Einklang bringen, wenn wir uns von den unterschiedlichen Bezeichnungen beider Wissenschaften lösen. Für mich ist Wissen über unsere Ernährung sowohl aus ayurvedischer als auch aus wissenschaftlicher Sicht eine große Motivation, jeden Tag eine gewisse Zeit in der Küche zu verbringen. Daher wirst du in diesem Buch auch beide Seiten kennenlernen.

Ich wünsche dir unglaublich viel Freude und Inspiration mit diesem Buch sowie den Rezepten und hoffe, dass ich dir den Einstieg in die ayurvedische Lebensphilosophie erleichtern kann.

Deine Laura

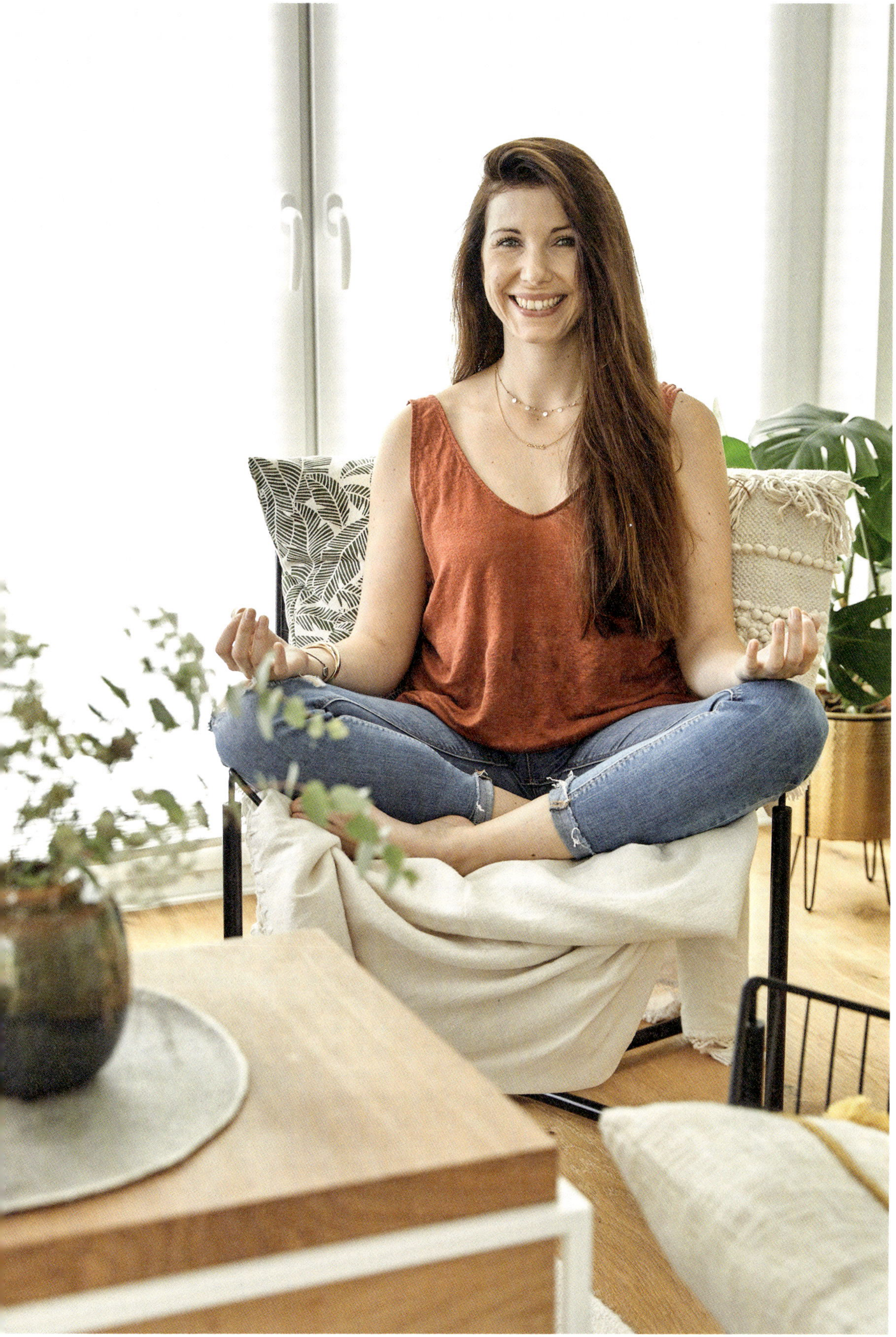

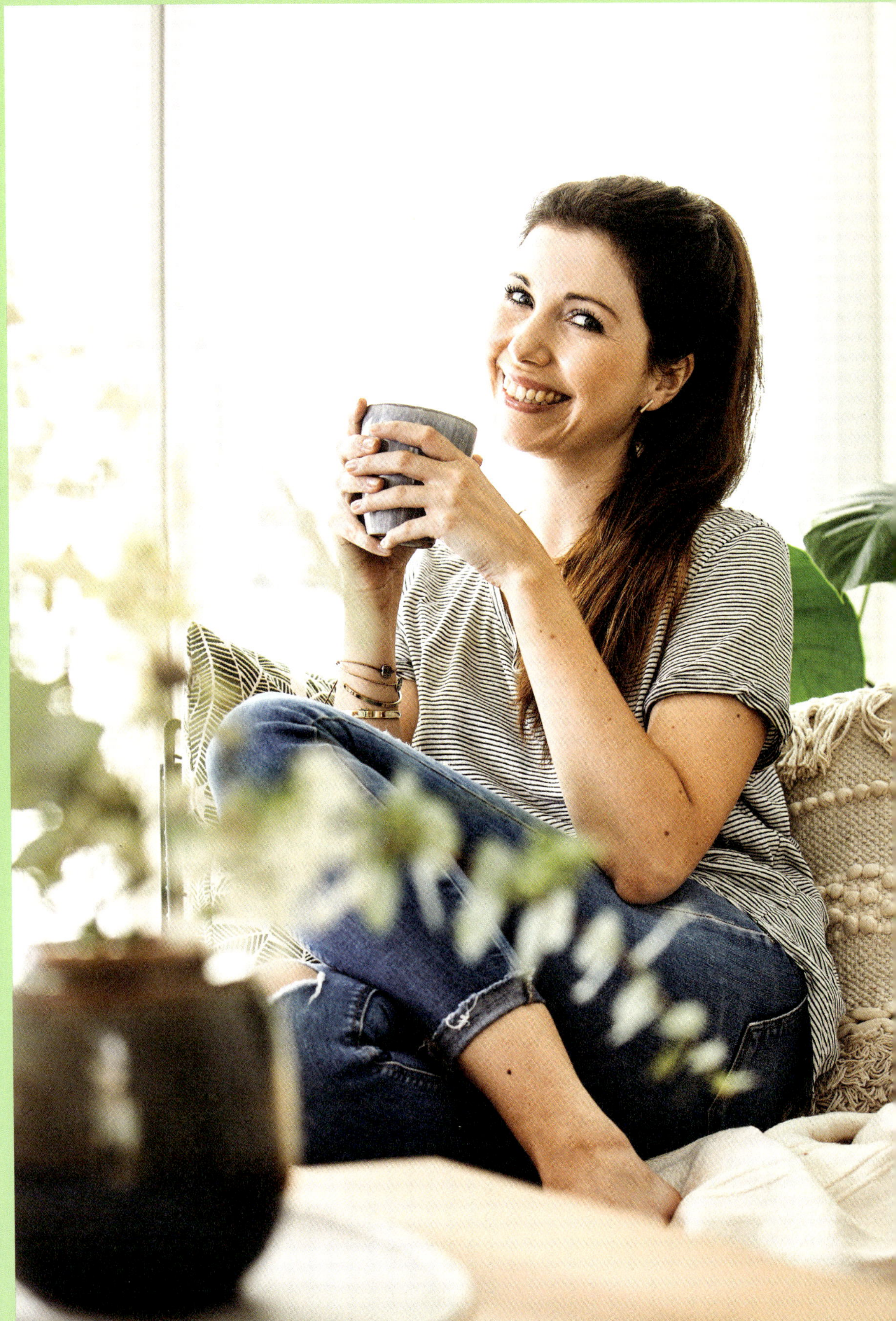

Ayurvedische Grundprinzipien

Bevor wir uns der ayurvedischen Ernährungslehre im Detail widmen, beginnen wir mit den Basics des Ayurveda: Woher kommt er, nach welchen Axiomen ist diese Wissenschaft aufgebaut, wie funktioniert Ayurveda im Alltag und welche Zyklen werden im Ayurveda beschrieben. All das sind Grundlagen, die nötig sind, um auch die ayurvedische Ernährung zu begreifen und für sich individualisieren zu können. Ich wünsche dir viel Spaß beim Lesen dieses Kapitels, beim Entdecken neuer Facetten oder beim Auffrischen von altem Wissen.

Geschichte und Bereiche des Ayurveda

Ayurveda ist ein aus Indien stammendes Medizinsystem. Gemeinsam mit der traditionellen Chinesischen Medizin (TCM) und der hippokratischen Medizin gilt es als ältestes Medizinsystem der Welt. Die ersten Ansätze der ayurvedischen Lehre liegen circa 3000 bis 3500 Jahre zurück. Ayurveda als konkretes System existiert seit circa 2000 bis 2500 Jahren. Auch heute ist Ayurveda in Indien noch eine Volksmedizin und wird sowohl präventiv als auch therapeutisch genutzt. Das Wort Ayurveda besteht aus den Begriffen »Ayus« und »Veda«. »Ayus« bedeutet Leben – Leben im ganzheitlichen Sinne auf körperlicher, geistiger und auch spiritueller oder seelischer Ebene. »Veda« bedeutet Wissen. Ayurveda kann also als das Wissen vom Leben übersetzt werden.

Ayurveda bedeutet »Wissen vom Leben«.

Es existieren mehrere große Werke, die Ayurveda erklären und beschreiben. Zwei von ihnen ist eine besondere Bedeutung zuzuschreiben. Zum einen die Caraka Samhita, in der Grundlagen, Philosophie und Krankheitslehre beschrieben werden, und zum anderen die Sushruta Samhita, welche auf die Anatomie und Chirurgie eingeht. Das Stichwort Chirurgie bringt uns zu dem Punkt, dass Ayurveda nicht nur aus den Bereichen Ernährung und Lebensstil besteht, sondern noch in weitere Säulen der Therapie und Prävention unterteilt werden kann.

Drei davon habe ich bereits genannt: Ernährung, Lebensstil und Chirurgie. Ernährung und Lebensstil sind auch heute noch enorm relevant und richtig eingesetzt sehr kraftvoll. Die ayurvedische Chirurgie wurde heute vollkommen von der modernen, schulmedizinischen Chirurgie abgelöst.

Des Weiteren ist die Säule der ayurvedischen Nahrungsergänzungsmittel zu nennen, welche stets mit einem Ayurveda-Spezialisten besprochen werden sollte. In Deutschland ebenfalls recht bekannt ist die Manualtherapie, die Massagen und weitere körperliche Anwendungen beinhaltet. Zudem nutzt Ayurveda ausleitende Maßnahmen, auch als Panchakarma bekannt. In Indien und Sri Lanka existieren zahlreiche Kliniken, aber auch in Deutschland werden diese Kuren zunehmend bekannter und populärer. Die ayurvedische Psychologie ist ein weiterer Bereich dieser ganzheitlichen Medizin. Die subtile Ebene wurde früher insbesondere durch Rituale ausgedrückt und könnte heute mit Spiritualität übersetzt werden.

Die Säulen der Ayurveda-Therapie beziehungsweise -Prävention sind Ernährung, Lebensstil, Chirurgie, Phytotherapie, Manualtherapie, ausleitende Maßnahmen, Psychologie sowie die subtile Ebene.

Ayurveda verfolgt – vereinfacht ausgedrückt – drei wichtige Ziele. Die Gesundheit des Gesunden soll gestärkt werden. Die Lebensspanne und gleichzeitig die Gesundheitsspanne sollen verlängert werden. Krankheiten sollen geheilt werden. Die ersten beiden Punkte sind auf die Prävention ausgerichtet, Letzteres auf die Herstellung des Gleichgewichts. In beiden Bereichen können wir zahlreiche Tools nutzen: die Anpassung von Schlafgewohnheiten, Stressmanagement, Bewegung beziehungsweise Sport und Ernährung. Daran ist zu erkennen, wie hochaktuell Ayurveda heute noch ist. Denn diese Bereiche zählt auch die moderne Wissenschaft zu wichtigen Säulen der Gesundheit. Routinen in all diesen Bereichen aufzubauen und sämtliche Empfehlungen zu integrieren ist eine enorm große Aufgabe. Daher möchte ich, dass du eines im Hinterkopf behältst, wenn du dieses Buch liest: Es braucht Jahre, um ein für dich passendes Bewegungsprogramm zu finden, genauso wie es Jahre braucht, ein Business aufzubauen oder eine natürliche, vollwertige Ernährung in dein Leben zu integrieren. All das passiert nicht über Nacht.

Drei der Hauptziele von Ayurveda sind: die Gesundheit stärken, die Lebens- und Gesundheitsspanne verlängern sowie Krankheiten heilen, wenn nötig.

Ayurveda als Lebensphilosophie

Gemäß Ayurveda sind wir gesund, wenn unser Körper im Gleichgewicht ist, genauer gesagt, wenn unsere körperlichen Funktionen einwandfrei funktionieren, unser Stoffwechsel und unsere Verdauung optimal arbeiten und wir auf mentaler, emotionaler Ebene Glück empfinden. Ayurveda zielt also immer auf eine ausgeglichene Body-Mind-Balance ab. Zur Erreichung dieser Balance bedient sich Ayurveda aus diversen Bereichen wie Zubereitungsmethoden beim Kochen, Pranayama (Atemübungen) aus dem Yoga, verschiedenen Meditationen beziehungsweise Entspannungsübungen oder alltäglichen Reinigungsritualen wie dem Zungeschaben. Es werden stets zahlreiche Körperfunktionen wie Atmung oder Verdauung einbezogen. Ayurveda ist demnach kein esoterisches, sondern ein höchst logisches und rationales System, welches modern interpretiert werden darf.

Um die gewünschte Balance zu erreichen, ist der erste Schritt, die Ursachen, die Disbalancen hervorrufen, zu vermeiden oder auszugleichen. In Bezug auf die Ursachen dürfen wir etwas größer denken. Denn wir sind, wie du gleich lernen wirst, der Mikrokosmos im Makrokosmos. Das bedeutet, die Jahreszeiten um uns herum, die Tageszeiten und unsere Lebensabschnitte sowie bei Frauen auch der Menstruationszyklus haben einen Einfluss auf unsere Balance.

> Ayurveda ist kein esoterisches, sondern ein höchst logisches und rationales System.

Im Sommer schwitzen wir vermehrt, da unser Körper uns durch die Verdunstungskälte des Schweißes kühlen möchte. Im Winter haben wir vermehrt Lust auf deftiges, schwereres Essen, da unser Körper uns auf den »harten Winter« vorbereiten und gerne ein wenig Gewicht zulegen möchte. Im Sommer wollen wir etwas leichter essen, da unser Körper mit dem Kühlen von innen beschäftigt ist und der Darm nicht unnötig viel arbeiten soll und kann. In den dunkleren Monaten des Jahres sind wir müder, da die Dunkelheit unser Schlafhormon Melatonin verstärkt anregt. Kurz vor der Menstruation brauchen Frauen meist etwas mehr Ruhe, da das Hormon Progesteron das Bedürfnis auslöst, sich etwas zurückzuziehen, um die eventuell befruchtete Eizelle zu schützen. Während der Menstruation sind die Geschlechtshormone auf dem Minimum, was abermals dazu führt, dass wir uns etwas zurückziehen wollen. Wir können all diese Faktoren ignorieren, was sicher eine Zeit lang gut gehen wird, denn unser Körper ist ein Wunder. Es ist unglaublich, was alles passiert, während du diese Wörter hier liest. Du atmest ganz automatisch, das Herz schlägt für dich und pumpt dein Blut durch deine Adern, deine Sinne blenden tausende Reize aus, damit du konzentriert diesen Zeilen folgen kannst, dein Körper reguliert die Temperatur, sagt dir, wann du essen oder trinken sollst, und wenn du gut zuhörst sogar, wann du Pausen benötigst. All das und noch so viel mehr kann unser Körper ohne jegliches Zutun unsererseits. Dein Körper kann also auch sehr lange selbst einen Ausgleich schaffen, wenn deine Ernährung oder dein Lebensstil eher zu einer Verschlimmerung als zu einer Verbesserung des dynamischen Gleichgewichts beitragen. Das führt zum einen allerdings nicht unbedingt zu einer gesunden Langlebigkeit in der eigenen Kraft und zum anderen macht es das Leben sicherlich nicht einfacher.

Im Ayurveda gibt es den wichtigen Leitsatz »Gegensätze gleichen sich aus«. Wenn es heiß ist, unterstütze deinen Körper also mit kühlenden Lebensmitteln wie Gurke, Melone oder Minze. Wenn du während deiner Menstruation Ruhe benötigst, dann finde Wege, dir diese zumindest in einem gewissen Maße zu gönnen. Und wenn du im Winter Lust auf etwas Deftiges hast, gönn dir ruhig eine größere Portion eines leckeren Kartoffeleintopfes.

Gegensätze gleichen sich aus.

Nun ist das alles schon recht viel Wissen, das einen großen Einfluss auf unser Leben haben kann. Daher ist es jetzt wichtig, entspannt zu bleiben. Wenn du beginnst, dich mit Ayurveda zu beschäftigen, kann es gut sein, dass du dich pausenlos fragst, wie du diesen Leitsatz nun in deinen Alltag integrieren kannst. Das ist etwas Schönes, gleichzeitig kann es aber enorm stressen. Gehe also Baby-Schritte. Erkenne an, wenn du einmal am Tag auf deinen Körper hörst, und freue dich über die kleinen Dinge. Wir werden wahrscheinlich niemals die perfekte Balance erreichen, dafür sind wir zu vielen externen Faktoren ausgesetzt. Aber ich denke, das ist auch gar nicht das Ziel. Das Ziel ist es, sich und seine Bedürfnisse besser kennenzulernen, persönlich zu wachsen und das dynamische Gleichgewicht zu erfahren, mit dem wir uns wohlfühlen. Der Weg ist das Ziel. Ein Satz, den jeder kennt, der aber kaum wahrer sein könnte. Dieser Weg ist für jeden unterschiedlich. Auch in der Ernährung. Das sagt nicht nur der Ayurveda, sondern auch die Ernährungswissenschaften. Es gibt unterschiedliche Konzepte für die Ernährung von Kindern, Erwachsenen und Senioren. Ernährung ist abhängig vom Gewicht, von der Muskelmasse, vom Geschlecht, von der Art und Häufigkeit der Bewegung und noch vielem mehr. Das ist nicht komplett übertragbar auf den Ayurveda, aber es zeigt, dass in beiden Bereichen ein individueller Ansatz existiert und eine »One fits all«-Lösung eher unrealistisch ist.

Mikrokosmos im Makrokosmos

Die Annahme, dass wir von unserer Umgebung beeinflusst werden, wurde im Ayurveda auch durch den Grundsatz »Wir (die Menschen) sind der Mikrokosmos im Makrokosmos« begründet. Naturwissenschaftlich betrachtet, besteht alles im Universum aus den gleichen Atomen. Atome sind die Bausteine, welche alle festen, flüssigen oder gasförmigen Stoffe bilden. Die Bestandteile, die sich im gesamten Universum finden, finden sich also auch im Menschen wieder. Somit leben wir nicht unabhängig von der Natur, sondern sind ein Teil von ihr. Wir tun uns also selbst einen Gefallen, wenn wir uns an den Rhythmus der Natur anpassen. Nichts anderes ist Ayurveda.

Wir sind der Mikrokosmos im Makrokosmos.

Ich selbst bin ein unglaublich großer Fan von Technik, Digitalisierung sowie der Globalisierung und sehe enorme Chancen in diesen Bereichen. Gleichzeitig fordern diese Entwicklungen aber auch die Rückbesinnung auf sich selbst, die natürlichen Rhythmen und große Achtsamkeit, wie wir mit uns und der Welt umgehen. Ich denke, hier finden sich unter anderem einige Gründe, warum Ayurveda, Yoga und auch die Meditation in den letzten Jahren immer mehr in Europa angekommen sind. Wir suchen intuitiv einen Ausgleich zu den rasanten Entwicklungen, die so viel Positives bereithalten, aber auch große Anpassung von uns verlangen.

Die fünf Elemente: Panchamahabhuta

Ausgehend von dem Konzept des Mikrokosmos im Makrokosmos, sagt Ayurveda auch, dass die Eigenschaften, welche sich im Großen (Makrokosmos) wiederfinden, sich auch im Kleinen (Mikrokosmos) wiederfinden. Zum Konkretisieren dieses Konzepts dienen die fünf Elemente, die Grundlage des ayurvedischen Denkens.

Alles besteht aus einer bestimmten Zusammensetzung aller Elemente.

Jedem Element werden verschiedene Eigenschaften zugeschrieben. Alles, was Materie ist, wird im Ayurveda mit diesen Eigenschaften der Elemente beschrieben. Materie umfasst alles, was uns umgibt: unsere Nahrung, den menschlichen Körper, alle Gegenstände sowie Tiere und Pflanzen, die existieren. Was du dir an dieser Stelle merken kannst, ist, dass alles aus einer bestimmten Zusammensetzung aller Elemente besteht, jedoch ist die Zusammensetzung jeweils unterschiedlich. Die fünf Elemente sind Erde, Wasser, Feuer, Luft und Raum.

ERDE

Erde (Prthvi) werden die Eigenschaften kalt, schwer, rau, hart, grobstofflich, trocken, träge und fest zugeschrieben. Jedes Element hat zudem Wirkprinzipien. Bei Erde ist dies primär das Masse-Prinzip, mit dem die Wirkungen Stabilität, Wachstum, Schwere und Kompaktheit eng einhergehen. Das Sinnesorgan, welches Erde zugeschrieben wird, ist die Nase.

WASSER

Das Element Wasser (Jala) wird beschrieben durch die Eigenschaften flüssig, feucht, schwer, kalt, träge, weich und glatt. Wasser wird dem Synthese-Prinzip zugeschrieben, also der Verbindung verschiedener Elemente oder im weiteren Sinne auch dem Prinzip des Lebens. Das zugehörige Sinnesorgan ist die Zunge.

FEUER

Zum Element Feuer (Agni) zählen die Eigenschaften heiß, scharf, penetrierend, fein, leicht, trocken und beweglich. Das Prinzip hinter Feuer ist Hitze beziehungsweise. Energie sowie Transformation. Dieses Element hat eine starke Wirkung auf unsere Verdauung oder auch die Ausstrahlung der Haut. Das mit Feuer in Verbindung gebrachte Sinnesorgan sind die Augen.

LUFT

Luft (Vayu) wird beschrieben mit leicht, kühl, rau, trocken und feinstofflich sowie beweglich beschrieben. Das wirkende Prinzip ist Bewegung, was gut zum Wind passt, an den viele denken, wenn über das Element Luft gesprochen wird. Das dazugehörige Sinnesorgan ist die Haut.

RAUM

Das Element Raum (Akasa), auch Äther genannt, ist weich, leicht, fein, glatt, subtil und durchdringend. Das Wirkprinzip ist die Ausdehnung, was vielleicht etwas besser verstanden wird, wenn die Wirkung als Abwesenheit von Widerständen beschrieben wird. Letztendlich ist Äther das unkonkreteste aller Elemente und schwierig vorstellbar. Eine Unterstützung kann sein, dass du dir Raum vorstellst als das Element, in dem die anderen Elemente existieren können. Das zugehörige Sinnesorgan sind die Ohren.

Die fünf Elemente, ihre Eigenschaften, Prinzipien und Sinnesorgane

Element (Sanskrit)	Eigenschaften	Prinzip, Wirkung	Sinnesorgan
Erde (Prthvi)	kalt, schwer, rau, hart, grobstofflich, trocken, träge, fest	Masse-Prinzip, Stabilität, Wachstum, Schwere, Kompaktheit	Nase
Feuer (Agni)	heiß, scharf, penetrierend, fein, leicht, trocken, beweglich	Transformationsprinzip, Hitze, Energie	Augen
Wasser (Jala)	flüssig, feucht, schwer, kalt, träge, weich, glatt	Synthese-Prinzip, Verbindung/Leben	Zunge
Luft (Vayu)	beweglich, leicht, kühl, rau, trocken, feinstofflich	Bewegungsprinzip	Haut
Raum (Akasa)	weich, leicht, fein, glatt, subtil, durchdringend	Ausdehnungsprinzip, Abwesenheit von Widerständen	Ohr

Die zehn Eigenschaftspaare

Die Elemente werden in unserem Alltag durch die Eigenschaften beschrieben und machen Ayurveda zu einem sehr praxisnahen System. Wir können dominierende Eigenschaften in unserem Körper feststellen, in unserer Umgebung, in unserer Nahrung und auch in unserem Geist. Nun fragst du dich vielleicht, wie es möglich ist, die Elemente beziehungsweise die entsprechenden Eigenschaften tatsächlich wahrzunehmen. Dazu ein Beispiel: Das Element Luft in einer Reiswaffel wahrzunehmen, ist vielleicht nicht direkt greifbar. Die Eigenschaften der Reiswaffel wie leicht und trocken hingegen schon. Das Luft-Element ist zum Beispiel (übermäßig) präsent, wenn wir trockene Haut oder auch Verstopfung, also einen trockenen Darm haben. An einem tropischen Sommertag mit hohen Temperaturen und einer hohen Luftfeuchtigkeit sind die Elemente Feuer und Wasser an den Eigenschaften heiß und feucht zu erkennen. Ein Pastagericht ist eher schwer und hat viel Erd-Element inne, es kann durch eine leichte Gemüsesoße aber ausbalanciert und somit etwas leichter gemacht werden. Können wir durch das allseits bekannte Gedankenkarussell nicht einschlafen, sind unsere Gedanken beweglich und kommen nicht zur Ruhe, ist in uns demnach das Element Luft momentan stark ausgeprägt.

In der Praxis arbeiten wir primär mit sechs der 20 Eigenschaften: heiß und kalt, leicht und schwer sowie trocken und feucht.

Hier eine kleine Aufgabe für dich, wenn du Lust hast. Achte in den nächsten Tagen auf die Eigenschaften um dich herum und dich selbst betreffend. Frage dich, ob du eher dazu tendierst, mehr zu frieren, oder ob dir meist warm ist. Leicht und schwer kannst du zum Beispiel auf dein Gewicht beziehen, aber auch auf die Frage, ob deine Gelenke eher breit und stark oder sehr zierlich sind. Bei trocken und feucht kannst du dich fragen, ob du eher zu einer öligen Haut tendierst oder sie meist trocken ist. Versuche, während deiner nächsten Mahlzeiten auch dein Essen nach diesen sechs Eigenschaften zu bewerten. Nehmen wir als Beispiel nochmals das Pastagericht. Es ist recht schwer, und die Nudeln allein sind eher trocken. Mit einer Gemüsesoße kannst du das Gericht aber nicht nur leichter machen, sondern auch feuchter, je nachdem, wie viel Soße du nutzt.

Wenn du achtsamer gegenüber den Eigenschaften deines Körpers und deines Geistes wirst, kannst du dir diesen sehr wirkungsvollen Leitsatz aus dem Ayurveda zunutze machen: »Gegensätze gleichen sich aus.« Spürst du zum Beispiel viel Leichtigkeit in deinem System, kann dich eine Pasta aus Dinkelvollkornnudeln mit einer leckeren Gemüsesoße erden. Spürst du viel Trockenheit in deinem System, kannst du abends vermehrt Suppen oder Eintöpfe als Abendessen einplanen oder etwas mehr Ghee zum Kochen nutzen. So ist es ganz einfach, sich über die tägliche Nahrungsaufnahme etwas Gutes zu tun und ein dynamisches Gleichgewicht zu finden.

Die zehn Gegensatzpaare	
heiß	kalt
leicht	schwer
trocken	feucht
spitz	träge
mobil	statisch
hart	weich
fein	grob
klar	trüb
rau	glatt
dünnflüssig	dickflüssig

Die drei Doshas und ihre Bedeutung

Solltest du bereits vorher ein Buch über Ayurveda in den Händen gehalten und darin geblättert haben, dann kommen dir die Begriffe Vata, Pitta und Kapha vielleicht bekannt vor, denn dabei handelt es sich um die Doshas. Sie sind nicht nur einer der bekanntesten Begriffe aus dem Ayurveda, sondern eine der zentralen Theorien der ayurvedischen Lehre.

Die Elemente spielen auch im Rahmen der Dosha-Lehre eine überragende Rolle, denn die Doshas werden aus den fünf Elementen zusammengesetzt. Je zwei Elemente ergeben jeweils ein Dosha. In diesem Dosha finden sich somit auch die Eigenschaften der zugeordneten Elemente wieder. Ist von einem Dosha-Typ die Rede, so ist die Konstitution eines Menschen gemeint, auch Prakriti genannt. Jedem Dosha werden verschiedene körperliche Merkmale und Funktionen zugeschrieben, Neigungen zu bestimmten Krankheiten, Tendenzen zu bestimmten Emotionen sowie Veranlagungen. Daraus resultierend, kann die Prakriti jedes Menschen bestimmt werden. Diese Konstitution verändert sich im Laufe des Lebens nicht, sie ist sozusagen die ganz individuelle DNA eines Menschen.

Die Doshas beschreiben allerdings noch viel mehr als diesen physiologischen, auf das Individuum bezogenen Aspekt. Im Ayurveda gehen wir davon aus, dass alles aus den Elementen besteht, wir finden demnach auch die Doshas in allem wieder – nicht nur in uns selbst, sondern auch in unserer Umgebung. Sie spielen daher eine große Rolle bei der Ayurveda-Therapie, bei der Einteilung von Funktionen im Körper sowie beim Beschreiben und Erfassen von Störungen. Des Weiteren werden unsere Lebensphasen den Doshas zugeordnet, ebenso wie die Tages- und Jahreszeiten sowie der Menstruationszyklus. Ayurveda hat, vereinfacht ausgedrückt, bestimmte Einflüsse und Eigenschaften in verschiedenen Zyklen oder Menschentypen beobachtet, diese Einflüsse kategorisiert und ihnen Namen gegeben: Vata, Pitta und Kapha. Die Doshas können somit am ehesten als Konglomerat von Eigenschaften beschrieben werden.

Die Doshas sind ein Konglomerat von Eigenschaften.

Bei den Doshas handelt es sich um ein sehr praxisnahes Konzept, welches im Alltag eine große Unterstützung bei Fragen zur individuellen Ernährung und zu Lebensstilentscheidungen beitragen kann. Dieses Konzept schafft auf einmalige Weise eine Verbindung zwischen Innen- und Außenwelt, zwischen körperlicher und mentaler Balance sowie zwischen Balance und Disbalance.

Um dieses tiefgreifende ayurvedische Konzept mehr zu verinnerlichen, schauen wir uns im Folgenden sowohl die Konstitutionslehre als auch die verschiedenen Zyklen genauer an.

KONSTITUTION

Die Konstitution kann als die DNA eines Menschen erachtet werden, sie ist demnach genauso individuell wie unsere genetische Grundlage selbst und verändert sich im Laufe des Lebens nicht. Jedes der drei Doshas setzt sich aus zwei der fünf Elemente zusammen. Vata besteht aus Luft und Raum, Pitta aus Feuer und Wasser und Kapha aus Erde und Wasser. Wenn zum Beispiel von einer Vata-Konstitution die Rede ist, dann sind die Elemente Luft und Raum und somit auch die Eigenschaften dieser beiden Elemente besonders präsent. Allerdings besteht wie oben beschrieben jeder Mensch und auch alles um uns herum aus allen fünf Elementen, nur in einer unterschiedlichen Zusammensetzung. Dies erklärt auch die Individualität jedes Einzelnen.

Als Ausprägungen der Konstitution, auf Sanskrit Prakriti genannt, existieren insgesamt sieben Typen: Vata, Pitta und Kapha als Einzelkonstitutionen sowie die Mischkonstitutionen Vata-Pitta,

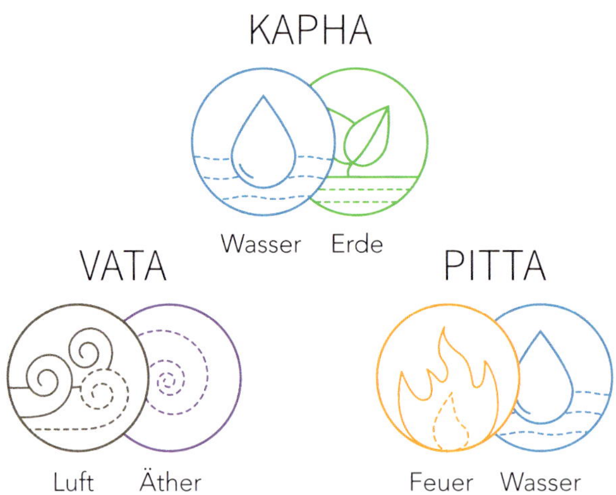

Die Zusammensetzung der Doshas aus den Elementen

Vata-Kapha, Pitta-Kapha und die Tridosha-Kombination Vata-Pitta-Kapha.

Wenn du deine eigene Konstitution kennst, wirst du dich selbst besser verstehen und kannst Rückschlüsse auf deine Potenziale, Stärken und Talente ziehen. Du weißt auch, wo deine Schwächen liegen oder für welche Disbalancen du anfälliger sein könntest und bist demnach achtsamer bei ersten Anzeichen. Schön ist es, die Konstitution zu erforschen und zu versuchen, sich selbst spielerisch einzuordnen. Du kannst auch gemeinsam mit einem Ayurveda-Therapeuten oder Ayurveda-Arzt deine Konstitution herausfinden. Für einen ersten Eindruck findest du in den folgenden Tabellen eine Einordnungen nach Vata, Pitta und Kapha. Es werden insgesamt vier Bereiche berücksichtigt, denn sie alle lassen Rückschlüsse auf die Konstitution zu: Körperliche Merkmale, physiologische Merkmale, Psychologie und Verhalten sowie Emotionen. Bei den folgenden Beschreibungen wird die Prakriti beschrieben. Im Laufe des Lebens verändert sich unser Zustand allerdings immer wieder. Daher kannst du dich in Gedanken immer wieder fragen: Wie war die entsprechende Ausprägung zu einem Großteil meines Lebens?

Ausprägungen von Vata anhand der Eigenschaften	
Vata	
Eigenschaft	Ausprägung
kühl	kälteempfindlich; schlechte Durchblutung; Tendenz zu kalten Händen und Füßen
trocken	Tendenz zu trockener, dünner Haut, wenig Schweiß; Tendenz zu trockenen Haaren; Tendenz zu knackenden Gelenken; Tendenz zu trockenem Darm (Verstopfung)
leicht	leichter, schneller Gang; leichtes Gewicht/schmale Gelenke/schmaler, zierlicher Körperbau; leichter Schlaf; Wechselhaftigkeit (Appetit, Verdauung, unregelmäßiger Zyklus); schnelles Sprechen
beweglich	instabile Gelenke; flexibel im Geist/enthusiastisch/kreativ; schnelle Augenbewegungen
subtil	Tendenz zu Ängsten, Nervosität, kreisenden Gedanken; offen für Spiritualität

Ausprägungen von Pitta anhand der Eigenschaften	
Pitta	
Eigenschaft	Ausprägung
heiß	oft warme Körpertemperatur; Tendenz zu rötlicher Haut mit Muttermalen; Tendenz zu Entzündungen; gute Verdauung (eventuell zu stark); ausgeprägtes Hunger- und Durstgefühl; Tendenz zu hitzigem Gemüt; Tendenz zu früher Faltenbildung und Haarverlust; leidenschaftlich
flüssig/fließend	Neigung zu öliger Haut; Neigung zu schnell fettenden Haaren; viel Schweißbildung; große Mengen an Urin und Stuhl
scharf	scharfer Verstand; ehrgeizig, fokussiert; Tendenz zu Ungeduld
sauer	Tendenz zu saurem Körpergeruch; Tendenz zu Sodbrennen
leicht	athletischer Körperbau

Ausprägungen von Kapha anhand der Eigenschaften	
Kapha	
Eigenschaft	Ausprägung
schwer	stabiler Körperbau und breite Gelenke; Tendenz zu kurvigem Körperbau; Neigung zu Gewichtszunahme; langsame, träge Verdauung; tiefer Schlaf, Tendenz zu langem Schlafen
weich	weiche Gesichtszüge; weicher, ebenmäßiger Teint; weiche, gesunde Haare; weiches Wesen, ausgeglichen
träge	Tendenz zu gemächlichem Handeln; langsamere Gangart; Zufriedenheit und Gelassenheit; weniger Motivation zu Bewegung: langsame Sprechweise
kalt	Körpertemperatur ist eher kühl, ohne dass gefroren wird; Mangel an Hunger, aber trotzdem kulinarische Genießer; wenn, dann eher kalter Schweiß
flüssig/feucht	Neigung zu Wasseransammlungen; Neigung zu Schleimbildung

Wahrscheinlich wirst du dich beim Lesen der Tabellen bei zwei Doshas verstärkt wiedergefunden haben. Die Mischkonstitutionen kommen nämlich am häufigsten vor. Ich hoffe, dieser kleine Einblick inspiriert dich, auch in Zukunft deine Konstitution etwas genauer zu erforschen. Für die Anwendung von Ayurveda im Rahmen der Ernährung ist es allerdings etwas relevanter, deinen aktuellen Ist-Zustand zu kennen (Vikriti). In diesem Fall schaust du, welche Eigenschaften aktuell bei dir vorhanden sind und wie du diese ausgleichen kannst. Prakriti und Vikriti können voneinander abweichen. Wir streben im Ayurveda nach einem dynamischen Gleichgewicht. Unser Gleichgewicht wird von unzähligen Einflüssen wie den Jahreszeiten, den Tageszeiten, bei Frauen vom Menstruationszyklus sowie dem eigenen Lebensalter und der Nahrung, die wir zu uns nehmen, sowie dem Lebensstil bestimmt. Daher dürfen wir uns jeden Tag aufs Neue fragen, was wir heute brauchen, um unser Gleichgewicht zu erhalten oder wiederherzustellen. So entsteht eine dynamische und keine statische Balance.

Wir streben im Ayurveda nach einem dynamischen Gleichgewicht und nicht nach einer statischen Balance.

Der folgende Test hilft dir dabei, deine Vikriti, also deinen aktuellen Ist-Zustand, zu erfassen. Gehe in der Tabelle jede Spalte durch und kreuze an, welche Eigenschaft auf dich zutrifft. Schreibe dann ganz unten in der Spalte »Auswertung« auf, wie viele Kreuze du bei welchem Dosha gemacht hast. Wenn deine Punktzahl bei einem Dosha deutlich höher ist als bei den anderen, ist dies deine aktuelle Vikriti, und du kannst die Empfehlungen für dieses Dosha berücksichtigen. Haben zwei Buchstaben eine ähnliche Punktzahl, besteht bei dir zurzeit eine Mischkonstitution. Dann kannst du dich an den Empfehlungen für beide Doshas orientieren. Im Kapitel zu den Grundlagen der ayurvedischen Ernährung findest du zahlreiche Tipps, wie du deinen Ist-Zustand ausbalancieren und wie du alle Gerichte in diesem Buch für deinen aktuellen Ist-Zustand anpassen kannst. Du kannst diese Einordnung ruhig alle paar Wochen oder Monate wiederholen, wenn du das Gefühl hast, dass dein Zustand sich verändert hat.

VIKRITI-TEST – DIE ERFASSUNG DEINES AKTUELLEN IST-ZUSTANDES

Merkmal	Vata
Körperbau	schlank; feingliedrig; gut sichtbare Adern
Gewicht	niedriges Gewicht; Tendenz zu Untergewicht
Haut	trocken und sensibel
Haare	trocken; Spliss; rau; dünn
Schlaf	unruhig; leichter Schlaf; öfters wach
Tendenz zu Disbalancen	sehr wechselhafte Verdauung; Schlafstörungen; Gedankenkarussell
Eigenschaften	kreativ; neugierig; flexibel
Immunsystem	eher schwach; häufig krank
Appetit/Hunger	wechselhaft
Verdauung	wechselhaft
Stuhl	mal zu trocken/hart, mal Durchfall (besonders bei Nervosität), mal gut
Energielevel	schwankend, mal sehr viel Energie, mal starke Müdigkeit und ein ausgelaugtes Gefühl
Temperaturempfinden	meist kalt
Sehnsucht nach	Wärme und Erdung
Auswertung	

Pitta	Kapha
athletisch; weder auffällig breit noch schmal	stabil; breite Gelenke
Normalgewicht	eher im oberen Gewichtsbereich oder Übergewicht
ölig; Neigung zu Rötungen und Entzündungen; Sommersprossen; viele Muttermale	fest; eher kühl; etwas ölig; prall
glänzend; Tendenz zu frühem Ergrauen oder Haarausfall	volles, kräftiges Haar
gut und tief; meist ohne Unterbrechungen und durchschnittlich lange	tiefer und langer Schlaf; gerne mehr als acht Stunden
Entzündungen (z. B. Akne, Gastritis); beißender Körpergeruch; Sodbrennen	Übergewicht; Verschleimung
entscheidungsfreudig; strukturiert	geduldig; gelassen
gut, teils zu stark; Tendenz zu Allergien	ausgewogen; sehr selten krank
stark	mehr Appetit als Hunger
gut	träge
lockerer Stuhl; täglich mindestens einmal Stuhlgang	voluminöser Stuhl, eventuell schleimig
in der Regel gut; Tendenz zu Überlastung mit folgender Erschöpfungsphase	eher gering; oft geistige träge
meist warm	weder noch; angenehm warm
Entspannung und Gelassenheit	Aktivierung und Wachheit

TAGESZEITEN

Lass uns die Doshas nun im Rahmen der verschiedenen Zyklen betrachten. Dabei gehen wir von kurzen hin zu längeren Rhythmen und beginnen mit den Tageszeiten. Der circadiane Rhythmus wird im Ayurveda oft anhand von konkreten Tageszeiten erklärt. Das ergibt zu Beginn auch sicher Sinn, da diese Konkretisierungen meist etwas einfacher zu greifen sind. Wichtig zu berücksichtigen ist allerdings, dass der Dosha-Bezug im Tageszeitenverlauf an der Sonnenbewegung ausgerichtet ist. Die genauen Uhrzeiten, die genannt werden, stimmen streng genommen also nur bei der Tag- und Nachtgleiche, die wir zweimal im Jahr erleben. Am 19., 20. oder 21. März erleben wir das Frühlingsäquinoktium und am 22., 23. oder 24 September erleben wir das Herbstäquinoktium – an diesen Daten sind Tag und Nacht in etwa gleich lang. In Hamburg ist die Sonne am 20.03.2020 beispielsweise um 6:22 Uhr auf- und um 18:34 Uhr untergegangen.

Jedes Dosha hat täglich zwei Phasen, in denen es aktiv ist. Gehen wir in etwa von der gleichen Dauer des Tages und der Nacht aus, dann wirkt die Vata-Kraft in der späten Nacht und am frühen Morgen von 2 Uhr bis 6 Uhr. Kapha wirkt in den Morgenstunden von 6 Uhr bis 10 Uhr. Pitta wird die Zeit zwischen 10 Uhr und 14 Uhr zugeschrieben. Die zweite Vata-Phase beginnt um 14 Uhr und dauert bis 18 Uhr an. Danach beginnt die zweite Kapha-Phase, welche bis 22 Uhr andauert. Von 22 Uhr bis 2 Uhr nachts dominiert dann Pitta wieder unseren Rhythmus.

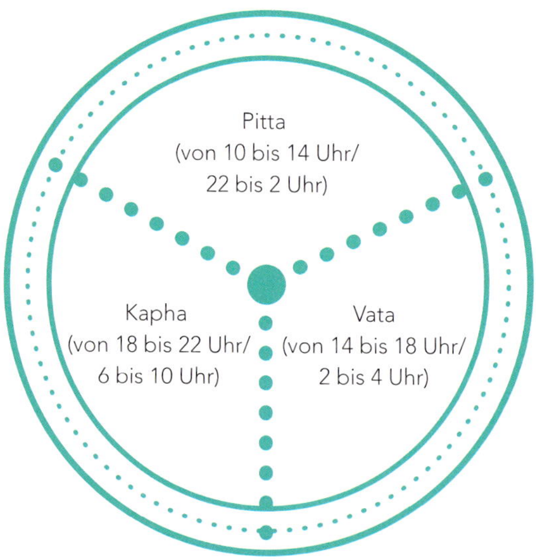

Die Dosha-Uhr – Tageszeiten im Überblick

Lass mich etwas genauer erklären, warum diese Zeiten nur einen guten ersten Richtwert vorgeben. Nehmen wir zwei Beispiele. Der längste Tag des Jahres 2020 war der 20. Juni. Die Sonne ging in Hamburg um 4:50 Uhr auf und um 21:53 Uhr unter. Um es etwas einfacher zu gestalten, gehen wir davon aus, dass unser Tag 17 Stunden hatte, es also 17 Stunden hell war. 17 Stunden durch 3, da es drei Doshas gibt, ergibt circa 5 Stunden und 40 Minuten pro Dosha. Die Kapha-Phase beginnt am Morgen, wenn die Sonne aufgeht. Somit dauert die Kapha-Phase an diesem längsten Tag des Jahres von 4:50 Uhr bis 10:30 Uhr. Die Pitta-Phase wäre dann von 10:30 Uhr bis 16:10 Uhr, und die Vata-Phase würde demnach um 16:10 Uhr beginnen und bis 21:50 Uhr andauern. Danach beginnt dann wieder Kapha präsenter zu sein. Um es einfacher auszudrücken, beginnt Kapha morgens zu wirken, wenn die Sonne aufgeht, und abends, wenn die Sonne untergeht.

Schauen wir uns zum Vergleich den kürzesten Tag des Jahres anhand des Beispiels vom 22. Dezember 2019 an. Die Sonne ging an diesem Tag um 8:34 Uhr auf und um 16:04 Uhr bereits unter. Hell war es also nur 7 Stunden und 30 Minuten. Dividieren wir dies wieder durch 3, so war jedes Dosha nur 2 Stunden und 30 Minuten an diesem Tag präsent. Wir beginnen mit Kapha von 8:34 Uhr bis 11:04 Uhr. Danach wirkt Pitta bis 13:34 Uhr. Vata ist demnach bis 16:04 Uhr präsent.

Hört sich alles furchtbar kompliziert an? Das muss es gar nicht sein. Die Aussage hinter diesen kleinen Rechnungen soll eher sein, dass wir Ayurveda nicht als starres, sondern hoch flexibles System sehen sollten. Die Einteilung nach Doshas ergibt nämlich viel Sinn und kann uns dabei unterstützen, mit dem Rhythmus der Natur zu leben.

> Ayurveda ist kein starres, sondern ein hoch flexibles System.

Schauen wir uns nun die Wirkweisen der Doshas im Rahmen der Tageszeiten an. Auch wenn der Fokus in diesem Buch auf der Ernährung liegt, werde ich dir ein paar Empfehlungen zum Leben im Einklang mit den Tageszeiten geben. Vielleicht ist das dein Einstieg, um dich mit dem Thema näher zu beschäftigen und mehr danach zu leben. Ich würde mich freuen, denn der positive Einfluss ist unglaublich wertvoll für dein Leben.

Die Tageszeiten sind hoch individuell zu betrachten – du solltest deine Vikriti, deinen Ist-Zustand, nämlich nicht außer Acht lassen. Zum einen kannst du die entsprechenden Zeiten nutzen, um das Dosha optimal auszugleichen, welches gerade wirkt, zum anderen kannst aber auch das Dosha fördern, in dessen Zeit du dich aktuell befindest. Die Kapha-Energie am Morgen gibt uns Ruhe und Nachsichtigkeit, wir haben die Möglichkeit, das große Ganze im Blick zu haben. Nun können wir diese Energie auf zwei Arten nutzen. Wenn du momentan viel Vata und Pitta aggraviert hast, kannst du die ruhige Energie von Kapha nutzen, um mehr Stabilität und Ausgeglichenheit in dein Leben zu integrieren. Solltest du eher vermehrt Kapha in dir spüren, ist in der ersten Phase des Tages die ideale Zeit, um schweißtreibenden Sport in deinen Alltag zu integrieren oder eine aktivierende Atemübung zu praktizieren. So förderst du die Aktivierung und die Leichtigkeit, welche Kapha ausgleichend wirken.

Du kannst die Zeiten am Tag auf zwei Arten nutzen: um das aggravierte Dosha in dir auszugleichen oder um die Wirkung des Doshas in dieser Tageszeit in dein Leben zu integrieren.

In der Pitta-Zeit wirkt das Transformationsprinzip, daher ist es für alle Doshas gut, zu dieser Zeit die Hauptmahlzeit zu konsumieren. Bei einem Pitta-Ist-Zustand sollte ein Gespräch, welches zwar Durchsetzungsvermögen fordert, aber gleichzeitig hitzig werden könnte, idealerweise nicht in diesem Zeitfenster stattfinden. Für eine solche Unterredung würde sich eher die Kapha-Zeit eigenen. Wir können in der Pitta-Zeit allerdings sehr gut viele Aufgaben abarbeiten und auch schwierige To-Dos erledigen.

Am Nachmittag bis zum Sonnenuntergang wirkt primär das Vata-Dosha. In dieser Zeit tendieren wir zu Kreativität, sind flexibel, kommunizieren gerne und sind spontan. Diese Dinge dürfen gerne ausgelebt werden, auch bei einem Vata-Ist-Zustand. Spontaneität zu dieser Zeit kann alle Doshas auf eine gesunde Art und Weise fördern, und auch Zeit für Kreativität kann positiv wirken. Beim Thema Bewegung kommt es wieder darauf an, welcher Vikriti-Zustand vorherrscht. Vata tun die ruhigeren Arten der Bewegung gut, Pitta kann in dieser Zeit gut Kraftsport integrieren. Die ideale Sportzeit für Kapha-Zustände ist am Morgen, aber auch am Nachmittag kann schweißtreibender Sport bei vermehrtem Kapha praktiziert werden. Die Leichtigkeit der Vata-Energie dieser Tageszeit unterstützt Kapha, zusätzlich Schwere zu verlieren. Pranayama und Meditation sind grundsätzlich für alle drei Doshas förderlich, und demnach dürfen auch bei einem Kapha-Vikriti-Zustand oder einer Kapha-Konstitution gerne Pranayama und Meditation praktiziert werden. Für Kapha-Zustände eignet sich der Nachmittag oft besser als der Morgen für diese ruhigen Praktiken.

Es geht bei den Tageszeiten sicher nicht um Minuten, sondern vielmehr um die Qualitäten der jeweiligen Zeit. Passe dich im Alltag etwas an die Natur an. Wenn du im Winter müder bist, hat das einen guten Grund. Unser Melatonin wird maßgeblich von Licht und Dunkelheit beeinflusst und wird demnach im Winter, wenn die Tage kürzer werden, mehr produziert. Also schlafe im Winter auch ruhig etwas länger. Wir müssen nicht immer genau gleich funktionieren. Die Natur gönnt sich auch Pausen zum Regenerieren und erstrahlt danach umso schöner. Das funktioniert auch im Kleinen, indem du dir eine Stunde mehr Schlaf gönnst.

Die folgende Tabelle zeigt dir eine Zusammenfassung des gerade Erklärten. Sie dient als erste Idee und Überblick zu diesem Themengebiet.

Tageszeiten und Empfehlungen je nach Vikriti-Zustand				
Tageszeit und Dosha	**Wirkung des Doshas**	**Beispiele für Empfehlungen beim Vata-Ist-Zustand**	**Beispiele für Empfehlungen beim Pitta-Ist-Zustand**	**Beispiele für Empfehlungen beim Kapha-Ist-Zustand**
ab dem Sonnenaufgang/ Kapha	Ruhe; Nachsichtigkeit; Blick auf das große Ganze	Meditation	kühlende Atemübung	Cardio-Sportprogramm; aktivierende Atemübungen
Mittagszeit/ Pitta	Transformation; Energie; Durchsetzungskraft	Hauptmahlzeit konsumieren	Hauptmahlzeit konsumieren	Hauptmahlzeit konsumieren
Nachmittag bis zum Sonnenuntergang/Vata	Kreativität; Spontaneität; Kommunikation; Flexibilität; Bewegung	Zeit, um die Spontaneität auszuleben; Spazieren gehen; sanfte Yogaformen	Kraftsport	Meditation; Pranayama (Atemübungen)

MENSTRUATIONS-ZYKLUS

Der Menstruationszyklus ist ein Zyklus, der mir besonders am Herzen liegt, da ich selbst gemerkt habe, wie sehr die Anpassungen an diesen Zyklus mir gutgetan haben. Der Menstruationszyklus kann grob in vier Abschnitte unterteilt werden: die Menstruation, die Follikelphase, die Ovulation und die Lutealphase.

Der erste Tag der Menstruation wird als erster Tag des Zyklus gezählt. Die Eumenorrhö, also die beschwerdefreie Menstruation, dauert zwischen drei und sieben Tagen, ist schmerzfrei und sollte den Alltag nicht maßgeblich beeinflussen. Die Hormone Progesteron und Östrogen haben kurz vor der Blutung begonnen abzunehmen, was dazu führt, dass die Gebärmutterschleimhaut mit dem Menstruationsblut ausgestoßen wird. Diese hat sich während des letzten Zyklus aufgebaut und war bereit, die befruchtete Eizelle aufzunehmen. In dieser Phase des Zyklus wirkt vor allem das Vata-Dosha und kann aggraviert sein. Insbesondere eine schmerzhafte Menstruation, starke Unruhe, Angstzustände, Blähungen und ein ausgeprägtes unangenehmes Kältegefühl sprechen für ein erhöhtes Vata während der Menstruation. Wenn diese Symptome auftreten, gilt es, zum einen das Vata während dieser Phase auszugleichen, zum anderen sollte auch während des gesamten Zyklus darauf geachtet werden, Vata nicht zu aggravieren. Meist zeigt sich in der Phase der Menstruation, wie wir während der anderen Zeit des Zyklus mit uns umgegangen sind. Achte in dieser Phase auf erdende Lebensmittel wie Rote Bete oder Süßkartoffeln, warme, saftige Speisen und viel Ruhe durch Pranayama-Übungen, Meditation oder entspannende Spaziergänge.

Nach der Vata-Phase kommt die Kapha-Phase. Unser Körper ist nun auf Wachstum eingestellt. Durch die geringe Konzentration von Östrogen in den ersten Tagen der Periode wird das follikelstimulierende Hormon (FSH) vermehrt gebildet. FSH führt dazu, dass circa zehn bis zwölf Follikel (Eibläschen) in den Eierstöcken heranreifen. In diesen Eibläschen befindet sich die Eizelle. Die Follikel produzieren wiederum Östrogen, welches in der Follikelphase kontinuierlich zunimmt. Östrogen sorgt dafür, dass die Gebärmutterschleimhaut wächst und dicker wird. In dieser Phase spüren wir oft die positiven Eigenschaften und Seiten von Kapha. Östrogen ist eng mit unserem Glückshormon Serotonin verknüpft, sodass wir in dieser Phase meist gut gelaunt und positiv gestimmt sind. Wir dürfen hier die Kapha ausgleichenden

Routinen besonders pflegen, das bekommt uns zu dieser Zeit sehr gut. Du darfst dich beim Sport also richtig auspowern. Medizinisch gesehen ergibt dies ebenfalls Sinn, da unsere Recovery-Zeiten kürzer sind, die Sauerstoffaufnahme verbessert und unsere Schmerztoleranz geringer ist. In dieser Phase tut uns leichterer Kost gut, was du durch weniger Getreide und mehr Gemüse bewerkstelligen kannst. Östrogen verbessert unsere Peristaltik, weshalb unsere Verdauung dann oft besser ist als während der Menstruation. Daher kannst du nun gut einen Beilagensalat integrieren, welcher noch mehr Leichtigkeit in deine Ernährung bringt. Auch Hülsenfürchte dürfen nun häufiger auf dem Speiseplan stehen, als es in der Vata-Zeit der Fall sein sollte – je nach individueller Verträglichkeit. Die Kapha-Phase unseres Zyklus ist geprägt von Power. Du kannst dich sehr gut strukturieren und bist konzentriert – die optimale Planungsphase also.

Bei der Ovulation, also dem Eisprung, wird das Ei des dominant gewordenen Follikels in den Eileiter »geschossen«. Dies wird durch das luteinisierende Hormon (LH) ausgelöst, welches ab einem bestimmten Östrogenlevel von der Hypophyse produziert wird. Diese Phase ist ein Zusammenspiel von Kapha und Pitta. Kapha steht für

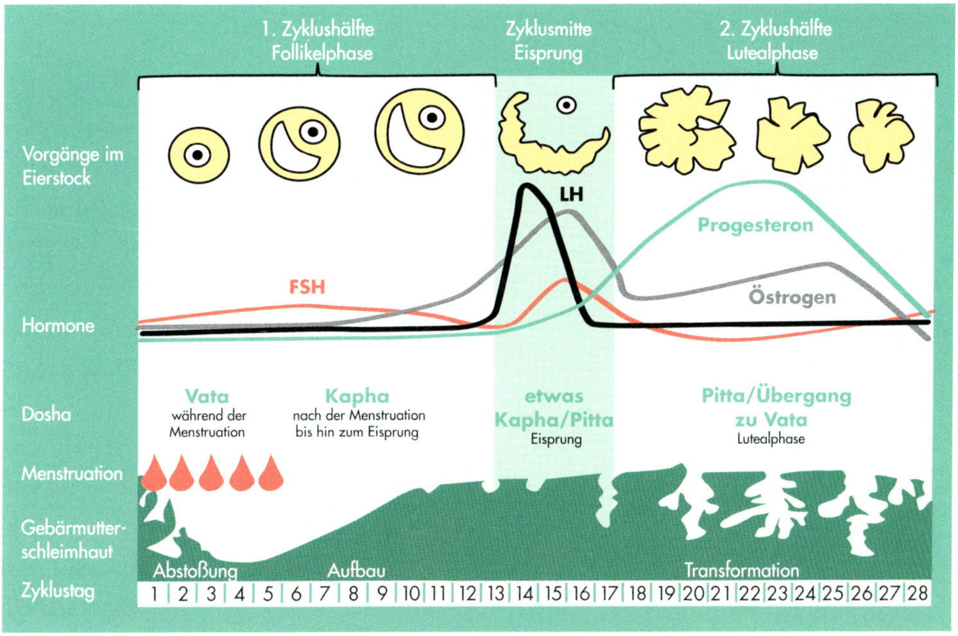

Der Menstruationszyklus aus ayurvedischer und hormoneller Sicht

die Fruchtbarkeit und für das weitere Wachstum der Gebärmutterschleimhaut. Pitta steht für die umsetzende Kraft dieser Phase und für die Ausstrahlung. Während der Ovulation wirken Frauen anziehender. Es ist nicht abschließend geklärt, woran dies liegt, man nimmt an, dass dies zum Beispiel an einer reineren, rosigeren Haut oder leicht geschwollenen Lippen liegt. In dieser Phase soll die Empfängnis stattfinden, und dafür gibt die Natur einfach alles. Daher ist zu dieser Zeit auch die Libido der Frau erhöht, was durch den erhöhten Testosteronwert verursacht wird. Rund um die Ovulation kannst du gut auf sehr scharfes und sehr saures Essen verzichten. Während dieser Zyklusphase sind gerade im Sommer kühlende Lebensmittel oder Getränke wohltuend, die du aber nicht eiskalt konsumieren solltest. Etwas mehr Rohkost kann hier auch gut funktionieren, wenn du keine Vata-Aggravation hast. Du bist in dieser Zeit weiterhin sehr strukturiert und kannst geplante Projekte nun optimal umsetzten.

Je weiter wir im Zyklus voranschreiten, desto mehr vermischen sich Vata und Pitta in der Lutealphase. Diese Phase ist äußerst individuell. Manche Frauen spüren das Vata erst am Tag der Periode und manche schon eine Woche, bevor die Menstruation beginnt. Darauf abgestimmt darfst du dich verhalten. Eventuell streckt sich also eine Pitta-Phase etwas länger, oft kannst du hier aber auch schon Vata beruhigend agieren lassen und dir etwas mehr Ruhe und erdende, nicht blähende Lebensmittel gönnen, gerade in den Tagen unmittelbar vor der Menstruation. Auch biologisch ergibt dies Sinn. Nach dem Eisprung sinkt der Östrogenspiegel. Der Follikel, in dem das Ei war, ist nun zum Gelbkörper geworden und produziert das Hormon Progesteron und in geringerem Maße Östrogen. Progesteron dominiert diese Phase. Progesteron ist unser »Chill-Hormon«. Es möchte, dass wir uns in dieser Phase etwas zurücknehmen und uns mehr Ruhe gönnen, um das eventuell befruchtete Ei zu schützen. Wenn keine Schwangerschaft eingetreten ist, stirbt der Gelbkörper nach 12 bis 16 Tagen nach der Ovulation ab. Dadurch sinken der Östrogen- und Progesteronspiegel, und die Blutung wird ausgelöst. Durch den Abfall dieser beiden Hormone wird FSH nicht mehr unterdrückt und wieder von der Hypophyse produziert. Ein neuer Zyklus beginnt.

JAHRESZEITEN

Auch die Jahreszeiten können mithilfe der Doshas und den dazugehörigen Eigenschaften beschrieben werden. Wie du schon bei den vorangegangenen Zyklen festgestellt hast, gibt es auch bei den Jahreszeiten keine schnittklare Trennung, sondern es erfordert etwas Achtsamkeit für unsere Umgebung von uns. Daher möchte ich mich hier darauf beschränken, dir die Einteilung der Doshas nach Frühling, Sommer, Herbst und Winter zu erklären und die dazugehörigen Eigenschaften zu benennen. Allerdings verzichte ich auf die Einteilung genauer Monate. In der Grafik findest du eine Übersicht inklusive Empfehlungen passend zu der jeweiligen Jahreszeit. Sie sind darauf ausgerichtet, die Eigenschaften der Doshas auszugleichen, die sich in der Natur ansammeln und sich so auch auf uns auswirken. Beachte dabei immer deinen individuellen aktuellen Zustand.

Der Frühling ist von Kapha dominiert. Das Wachstumsprinzip von Kapha ist in dieser Zeit ganz deutlich in der Natur erkennbar – neue Blätter, Blumen, alles erwacht aus dem Winterschlaf. Kapha kann in unserem Körper in dieser Jah-

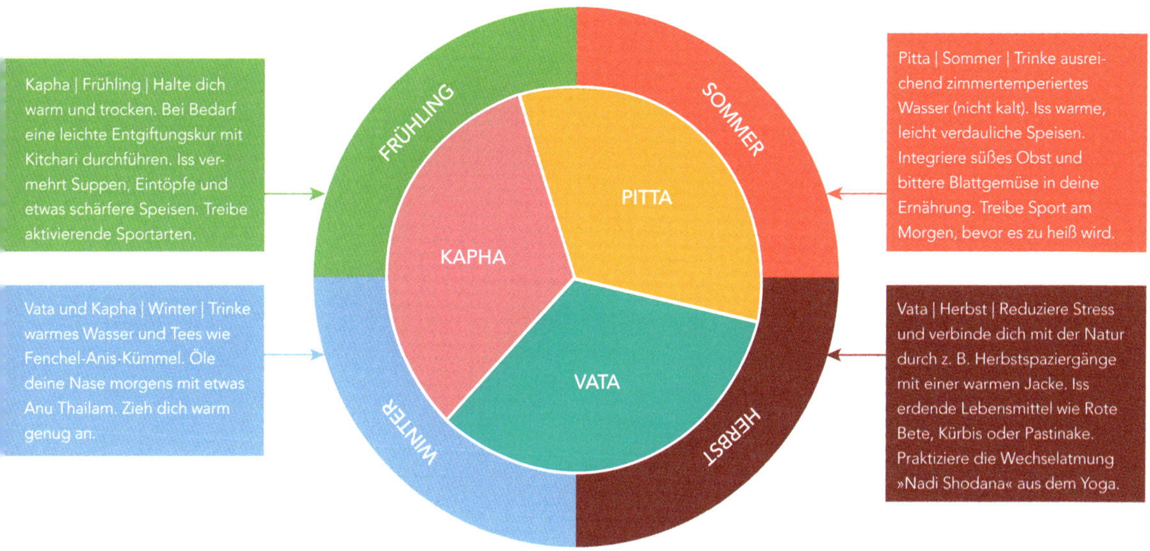

Die Doshas und die Jahreszeiten

reszeit deutlich spürbar werden, insbesondere wenn eine Kapha-Prakriti oder -Vikriti vorliegt. Die bekannte Frühjahrsgrippe mit laufender Nase beziehungsweise generell Verschleimung spricht für Kapha. Auch das Bedürfnis, zu »entgiften« oder etwas loszulassen, wird durch Kapha ausgelöst. Oft sind wir zu dieser Zeit noch etwas müde, die Frühjahrsmüdigkeit hat uns im Griff. Eventuell haben wir auch etwas an Gewicht zugenommen. Diese Zeit ist ideal, um eine leichte Fastenkur mit Kitchari (s. S. 205) zu machen. Fasten ohne jegliche Kalorienzufuhr ist im Ayurveda eher die Ausnahme, da wir unser Agni, unsere Verdauungskraft, so schwächen können. Aktivierender Sport wie Joggen, Ballsportarten oder Radfahren eigenen sich zur Aktivierung sehr gut. Achte allerdings auf deine Konstitution und deinen Ist-Zustand. Die Aktivierung und auch das sanfte Fasten sollte bei Menschen mit mehr Vata weniger vorgenommen werden als bei vorherrschendem Kapha.

Nach dem Frühling kommt der Sommer. Hier gibt primär Pitta den Ton an. Je heißer es wird, desto mehr Pitta ist im Spiel. Paradoxerweise ist unsere Verdauung im Sommer eher geschwächt. Das bedeutet, dass Agni und Pitta klar voneinander zu differenzieren sind. Im Sommer möchte unser Körper unsere Mitte, also den Bereich, in dem unsere Organe liegen, eher kühlen, sodass die Temperatur in uns stabil bleibt. Das kann das Agni allerdings schwächen. Wir haben daher im Sommer mehr Lust auf leichtere Nahrung. Jetzt sollten wir nicht den Fehler machen, nur Salate zu konsumieren. Lauwarme oder raumtemperierte Speisen sind nun optimal. Kalte Nahrung würde unser Agni weiter runter regulieren. Das Pitta merken wir also nicht an unserer Verdauungskraft, sondern eher an einem ausgeprägten Hitzeempfinden. Manchmal sind wir dadurch auch schneller gereizt. Die Haut steht eng mit Pitta in Verbindung, so sind Sonnenflecke oder vermehrte Akne beispielsweise aus ayurvedischer Sicht meist auf Pitta zurückzuführen. Wichtig im Sommer ist somit ein guter Lichtschutzfaktor. Dein Pitta kannst du zum Beispiel durch kühlende Getränke regulieren, ohne dass die Getränke eiskalt sind. Minze im Wasser ist sehr erfrischend, etwas Kokoswasser, welches auch noch gut für den Elektrolythaushalt ist, eignet sich ebenfalls als Sommergetränk.

Du kannst die Einteilung nach den Doshas im Rahmen der Jahreszeiten als sehr gute Richtwerte betrachten. Achte aber auf die Eigenschaften an den einzelnen Tagen und stelle so die wirkenden Eigenschaften fest.

Auch Vata kann im Sommer zu erkennen sein, beispielsweise durch eine sehr trockene Luft. Dass Vata vermehrt zum Tragen kommt, ist allerdings erst im späten Sommer und ausgeprägt im Herbst zu erwarten. Auch der frühe Winter wird noch Vata zugeschrieben. Oft liegt im Spätsommer und zu Beginn des Herbstes noch verstärkt Pitta in uns vor, welches sich über einen heißen Sommer aggraviert hat. Wir dürfen während des Wechsels von der Pitta- zur Vata-Phase also sehr achtsam sein. Oft kann es noch gut sein, eher Pitta durch die bereits genannten Maßnahmen oder auch mit den Geschmäckern süß, bitter und herb auszugleichen. Auf die Geschmäcker kommen wir noch im Detail zu sprechen. Im Herbst und frühen Winter ist unser Agni wiederum stärker, obwohl Vata vorherrscht. Hier liegt genau das entgegengesetzte Phänomen des Sommers vor. Unser Körper möchte die Wärme bei sich behalten. Das erkennst du zum Beispiel daran, dass immer zunächst unsere Extremitäten kalt werden und erst später die anderen Bereiche unseres Körpers. So bleibt auch unser Agni stark, und wir haben verstärkt Lust auf schwerere, sehr nährende Lebensmittel. Dies ist auch aus ayurvedischer Sicht sinnvoll, da so Vata beruhigt und ausgeglichen wird. Die Geschmäcker süß, sauer und salzig dürfen nun verstärkt integriert werden. Die Kälte von Vata darf durch viel warmes Wasser ausgeglichen werden. Auch das Tragen von warmer Kleidung ist wichtig. Vermeide daher eher Sneakers mit kleinen Söckchen an kühlen Tagen.

Im späten Winter gehen wir dann in die Kapha-Phase über. Es ist noch immer kalt und oft feucht. Generell spricht Feuchtigkeit mehr für erhöhtes Kapha und trockene Luft eher für Vata. Im Winter können sich die Vata- und Kapha-Energien auch durchaus vermischen. Generell ist es demnach gut, wenn du auf Wärme achtest.

LEBENSZYKLEN

Der Lebenszyklus ist der größte im Ayurveda betrachtete Zyklus. Die verschiedenen Phasen des Lebens werden mit entsprechenden Eigenschaften beschrieben und somit den Doshas zugeordnet. Das Kapha-Dosha, welches für Wachstum und Fülle steht und zum Beispiel auch mit einer prallen, gut durchfeuchteten Haut einhergeht, beschreibt die erste Phase des Lebens – das Kindesalter. Während der Pubertät findet ein Übergang von Kapha hin zu Pitta statt. In der Pubertät ist das Pitta beispielsweise an Hautproblematiken oder auch der leidenschaftlichen Auflehnung gegen die Eltern zu erkennen. Das Pitta begleitet uns sehr viel länger als nur in unserer pubertären

Phase. Während des Erwachsenenalters brauchen wir mehr Pitta und somit mehr Feuer für all das Schöne, was das Leben für uns bereithält. Die Karriere steht oft eine gewisse Zeit im Vordergrund, wir sind ehrgeizig und wollen unsere Ziele verwirklichen. Irgendwann kommt vielleicht eine Familie dazu, und auch dafür ist viel Energie nötig. Das Kapha ist in dieser Phase noch vorhanden, nimmt aber ab.

Bei Frauen ist der Übergang von der Pitta-Phase hin zu Vata-Phase meist etwas deutlicher zu erkennen, als es bei Männern der Fall ist. Während des Klimakteriums kämpfen Vata und Pitta sozusagen miteinander und je nachdem, wer gerade die Oberhand hat, entstehen verschiedene Symptome. Kommt es zu Schweißausbrüchen und Gereiztheit, steht Pitta im Vordergrund. Kommt es zu negativen Verstimmungen, Gedankenkarussellen und Erschöpfung, ist Vata präsenter. Auch die Gewichtszunahme kann ein Thema sein, welches wiederum Kapha zugeschrieben wird. Wenn dies der Fall ist, können Kapha reduzierende Maßnahmen helfen, allerdings ist gerade jetzt Achtsamkeit geboten, damit das Vata nicht weiter aggraviert. Hier ist eine Zusammenarbeit mit einem Ayurveda-Therapeuten empfehlenswert.

Nach dem Klimakterium hat Vata den höchsten Wirkanteil in uns. Auf der einen Seite ist die Energie vielleicht nicht mehr so vorhanden wie in der Pitta- oder Kapha-Phase des Lebens, auf der anderen Seite erleben sehr viele Menschen, gerade Frauen, einen zweiten Frühling. Die Neugierde von Vata lässt die Menschen offen sein für neue Karrierewege, neue Hobbys, vielleicht auch moderne Spiritualität, Yoga oder auch die Entfaltung der eigenen Kreativität.

Bei diesen verschiedenen Phasen kann auch der Satz »Gegensätze gleichen sich aus« greifen, wie es auch schon in den anderen Phasen der Fall ist. Während der kindlichen Kapha-Phase ist es allerdings einfach wichtig, dass das Kapha ausgelebt werden kann. Hier gilt es beispielsweise nicht, dieses auszugleichen. Auch die meisten pubertierenden Jugendlichen werden wahrscheinlich relativ wenig mit den ayurvedischen Empfehlungen arbeiten wollen. Vielleicht sind einige einfache Maßnahmen gut zu integrieren. Sollte die Haut zum Beispiel problematisch sein, können für die Leberreinigung und die Verdauung mehr bittere Lebensmittel in Form von Tees getrunken werden. Kühlende Nahrungsmittel wie Kokoswasser können vermehrt integriert werden, wenn kein ausgeprägtes Kälteempfinden vorhanden ist. Die Offenheit für die ayurvedische Lehre findet sich am ehesten in der Pitta- und der Vata-Zeit wieder.

Während der Pitta-Zeit gilt es, trotz der Power, die wir verspüren, und der Forderungen des Lebens Zeit für sich einzuplanen, ab und zu innezuhalten und eine Pause zu machen. Das hilft dabei, nicht verfrüht in die Vata-Phase des Lebens überzugehen. Wir leben in einer Welt, in der viele Menschen dazu tendieren, das Vata-Dosha in sich anzusammeln. Daher darf auch in der Pitta-Phase des Lebens auf das Vata-Dosha Acht gegeben werden. Die Tendenz verstärkt sich während des Klimakteriums und im Menopausenalter. In dieser Zeit profitieren wir von den Routinen, die wir uns angeeignet haben, wie Meditation, Yoga, vielleicht auch einfach spazieren gehen in der Natur oder einer tiefen Atmung in den Bauchraum. All das kann uns im Alltag bereits sehr unterstützen.

In der folgenden Tabelle siehst du einen Überblick der verschiedenen Lebensabschnitte mit Beispielen für entsprechende Maßnahmen. Unter der Spalte »Dosha« ist vermerkt, welches Dosha wie stark wirkt. K steht dabei für Kapha, P für Pitta und V für Vata. Dreimal K bedeutet beispielsweise, dass Kapha in dieser Phase stark ausgeprägt ist.

Lebensabschnitte und ayurvedische Empfehlungen		
Lebensabschnitt	**Doshas**	**Maßnahmen**
Kindesalter	KKK P V	Kapha ausleben lassen
Pubertät	KKK PP V	Pitta nach Möglichkeit und bei Bedarf etwas managen
Erwachsenenalter	KK PPP V	die eigene Power nutzen; nicht vergessen, Pausen zu integrieren
Klimakterium	K PP VV	auf die eigenen Eigenschaften im Körper achten und diese demnach ausgleichen
Postmenopausal	K P VVV	Kreativität ausleben; der Neugierde nachgeben und neue Hobbys finden; inen anderen Karriereweg einschlagen und sich Pausen gönnen; Praktiken wie Meditation, Yoga, Pranayama und Zeit in der Natur vertiefen

Ayurveda – alte, moderne Wissenschaft

Abschließend zu diesem Kapitel möchte ich dir noch einen Aspekt mitgeben, der meine Sichtweise bezüglich Ayurveda in Zusammenspiel mit der Wissenschaft und den heutigen Erkenntnissen stark beeinflusst hat. Jede Art der Wissenschaft hat für ihre Erkenntnisse unterschiedliche Bezeichnungen gefunden. Heute können wir beispielsweise den Menstruationszyklus anhand der Hormone beschreiben. Als das ayurvedische System geschaffen wurde, halfen die Doshas, genau die gleichen Beobachtungen zu beschreiben. Damals wurde beobachtet, dass Agni, unser Verdauungsfeuer, eine überragende Rolle für unsere Gesundheit spielt. Heute kennen wir das Mikrobiom. In der ayurvedischen Entwicklung wurde festgestellt, dass Menschen mit zahlreichen Pitta-Eigenschaften zu Entzündungen und brennenden Empfindungen tendieren und weniger scharf und sauer essen sollten. Heute werden genau diese Geschmäcker bei einer Gastritis vermieden. Wir dürfen für beide Bereiche offen sein und sie kombinieren, um uns, unsere Gesundheit und die Welt, in der wir leben, besser zu verstehen.

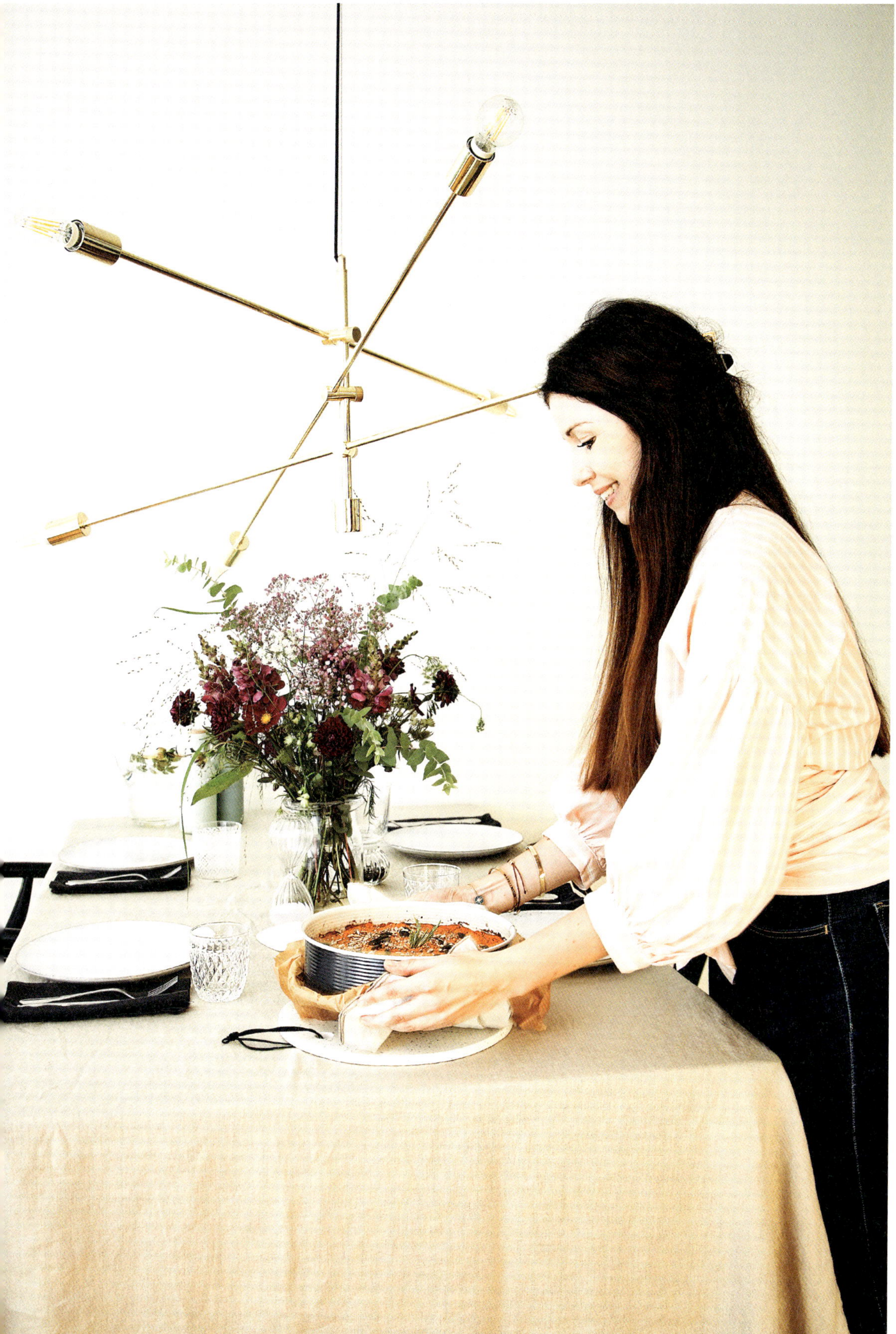

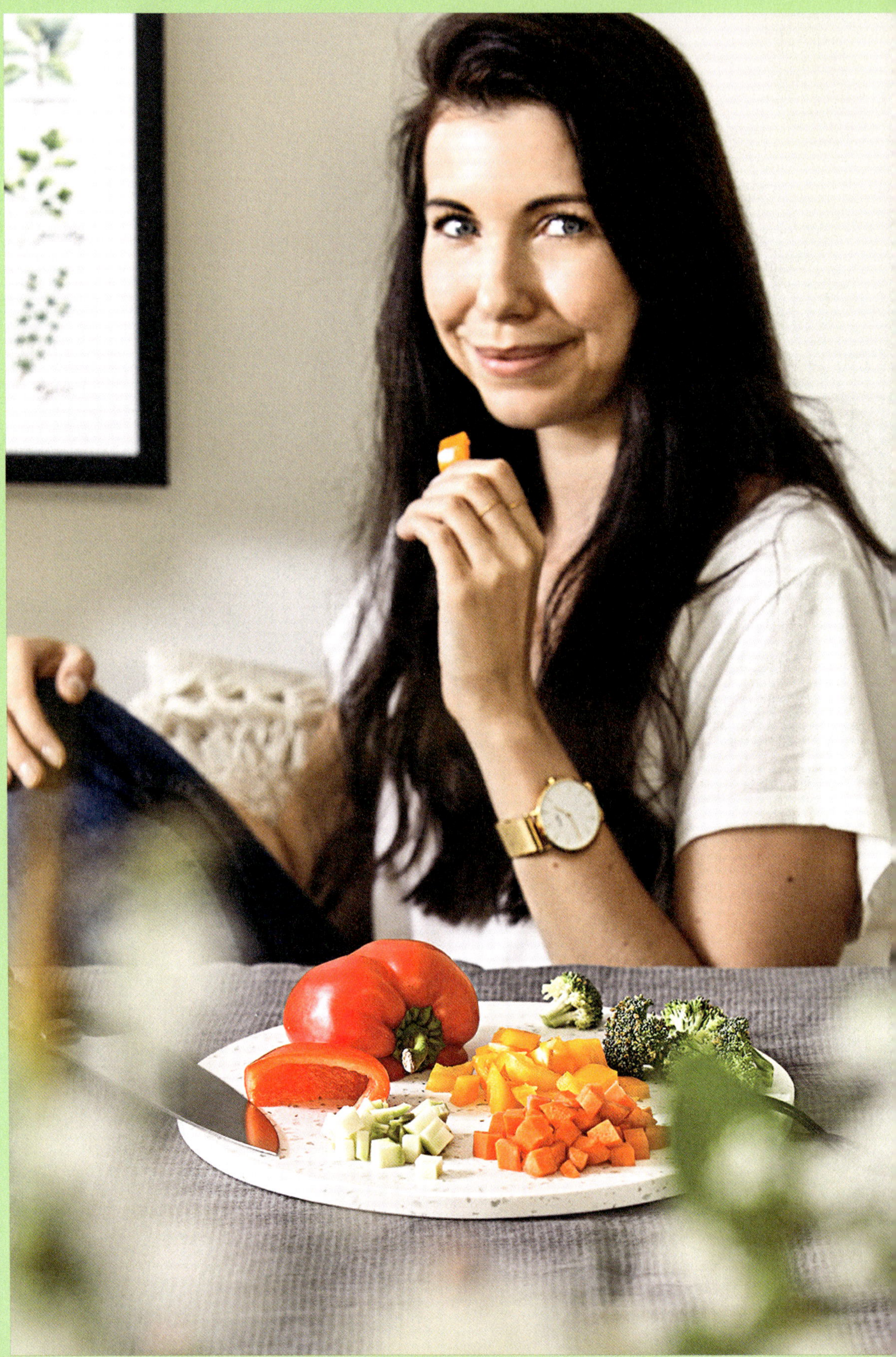

Die ayurvedische Ernährungslehre

Die ayurvedische Ernährungslehre hat mich aus diversen Gründen schnell fasziniert. Zunächst ist die Beachtung der Individualität des Menschen zu nennen. Auf die Frage: Was sollte ich mehr konsumieren und was sollte ich vermeiden, gibt es daher im Ayurveda keine pauschale Antwort, sondern immer ein »Es kommt darauf an …«. Es kommt darauf an, was dein Körper gerade benötigt; es kommt darauf an, was dein Geist gerade benötigt; es kommt auf die Umwelt um dich herum an. Die Konsequenz sollte daher sein, dass du lernst, achtsam mit dir und der Welt umzugehen und Signale deines Körpers zu deuten. Ayurveda im präventiven Sinne dieses Buches ist ein System, welches für »Hilfe zur Selbsthilfe« steht. Denn du kannst die Eigenschaften, die bei dir defizitär sind, durch die Nahrung nähren.

Die acht Faktoren ayurvedischer Ernährung

Die acht Faktoren der ayurvedischen Ernährung sind die sehr umfassende Grundlage dieser Ernährungsmedizin. Die acht Faktoren umfassen so ziemlich jeden Bereich, den wir uns in Bezug auf das Essen in der Praxis vorstellen können. Es wird nicht nur auf die Nahrung selbst geschaut, sondern auch auf das »Wann« des Essens, die individuelle Verträglichkeit oder die Art und Weise des Essens.

Nahrung ist viel mehr als Kalorien und chemische Zusammensetzungen. Mahlzeiten versorgen uns nicht nur mit Nährstoffen, sie geben uns gewisse Gefühle. In Ausbildungen oder Workshops lasse ich die Teilnehmer oft verschiedene Geschmäcker testen. Die Aufgabe besteht darin, unter anderem die Gefühle, die entstehen, aufzuschreiben. Was ich bisher am meisten gehört habe, ist, dass das Gefühl von Liebe und Geborgenheit bei dem süßen Geschmack aufkommt. Faszinierend, was unser Essen nicht nur auf physiologischer, sondern auch auf mentaler Ebene mit uns machen kann, oder?

Ernährung ist ein Grundbedürfnis wie das Schlafen auch. In Maslows Bedürfnispyramide ist dies die Basis des Lebens. Kaum etwas anderes beeinflusst unser Leben so häufig wie die Ernährung. Wir

Die 8 Faktoren der ayurvedischen Ernährung

- Prakriti: Eigenschaften und Geschmäcker von Nahrungsmitteln
- Karana: die Zubereitung der Nahrung
- Samyoga: die Kombination von Nahrungsmitteln
- Rashi: die Menge der Nahrung
- Desha: die Herkunft der Nahrung
- Kala: das Zeitmanagement des Essens
- Upayogasamstha: die Art und Weise des Essens
- Upayoktr: die Individualität des Essenden

essen täglich, stehen täglich vor der Aufgabe uns zu überlegen, was wir konsumieren, und unser Tag teilt sich oft in vor oder nach dem Mittagessen ein. Wenn wir diesen Blickwinkel auf unsere Ernährung einnehmen, können wir ihr auch eine gewisse Priorität in unserem Leben einräumen. Denn eine natürliche vollwertige Ernährung ist nicht immer leicht umzusetzen. Lass mich an dieser Stelle erwähnen, dass es absolut nicht um das Streben nach Perfektionismus geht. Bei jedem gibt es Tage, an denen die Pizza und die Lieblingsserie im Fernsehen ruft, und das darf auch gerne so sein. Es ist eine Frage der Balance.

EIGENSCHAFTEN UND GESCHMÄCKER VON NAHRUNGSMITTELN: PRAKRITI

Nicht nur wir haben eine Prakriti (Grundkonstitution), sondern Nahrungsmittel auch, das heißt die Eigenschaften der verschiedenen Lebensmittel und die Geschmäcker. Beides kann gemäß Ayurveda die Doshas und somit die Eigenschaften des Menschen beeinflussen. Du kannst das Element beziehungsweise die Eigenschaft, die dir aktuell fehlt, durch die Ernährung vermehrt zuführen. Du kannst aber auch durch Verzicht auf bestimmte Lebensmittel mit entsprechenden Eigenschaften einen Überschuss minimieren.

Guna

Im Ayurveda wird die Nahrung nicht nach Makronährstoffen und Mikronährstoffen geordnet, sondern nach Eigenschaften (Guna) und Geschmack (Rasa). Die zehn Eigenschaftspaare hast du bereits kennengelernt. Lass uns an dieser Stelle die sechs wichtigsten Eigenschaften genauer in Bezug auf die Nahrung betrachten. Du kannst in dir überlegen, welche Lebensmittel für dich gerade vielleicht besonders gut geeignet sind, um deinen aktuellen Zustand (Vikriti) oder auch die aktuelle Jahreszeit auszugleichen.

Beginnen wir mit der Eigenschaft schwer. Diese Eigenschaft wirkt körperlich aufbauend und erdend. Kapha wird somit eher vermehrt, wohingegen Vata ausgeglichen wird. Beispiele für schwere Nahrungsmittel sind Fleisch, Getreide, Joghurt, Pasta und Gemüse mit hohem Kohlenhydratanteil wie Karotten, Rote Bete und Süßkartoffeln. Innerhalb dieser Nahrungsmittelgruppen kann weiter unterschieden werden in weniger schwere und sehr schwere Lebensmittel. Diese Unterscheidung ist in einer Präventivdiät aber gar nicht unbedingt notwendig. Leichte Nahrungsmittel gleichen wiederum eher Kapha aus und vermehren Vata. Bei Pitta sollte individuell geschaut werden, ob gerade eine Tendenz zu mehr

Leichtigkeit oder mehr Schwere gegeben ist. Leichte Lebensmittel sind zum Beispiel grünes Blattgemüse, frische Kräuter, einige Hülsenfrüchte und die meisten Gemüsesorten mit weniger Kohlenhydratanteil wie Brokkoli, Blumenkohl oder Paprika.

Die Eigenschaft kalt erhöht sowohl Kapha als auch Vata und gleicht Pitta aus. Die Eigenschaften heiß und kalt spielen zudem eine Rolle bei der Temperatur der Nahrung. So wird Personen, die aktuell viel Vata und Kapha in sich haben, empfohlen, fast ausschließlich warm zu essen. Zum einen hat es etwas damit zu tun, dass Vata und Kapha die Eigenschaft kühl bereits verstärkt in sich tragen und diese so ausgleichen können, zum anderen können wir unsere Verdauung durch den Kochvorgang unterstützen. Daher werden warme Speisen auch Pitta empfohlen, allerdings etwas abgekühlt und gerne

Warme Speisen und die Verdauung

Im Ayurveda werden sehr häufig drei warme Mahlzeiten an einem Tag empfohlen, angefangen zum Beispiel mit einem Porridge, über eine warme Mittagsmahlzeit bis hin zu Suppen, Eintöpfen oder Currys am Abend. Durch das Kochen und Erhitzen nehmen wir unserem Verdauungsapparat einen Teil der Arbeit ab und sparen so Energie. Die Energieausbeute aus gekochter Nahrung ist nämlich höher als die aus roher. Wir haben demnach mehr Energie für unseren Alltag, Müdigkeit und Erschöpfungszustände können abnehmen. Hinzu kommt, dass das Erhitzen unverdauliche Nahrungsmittelbestandteile verdaulicher machen kann. Einige verdauungshemmende Stoffe der Lebensmittel werden abgebaut, und sogar toxische Substanzen werden deaktiviert. Daher sind die meisten Rezepte in diesem Buch gekocht und werden entweder warm oder zimmertemperiert konsumiert.

auch mit einem Beilagensalat. Einige Beispiele für kühlende Nahrungsmittel sind Gurke, Melone, Kokoswasser oder auch Minze. Die Eigenschaft warm oder heiß gleicht Vata und Kapha aus, wohingegen Pitta erhöht wird. Chili und schwarzer Pfeffer zählen zu den sehr heißen Lebensmitteln. Diese sollten eher für Kapha eingesetzt werden. Für Vata gut verträgliche, wärmende Gewürze sind zum Beispiel Zimt und auch Ingwer.

Die Eigenschaft ölig oder feucht hat abermals großen Einfluss auf Vata und Kapha. Bei Pitta muss auch hier im Einzelfall genau hingeschaut werden, da Pitta zu einer gewissen Öligkeit tendiert, die Eigenschaft allerdings nicht so ausgeprägt ist wie bei Kapha. Gerade Vata benötigt wegen der Trockenheit viel Feuchtigkeit und Ölung. Einige Beispiele sind Samen und Nüsse beziehungsweise Nussbutter oder Öle und Ghee. Aber auch die Zubereitungsform, auf die wir noch zu sprechen kommen werden, kann auf diese Eigenschaft bezogen werden. So ist es für Vata beispielsweise gut, recht feuchte Nahrung zu sich zu nehmen und keinen trockenen Reis mit wenig Soße. Kapha hat bereits viel Feuchtigkeit in sich, was zum Beispiel an viel Schleim oder Wassereinlagerungen zu erkennen ist. Hier bieten sich trockenere Lebensmittel an, wie zum Beispiel Gerste, Hirse, Brokkoli und andere Gemüsesorten mit geringerem Wasseranteil.

Vielleicht hört sich das für den Alltag zunächst etwas komplex an. Lass mich dir ein Beispiel geben, an dem du siehst, wie einfach es sein kann. Wenn du spürst, dass du zu Verstopfung neigst, dein Gewicht eher im unteren Bereich ist und du etwas mehr Erdung brauchst, weil dein Gedankenkarussell mit dir durchgeht, dann streue einfach Nüsse oder Samen über dein Mittagessen. Diese sind sowohl ölig als auch schwer.

Die folgende Tabelle fasst das Beschriebene nochmals für deine Übersicht zusammen und zeigt dir die Eigenschaften, dazugehörige Dosha-Wirkungen sowie Beispiele in der Ernährung.

Die sechs wichtigsten Eigenschaften und ihre Wirkung auf die Doshas		
Eigenschaft	**Dosha-Wirkung**	**Beispiele**
schwer	gleicht Vata aus; erhöht Kapha	Fleisch, Getreide, Joghurt, Pasta, Käse, Gemüse mit hohem Kohlenhydratanteil wie Karotten, Rote Bete und Süßkartoffeln
leicht	gleicht Kapha aus; erhöht Vata	Salate, grünes Blattgemüse, frische Kräuter, einige Hülsenfrüchte und Gemüsesorten mit weniger Kohlenhydratanteil wie Brokkoli, Blumenkohl
kalt	gleicht Pitta aus; erhöht Vata und Kapha	Gurke, Melone, Minze
heiß	gleicht Vata und Kapha aus; erhöht Pitta	Chili, Pfeffer, Zimt, Ingwer
feucht/ölig	gleicht Vata aus; erhöht Kapha	Nüsse, Samen, Nussmus, Öle, Ghee
trocken	gleicht Kapha aus; erhöht Vata	Gerste, Hirse, Brokkoli und andere Gemüsesorten mit geringerem Wasseranteil

Rasa

Meine Interpretation von Ayurveda ist, dass wir ein System geschenkt bekommen haben, bei dem Genuss großgeschrieben wird. Wenn wir unser Essen nicht genießen können, fühlen wir uns weder auf körperlicher noch auf emotionaler Ebene genährt. Vielleicht kennst du das von einer Diät, die du irgendwann versucht hast zu befolgen, oder auch nur von einer Mahlzeit, die dir überhaupt nicht geschmeckt hat. Wenn du dich trotzdem zwingst sie zu essen, kann das zu richtig schlechter Laune führen.

Es ist also nicht verwunderlich, dass die Geschmacksrichtungen im Ayurveda von großer Bedeutung sind. Die Geschmacksrichtungen erlauben uns, auf eine simple Art und Weise einzuordnen, was gerade gut für uns ist. Denn jeder Geschmack hat eine bestimmte Wirkung auf uns, da auch den Geschmäckern verschiedene Eigenschaften zugeschrieben werden. Die Eigenschaften lassen sich wieder von den Elementen herleiten, da jeder Geschmack aus zwei Elementen besteht. Idealerweise bedienst du dich also primär an den Geschmäckern, die deinen aktuellen Zustand ausgleichen. Bleibe dabei gelassen und verkrampfe nicht. Denn solltest du aktuell zum Beispiel viel Kapha aggraviert haben, sind die Geschmäcker scharf, bitter und herb zu empfehlen. Eine Mahlzeit aus diesen Geschmäckern ist weder nährend noch eine Geschmacksexplosion. Es ergibt aber Sinn, ein leckeres Gericht mit Getreide und Gemüse mit ein wenig Pfeffer oder ein paar Chiliflocken zu verfeinern und über den Tag verteilt bittere Tees zu trinken. Das sind kleinere Anpassungen mit einer großen Wirkung. Bei überwiegend Pitta und Disbalancen wie Rötungen der Haut oder Akne kann es sinnvoll sein, den sauren und scharfen Geschmack zu meiden. Während der Vata-Phase zur Menstruation können erdende, warme Speisen wie ein Curry mit wärmenden Gewürzen, Süßkartoffeln und etwas Limette sehr wohltuend und beruhigend wirken, da die Vata-beruhigenden Geschmäcker süß, sauer und salzig in dieser Mahlzeit zu finden sind.

Auch wenn der Fokus je nach aktuellem Zustand auf drei bestimmten Geschmacksrichtungen liegt, empfiehlt der Ayurveda doch, alle sechs Geschmacksrichtungen süß, sauer, salzig, scharf, bitter und herb, in jede Mahlzeit zu integrieren. Das funktioniert nicht unbedingt immer, daher lege ich viel Wert darauf, dass wir über den Tag verteilt alle sechs Geschmäcker in den Speiseplan integrieren. Zum einen führt diese Herangehensweise dazu, dass wir uns gut genährt fühlen und keine Essensgelüste verspüren, und zum anderen ist es so wahrscheinlich, dass wir eine Vielzahl an unterschiedlichen Mikronährstoffen zu uns nehmen, die unser Körper für die verschiedenen Funktionen benötigt.

Die folgenden Tabellen sollen dir einen Überblick über die Geschmäcker mit deren Eigenschaften und Wirkungen geben. Du findest zudem bei jedem Geschmack die dazugehörigen Elemente wieder sowie einige Beispiele für Nahrungsmittelgruppen.

Geschmacksrichtungen, ihre Eigenschaften und Wirkungsweisen		
Geschmack und Elemente	**Eigenschaften**	**Balancierende Wirkung / hilft bei**
süß = Erde und Wasser	ölig, kalt, schwer	stärkt alle positiven Kapha-Eigenschaften und gleicht somit Vata und Pitta aus; nährend; befeuchtend; fördert Zufriedenheit
sauer = Erde und Feuer	ölig, heiß, leicht	saurer Geschmack kann Vata besänftigen; fördert die Verdauung und den Appetit
salzig = Wasser und Feuer	ölig, heiß, schwer	Salz kann Vata besänftigen; appetitanregend; befeuchtend; verdauungsfördernd; intensiviert Geschmäcker
scharf = Luft und Feuer	trocken, heiß, leicht	scharfer Geschmack hat entgegengesetzte Eigenschaften zu Kapha und gleicht dies somit aus; fördert die Durchblutung; unterstützt beim Abnehmen; aktiviert
bitter = Luft und Raum	trocken, kalt, leicht	gleicht Pitta und Kapha aus; blutreinigend; vermindert Brennen und Eiter; lebertonisch; fördert die Verdauung; hautklärend
herb = Luft und Erde	trocken, kalt, schwer	gleicht Pitta und Kapha aus; stoppt Blutungen; reduziert Schwitzen

Aggraviert / kann führen zu	Beispiele
kann bei Übermaß zu einer Kapha-Aggravation führen; Trägheit; Übergewicht; Diabetes; Schweregefühl; Verschleimung	süße Früchte, Milch, Sahne, Getreide, Nüsse und Öle, Fleisch, Süßungsmittel
kann bei Übermaß primär zu Pitta-Aggravation führen, aber auch zu vermehrtem Kapha; Entzündungen; Eiter; brennende Empfindungen; Sodbrennen	Essig, Käse, Weine wie Riesling, Fermentiertes, Beeren, Zitrusfrüchte, Joghurt, ggf. Kaffee
kann bei Übermaß primär zu Pitta-Aggravation führen, aber auch zu vermehrtem Kapha; Hauterkrankungen; Haarausfall; Faltenbildung; Ödeme	Salz, Tamari, Algen, Meeresfrüchte
scharfer Geschmack kann Pitta und Vata aggravieren; Auszehrung: brennende Empfindungen; Gedankenkarussell	rohe Zwiebeln, Meerrettich, Pfeffer, Chili, scharfes Paprikapulver
kann bei Übermaß Vata aggravieren; Auszehrung, Depressionen; schlechte Stimmung; Schlafstörungen	Löwenzahn und anderes bitteres Blattgemüse, grüner Tee, Wacholderbeeren, Chicorée
kann bei Übermaß Vata erhöhen; Verstopfung; Blähungen; Schwäche; Auszehrung; (Mund-)Trockenheit	Granatäpfel, unreife Bananen, Muskatnuss, schwarzer Tee, Artischocken

Die Tabelle verschafft dir eine Idee davon, wie du deine Nahrung anpassen kannst, um deinen aktuellen Zustand auszugleichen. Du hast sicher schon gesehen, dass in der Tabelle viel mehr als nur die Wirkung auf die Doshas aufgelistet ist. Das liegt daran, dass die ausschließliche Betrachtung der Doshas etwas zu kurz greifen kann.

Die Einteilung in Vata, Pitta und Kapha ist für uns im Rahmen der Therapie und für viele weitere Bereiche unglaublich sinnvoll und nicht wegzudenken. Auch wenn du gerade erst beginnst, dich mit Ayurveda zu beschäftigen, ist diese spielerische Einteilung eine große Hilfe. Allerdings kann es sein und ist sogar wahrscheinlich, dass du bei der Vikriti-Betrachtung zwei höhere Werte hattest, zum Beispiel Vata und Pitta. Und auch als du dir die Eigenschaften zu den zugehörigen Doshas in den Tabellen auf S. 54 und 56 durchgelesen hast, wirst du dich eventuell bei mehreren Doshas gesehen haben. Daher möchte ich dich ermutigen, dich nicht ausschließlich auf die Doshas zu fokussieren, sondern vor allem auf die Eigenschaften. Sowohl bei den Erklärungen zu den Doshas als auch den Elementen und den Geschmäckern hast du immer die Eigenschaften an die Hand bekommen. Die Kunst im Ayurveda ist es, die Eigenschaften an sich selbst wahrzunehmen und dann mit der entsprechenden Ernährung und dem entsprechenden Lebensstil auszugleichen. So funktioniert unser Leitsatz »Gegensätze gleichen sich aus«. Spürst du also Trockenheit, kannst du mit feuchten beziehungsweise öligen Substanzen arbeiten. Hast du aktuell ein Problem mit Übergewicht, so kannst du mit leichten Substanzen und Geschmäckern arbeiten.

Wenn bei dir nun zwei Doshas beziehungsweise Eigenschaften von zwei Doshas aggraviert sind, dann suchst du immer den gemeinsamen Nenner. Solltest du keinen gemeinsamen Nenner finden, dann gleichst du das Dosha beziehungsweise die Eigenschaften aus, die für dich gerade Priorität haben. Die folgende Tabelle zeigt dir mögliche Kombinationen und dazugehörige Empfehlungen aus dem Bereich der Geschmäcker, aber auch aus dem Bereich des Lebensstils.

Doshas: Kombinationen und Möglichkeiten für den Ausgleich	
Kombination	**Beispiele für Empfehlungen im Alltag**
Vata-Pitta	Beide Doshas werden von dem süßen Geschmack beruhigt. Oft benötigen beide Doshas etwas mehr Ruhe und Erdung durch Yoga, Meditation oder Pranayama (Atemübungen). Beide Doshas profitieren von einem regelmäßigen Tagesablauf.
Vata-Kapha	Für beide Doshas sind warme Gerichte sinnvoll, mittags ein kleiner Beilagensalat nur, wenn er gut vertragen wird. Bewusste aktivierende Bewegungen wie Vinyasa Yoga erhöhen Vata nicht zu stark und senken Kapha. Gerichte wie Kitchari mit einer Mischung aus erdenden und leichteren Gemüsesorten können beide Doshas etwas ausgleichen.
Pitta-Kapha	Für Pitta und Kapha sind die Geschmäcker bitter und herb ausgleichend. Aktivierender (Kraft-)Sport in den frühen Morgenstunden, wenn es noch kühl ist, gleicht beide Doshas aus.

DIE ZUBEREITUNG DER NAHRUNG: KARANA

Durch die Zubereitung deiner Nahrung kannst du die Prakriti der jeweiligen Substanzen beeinflussen. Anders ausgedrückt: Du kannst den Geschmack und die Eigenschaften verändern. Dabei hast du die Möglichkeit, auf unterschiedliche Bereiche der Zubereitung zurückzugreifen. Sei es, wie du Gewürze einsetzt, wie frisch die Lebensmittel sind, welche Kochmethode du wählst, wie viel Wasser oder Fett du nutzt und wie du dein Gemüse schneidest. Oft überschneiden sich die modernen Ernährungswissenschaften und der Ayurveda, allerdings ist die Art und Weise der Zubereitung im Ayurveda viel individueller. Trau dich daher ruhig, die Rezepte in diesem Buch oder auch jedes andere Rezept, welches du kochen möchtest, immer individuell anzupassen. Du darfst experimentierfreudig sein, Neues testen und ausprobieren, wie die Zubereitung auf dich wirkt.

Schnitttechnik

Bevor wir Gemüse kochen, müssen wir es schneiden. Oft machen wir uns wahrscheinlich keine Gedanken darüber, wie groß oder klein wir ein Gemüse vor dem Kochvorgang schneiden. Allerdings lohnt sich diese Überlegung gleich aus mehreren Gründen. Im Ayurveda ist oft der Ansatz vertreten »je kleiner, desto besser«. Begründet ist dies unter anderem durch die Annahme, dass uns der Kauprozess ein wenig abgenommen wird. Oft essen wir heute in Hektik und zu schnell, das kann unsere Verdauung durch unzureichendes Kauen negativ beeinflussen. In den Ernährungswissenschaften wird häufig empfohlen, das Gemüse etwas größer zu schneiden, da dann weniger Nährstoffe verloren gehen. Was nun? Beides ist richtig. Ich wähle daher oft eine Kombination, die gleichzeitig meine Zeit in der Küche verkürzt. Gemüsesorten, die länger kochen oder dünsten müssen, schneide ich meistens sehr klein und Gemüsesorten, die nicht lange dünsten müssen, schneide ich etwas gröber. So ist es oft möglich, beides gleichzeitig in den Topf oder Wok zu geben, ohne dass eine bestimmte Gemüsesorte zerkocht. Das ist gerade dann wichtig, wenn wir das Gericht am nächsten Tag noch einmal essen wollen und es daher aufwärmen müssen. Einen etwas längeren Kochvorgang benötigen zum Beispiel Karotten, Rote Bete, Kartoffeln, Süßkartoffeln, Pastinaken oder Fenchelknollen. Diese Gemüsesorten wirken alle besänftigend auf Vata, daher ist die kleinere Schnitttechnik insbesondere von Vorteil, da Vata zu einer recht wechselhaften Verdauung tendiert. Wenn du sehr wenig Zeit hast und trotzdem mit erdenden Gemüsesorten arbeiten möchtest, ist auch das Raspeln eine hervorragende Methode. Hier ist dann meist nur ein sehr kurzer Erwärmungsvorgang ohne zusätzliches Wasser nötig. Gemüsesorten, die etwas weniger lange dünsten oder kochen müssen, sind zum Beispiel Brokkoliröschen, Zucchini, Paprika, Tomaten, Zuckerschoten oder grüne Bohnen. Wenn du dir mit der Kochdauer nicht sicher bist, dann gib die Gemüsesorten einfach in eine Suchmaschine ein. Letztendlich wirst du aber oft intuitiv richtig abschätzen und mit deinen Erfahrungswerten arbeiten.

Kochvorgang

Im Ayurveda empfehlen wir in der Regel, alle Mahlzeiten warm zu genießen, da wir es unserem Körper leichter machen, die Nährstoffe aus den Zutaten aufzunehmen. Die Angst vor dem Nährstoffverlust ist groß, was zu einem Rohkost- und Smoothie-Trend geführt hat. Das ist nicht komplett falsch, aber was haben wir von all der Rohkost, wenn unser Magen-Darm-Trakt damit vollkommen überfordert ist? Beim Dämpfen, Dünsten, Backen und Braten kommt es zwar zu einem Nährstoffverlust, allerdings ist dieser nicht so groß wie oft angenommen. Teilweise verbessert sich die Aufnahme von Mikronährstoffen durch das Erhitzen sogar. Beim Beta-Carotin in Karotten ist dies der Fall. Die antioxidative Kraft bei Stangensellerie wird durch das Erhitzen gesteigert. Einige Gemüsesorten, wie Rote Bete oder grüne Bohnen, verlieren beim Kochen sehr wenig Nährstoffe. Generell ist es so, dass der Abbau von Nährstoffen in Gemüse beim Kochvorgang ein gradueller Prozess ist.

Schauen wir etwas detaillierter auf die Zubereitungsmethoden, bei denen wir uns im Ayurveda sehr nah an den Ansätzen der Ernährungswissenschaften bewegen. Der Favorit ist in beiden Bereichen das Dünsten. Beim Kochvorgang können wertvolle Mikronährstoffe wie Vitamine in das Kochwasser übergehen und durch das Abschütten verloren gehen. Bei der Zubereitung von Suppen, Eintöpfen oder Currys ist das nicht schlimm, da das Kochwasser in der Regel weiterverwendet wird. Für andere Gerichte würde ich dir empfehlen, einen guten Wok mit Deckel zu kaufen, wo du dein Gemüse mit ein wenig Wasser dünsten kannst. Ein Topf funktioniert ebenfalls, je nach individueller Präferenz. Du benötigst aber nicht unbedingt einen besonderen Kochtopf dafür.

Braten geht in der Regel schon ein wenig ins Frittieren über, welches insbesondere Pitta aggraviert und eher selten verwendet wird. Es ist zudem keine schonende Zubereitungsmethode, da mit sehr hoher Hitze gearbeitet wird und somit abermals Nährstoffe zerstört werden. Eine mittlere Hitze bietet sich eher an. Hinzu kommt die Problematik der Acrylamid-Bildung. Acrylamid kann bei einigen kohlenhydrathaltigen Lebensmitteln wie Kartoffeln vorkommen. Dieser Stoff wird gebildet, wenn das Lebensmittel zu stark erhitzt wird. Acrylamid wird mit einem erhöhten Krebsrisiko in Verbindung gebracht, Studien dazu stehen allerdings noch aus.

Beim Backen verwenden wir ebenfalls oft eine hohe Hitze, zudem ist diese Zubereitung meist sehr trocken. Trotzdem würde ich auf diese Zubereitungsmethode nicht verzichten wollen. Gerade Ofengemüse ist manchmal meine Rettung nach einem langen Arbeitstag, da es unkompliziert und ohne viel Arbeit auf dem Tisch ist. Oft arbeite ich mit etwas geringerer Hitze und backe lieber etwas länger oder schneide das Gemüse recht klein. Die trockene Eigenschaft des Backens können wir mit gesunden Ölen oder einem leckeren Dip wieder ausgleichen.

Zusätzlich zu den Zubereitungsmethoden können wir uns auch Gedanken dazu machen, wie einige Lebensmittel, die im Ayurveda zum Beispiel als schwer gelten, leichter gemacht werden können. Ein gutes Beispiel ist Käse. Die ayurvedische Küche ist nicht unbedingt ein Käsefreund, da dieser die Eigenschaften schwer und klebrig hat und so demnach auch in unserem Körper wirkt. Er kann Kapha bei zu häufigem Verzehr in unzuträglichem Maße erhöhen. Stell dir zum Beispiel einen Gorgonzola vor, wie würdest du dessen

Eigenschaften beschreiben? Du musst nun nicht für immer auf Käse verzichten, wenn du dies nicht möchtest – gerade nicht in der Präventionsdiät. Eine Empfehlung, um Käse etwas leichter zu machen, ist daher beispielsweise, ihn mit einem etwas schärferen Senf oder Gewürz zu konsumieren. Scharf wirkt trocken, heiß und leicht und gleicht somit die Schwere des Käses etwas aus und macht ihn damit besser bekömmlich.

Auch das Alter von Lebensmitteln spielt eine Rolle. Hast du schon einmal ein frisches Brot unmittelbar nach dem Backvorgang aufgeschnitten? Es schmeckt herrlich! Es ist allerdings auch etwas schwerer und klebriger als Brot, das eine Nacht geruht hat. Daher weichen wir hier von unserem Credo, alles so frisch wie möglich verzehren zu wollen, etwas ab. Das gilt auch für Honig und anderes Getreide, welches ruhig etwas länger gelagert werden kann. Ein Brot, das ein oder zwei Tage gelegen hat und getoastet wird, ist oft bekömmlicher als ein frisches Stück Brot.

Generell ist Brot in Deutschland ein wichtiges Lebensmittel, und die meisten von uns lieben es, so auch ich. Daher findest du im Rezeptteil auch einige Brotvarianten – alle ohne Hefe, da diese schwer zu verdauen sein kann, und auch ohne Sauerteig, weil dieser sehr aufwendig ist. Hinzu kommt, dass ich mindestens ein verdauungsförderndes Gewürz nutze und gelegentlich auch noch ein Gemüse integriere, um die Schwere des Brotes etwas auszugleichen. Da ich Ayurveda und die Ernährungswissenschaften immer gerne gemeinsam betrachte, nutze ich Vollkornmehl, es enthält mehr Mineralien, Spurenelemente und Ballaststoffe, es ist dafür aber auch schwieriger zu verdauen. Daher empfehle ich den Verzehr von Brot als spätes Frühstück oder zur Mittagszeit, was für viele Menschen gut in den Alltag integrierbar ist. Täglich würde ich dieses Vorgehen nicht empfehlen, da auf Dauer wahrscheinlich einige Nährstoffe fehlen würden. Ab und zu bei Lust auf eine Brotzeit oder bei fehlender Motivation zum Vorkochen kannst du es aber durchaus als Option sehen.

Gewürze und Kräuter

Eigentlich existiert eine Unterscheidung in ayurvedische und nicht ayurvedische Gerichte sowie in gesund oder ungesund nicht, sondern lediglich in zuträglich oder unzuträglich für das Individuum. Einige Eckpfeiler sind aus moderner Sicht aber sicherlich sinnvoll zu nennen, so zum Beispiel die Maximierung der Mikronährstoffe oder die Frage nach der Verträglichkeit eines Gerichts. An dieser Stelle ist der Verweis auf das vermehrte Verwenden von Kräutern und Gewürzen relevant. In den letzten Jahren sind die Superfoods in aller Munde gewesen. Der Begriff wurde stark von der Werbung geprägt und eine offizielle Definition gibt es demnach nicht. Superfoods können aber verstanden werden als Lebensmittel, die eine besonders hohe Nährstoffdichte aufweisen und somit für unsere Gesundheit als sehr zuträglich eingestuft werden. Auch ich liebe einige dieser Superfoods, so esse ich ab und zu gerne eine Acai Bowl, streue fast immer Hanfsamen über mein Porridge und verwende Chiasamen oft als Eiersatz. Die wertvollsten Superfoods vergessen wir dabei meiner Meinung nach aber oft, weshalb deren Potenzial für unsere Gesundheit nicht genutzt wird: Gewürze und frische Kräuter. Zudem sind vor allem frische Kräuter oft nachhaltiger als die Superfood-Varianten aus fernen Ländern.

Frische Kräuter sind unsere regionalen Superfoods.

Salz und Pfeffer sind manchmal die einzigen Würzmittel, die wir hier in einer Mahlzeit finden. Dabei verleihen Gewürze nicht nur besondere Geschmackserlebnisse, sondern haben wundervolle, unterschiedliche Wirkungen auf unsere Verdauung, unsere Haut oder auch unser Nervensystem. Mit frischen Kräutern verhält es sich ebenso, zudem sind sie vollgepackt mit Vitaminen, Mineralien und sekundären Pflanzenstoffen. Sie können zu jedem Gericht frisch dazugegeben werden und so auch aufgewärmte Speisen nährstoffreicher machen. In den Rezepten in diesem Buch wirst du einige Inspirationen finden, wie du Gewürze und Kräuter einsetzen kannst. Im Kapitel zur ayurvedischen Vorratskammer liste ich einige meiner liebsten Kräuter und Gewürze auf. Sie alle haben zwar eine bestimmte Wirkung, die meisten sind allerdings förderlich für unsere Verdauung, weswegen eine Unterscheidung gemäß der Doshas bei den meisten Gewürzen und Kräutern in der Küche nicht nötig ist. Sie spielt eher eine Rolle, wenn es um sehr hohe Dosierungen geht.

DIE KOMBINATION VON NAHRUNGSMITTEL: SAMYOGA

Im Ayurveda gibt es einige Kombinationen, die gemieden werden sollten, da sie als schwer verdaulich gelten. Gerade in Europa sind manche dieser Kombinationen sehr beliebt, wie zum Beispiel:

- Milch mit anderen Lebensmitteln, insbesondere mit Fisch oder Fleisch
- Joghurt mit Früchten
- Käse mit Tomaten oder anderen sauren Früchten
- mehr als eine tierische Proteinquelle pro Mahlzeit

Es gibt noch einige weitere Kombinationen, die hierzulande allerdings nicht so beliebt sind. Wenn die Verdauung geschwächt ist und nicht optimal arbeitet, dann ergibt es Sinn, diese Kombinationen zu meiden. Solltest du allerdings eine gute Verdauung haben, wirst du auch mit diesen Kombinationen in der Regel keine großen Probleme haben, solange du sie nicht täglich verzehrst. Solltest du aktuell jeden Morgen Joghurt mit Früchten essen, teste doch einfach mal eines der Frühstücksgerichte aus diesem Buch und schau, wie es dir nach einigen Tagen damit geht. Bei der Kombination von Proteinen geht es ausschließlich um die Kombination tierischer Proteine. Proteine sind hochkomplexe Moleküle und daher sind zum Beispiel Fleisch und Fisch oder Fleisch und Milch eine Herausforderung für unsere Verdauung. Pflanzliche Proteine hingegen dürfen gerne kombiniert werden, da sich so ihr Aminosäurenprofil verbessert. Dazu später mehr.

Bezüglich der Kombinationen können wir sehr gut zwischen einer Präventiv- und einer Heildiät unterscheiden. Bei einer Präventivdiät geht es eher darum, den Körper und den Geist gesund zu erhalten, ihn mit allem zu versorgen, was er für die normalen Funktionen benötigt, sodass wir uns energiegeladen und zufrieden fühlen. Die Heildiät, wie sie zum Beispiel in Panchakarma-Kuren indiziert ist, soll den Menschen hingegen von bestehenden Disbalancen befreien. Bei Panchakarma-Kuren sollten die strengeren Regeln der ayurvedischen Ernährung eingehalten werden, um optimale Ergebnisse zu erhalten. Auch wenn du nicht in einer Panchakarma-Kur bist, aber deine Verdauung optimieren möchtest, kann es sinnvoll sein, auf die oben genannten Kombinationen zu verzichten. Zu der Kombination von Lebensmitteln gibt es noch keine Studien. Daher möchte ich an dieser Stelle nochmals betonen, dass Ayurveda eine Erfahrungswissenschaft darstellt. Du wirst Ayurveda am besten erleben, indem du Empfehlungen ausprobierst und spürst, was für dich förderlich ist und was nicht. Was für dich nicht gut ist, kannst du einfach wieder gehen lassen.

Samyoga, die Kombination von Nahrungsmittel, kann aber auch etwas weiter gefasst werden im Sinne der Anzahl der Kombinationen. Je komplexer eine Mahlzeit ist, desto schwieriger ist sie zu verdauen. Eine Gemüsepfanne mit zehn verschiedenen Gemüsesorten, vier Bohnenarten, drei verschiedenen Nusssorten und zwei Dips ist komplexer als eine Gemüsepfanne aus drei Gemüsesorten, einer Hülsenfrucht und einem Topping. Als Faustregel kannst du dir merken: Je mehr Probleme du mit der Verdauung hast, desto weniger Kombinationen solltest du wählen.

Im Ayurveda bevorzugen wir demnach eher die Rotation an Lebensmittel. Was ich dir nicht vermitteln möchte ist, dass du nun nur noch drei verschieden Gemüsesorten zu dir nehmen sollst. Im Gegenteil, wir dürfen aus allem schöpfen, was die Natur bereithält, und versorgen uns so mit vielen verschiedenen Nährstoffen. Allerdings versuchen wir nicht alles in eine Mahlzeit zu integrieren, sondern eher im Verlauf eines Tages zu jeder Mahlzeit abwechslungsreich zu essen. Mit einer natürlichen, vollwertigen Ernährung reguliert sich die Verdauung bei Problemen meist selbst, und Mahlzeiten können mit der Zeit zunehmend komplexer werden.

DIE MENGE DER NAHRUNGSMITTEL: RASHI

Wenn wir über Ernährung sprechen, reden wir nicht nur in den Ernährungswissenschaften über die gesamte Menge der Nahrung über den Tag verteilt sowie die Anteile der verschiedenen Lebensmittelgruppen, auch im Ayurveda werden die beiden Bereiche thematisiert. Allerdings beschreibt Ayurveda nicht, wie viele Kalorien wir aus Kohlenhydraten, Fetten und Proteinen zu uns nehmen sollen. Es wird ein etwas pragmatischerer, alltagstauglicher Ansatz gewählt. Eine Empfehlung ist es, den Magen nicht mehr als zu ¾ zu füllen, wir hören also kurz bevor wir vollkommen satt sind, auf zu essen. Unser Magen und unser Gehirn sind nicht mit einer DSL-Leitung verbunden und bis das Sättigungsgefühl im Gehirn ankommt, dauert es etwas. Hören wir etwas früher auf, Nahrung zu konsumieren, vermeiden wir das Überessen. Im Ayurveda kann häufiges Konsumieren von zu viel Nahrung zu Ama führen. Ama könnte mit Stoffwechselzwischenprodukten übersetzt werden, eine wirkliche eins zu eins Übersetzung ist allerdings schwierig.

Es spielt ebenfalls eine Rolle, wie viel von welcher Lebensmittelgruppe konsumiert wird. Ich arbeite als Orientierung sehr gerne mit der Eatwell Plate, einem modernen Tellersystem aus Großbritannien. Die älteren Empfehlungen wurden 2016 überholt und neue Erkenntnisse wurden integriert. Die unten stehende Grafik stellt die Eatwell Plate in einer leicht abgewandelten Form dar.

Zusammen mit dem Getreide sollen Obst und Gemüse den größten Anteil der täglichen Ernährung ausmachen. Auch die Eatwell Plate orientiert sich an dem in Deutschland bekannten »Fünf Portionen am Tag« – drei Portionen Gemüse und zwei Portionen Obst pro Tag. Von der Deutschen Gesellschaft für Ernährung werden diese Richtlinien noch etwas konkretisiert. Pro Tag sollten demnach mindestens 400 Gramm Gemüse gegessen werden, dies inkludiert

Die Folgen von Ama

Die Folgen von Ama können beispielsweise metabolische Störungen, Gärungsdyspepsien, immunologische Problematiken oder auch starke Erschöpfungszustände sein. Ama entsteht aus ayurvedischer Sicht aufgrund eines Übermaßes an Nahrung, zu fettigem, zu kaltem Essen, zu viel roher Nahrung oder zu viel ungesunder Süße. Weitere Gründe können zu viele Zwischenmahlzeiten oder zu viel Nahrung zu verdauungsschwachen Zeiten wie am späteren Abend oder zu früh am Morgen sein. Auch Bewegungsmangel oder ständig zu viel Schlaf können Ama fördern.

auch Salat, zum Beispiel als Beilage. An Obst sollte circa 250 Gramm pro Tag verzehrt werden. Im Bereich der Getreidegruppe wird explizit auf Vollkornvarianten hingewiesen sowie auf die Erhöhung des Ballaststoffgehalts und die Minimierung von Fertigprodukten, welche in der Regel viele ungesunde, zugesetzte Fette, zu viel Salz oder Zucker enthalten. Auch hochwertige Öle und Fette spielen eine Rolle in der täglichen Ernährung und gehören bei einer ausgewogenen Ernährung dazu. Durch ihre hohe Kaloriendichte ist der Anteil in der Grafik vergleichsweise gering, sollte jedoch nicht vernachlässigt werden. Milch und Milchprodukte sollen wie auch Öl eher in Maßen konsumiert werden, sie machen nach dem Öl den geringsten Anteil der Eatwell Plate aus.

Hervorheben möchte ich gerne, dass die Eatwell Plate explizit darauf hinweist, dass mehr Hülsenfrüchte konsumiert und Fleisch auf ein Minimum reduziert werden sollte. In Fleisch ist beispielsweise Arachidonsäure enthalten, eine ungesättigte Omega-6-Fettsäure. Ein wenig von dieser Fettsäure benötigen wir zum Beispiel für die Hormone, die unsere Immunabwehr aktivieren können, ein gewisses Maß ist somit zuträglich. Allerdings kann es bei einem Übermaß, das heißt bei zu viel Fleischkonsum, zu vermehrten Entzündungen im Körper kommen, die weitere gesundheitliche Risiken bergen können. Arachidonsäure muss nicht über den Fleischkonsum aufgenommen werden, sondern kann aus Linolsäure hergestellt werden, welche in diversen pflanzlichen Nahrungsmitteln enthalten ist, zum Bespiel in Walnüssen. Der Vorteil bei pflanzlichen Produkten sind zusätzliche Ballaststoffe, auf die wir später noch zurückkommen werden.

Süßigkeiten und Fast Food sind nicht im Tellersystem der Eatwell Plate integriert, sondern werden als Ausnahme betrachtet.. Auf die verschiedenen Lebensmittelgruppen aus Sicht des Ayurveda gehen wir im Kapitel zu Warenkunde noch etwas detaillierter ein.

Innerhalb der verschiedenen Mahlzeiten kannst du die Mengen gerne nach Belieben anpassen. Zum Frühstück verzehren wir meistens etwas mehr Getreideprodukte, zum Mittagessen ist oft aus jeder Gruppe etwas dabei und zum Abendessen könntest du den Getreideanteil dann etwas reduzieren und mehr Gemüse zum Beispiel als Suppe, Eintopf, Curry oder Ofengemüse zu dir nehmen. Diese Orientierung an der Eatwell Plate können wir im Ayurveda mithilfe der Doshas noch etwas individualisieren. Eine Vata-Konstitution oder eine Person, die gerade vermehrt Vata aggraviert hat, profitiert oft davon, den Getreide- und (gesunden) Fettanteil etwas zu erhöhen. Für Pitta-Konstitutionen kann der Eatwell Guide übernommen werden, eventuell kann der Proteinanteil in der Ernährung etwas erhöht werden. Kapha-Konstitutionen sollten Fett und Getreide gemäßigter konsumieren und den Gemüseanteil etwas erhöhen.

Die Eatwell Plate bietet schon einen sehr guten Eindruck, wie viel wir von welchem Lebensmittel täglich konsu-

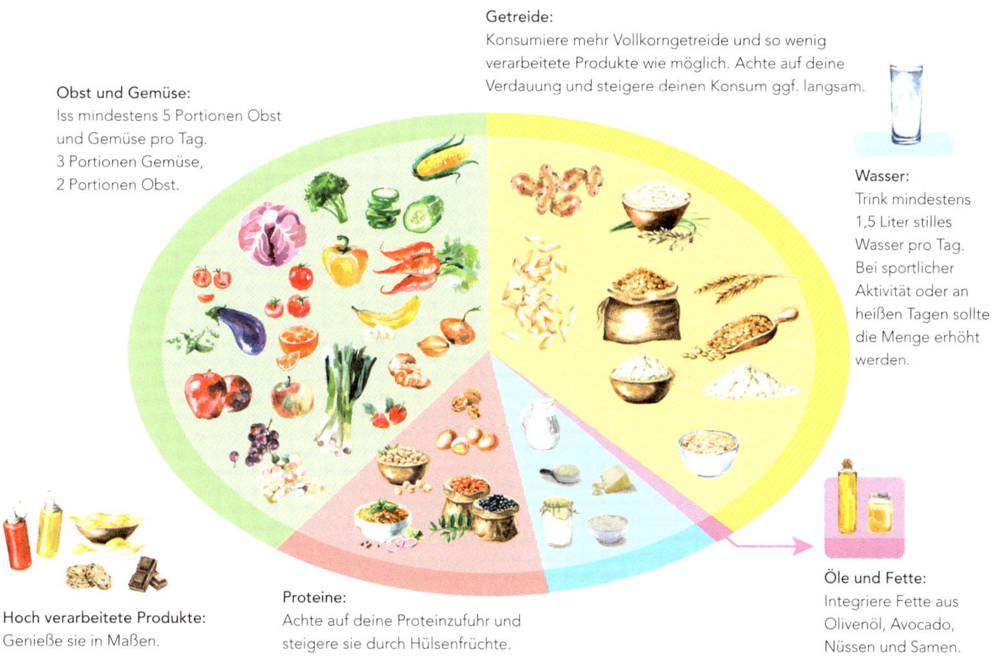

Dein Tellersystem orientiert am Eatwell Guide

mieren sollten. Allerdings werde ich auch beim Arbeiten mit dem Tellersystem gelegentlich noch nach etwas Konkreterem gefragt. Ich bin kein großer Freund davon, Nahrungsmittel abzuwiegen. Das nimmt zum einen die Freude am Essen, es macht das Kochen komplizierter und zum anderen geben wir Raum für Perfektionismus, welcher heute ohnehin häufig ausgeprägt ist. Eine sehr gute Variante, um sich an Portionsgrößen zu gewöhnen, sind die eigenen Hände. Die Portionsgrößen sind so leichter vorstellbar, und Individualität wird ebenfalls berücksichtigt, da ein größerer Mensch, der wahrscheinlich mehr Energieumsatz hat auch eine größere Portion konsumieren kann. Schau dir gerne die folgende Grafik an, um einen besseren Eindruck für die Maße zu erhalten. Die Grafik ist eine Kombination aus den Empfehlungen der Eatwell Plate kombiniert mit den Empfehlungen der British Nutrition Foundation.

Wenn du dir das System mit den Händen etwas genauer angeschaut hast, fragst du dich vielleicht nun, wie das machbar sein soll. Ich kann dich beruhigen, es ist gar nicht so schwierig. Gleichzeitig benötigt diese Art der Ernährung schon eine gute Planung. Sicherlich wirst du nicht jeden Tag genau auf die angegebenen Portionsmengen kommen, aber durch dieses Wissen und die bildliche Vorstellung ist die Wahrscheinlichkeit deutlich höher, dass du dich dem annäherst. In der folgenden Tabelle findest du ein Beispiel, wie ein Tag mit den angegebenen Portionsgrößen aussehen könnte.

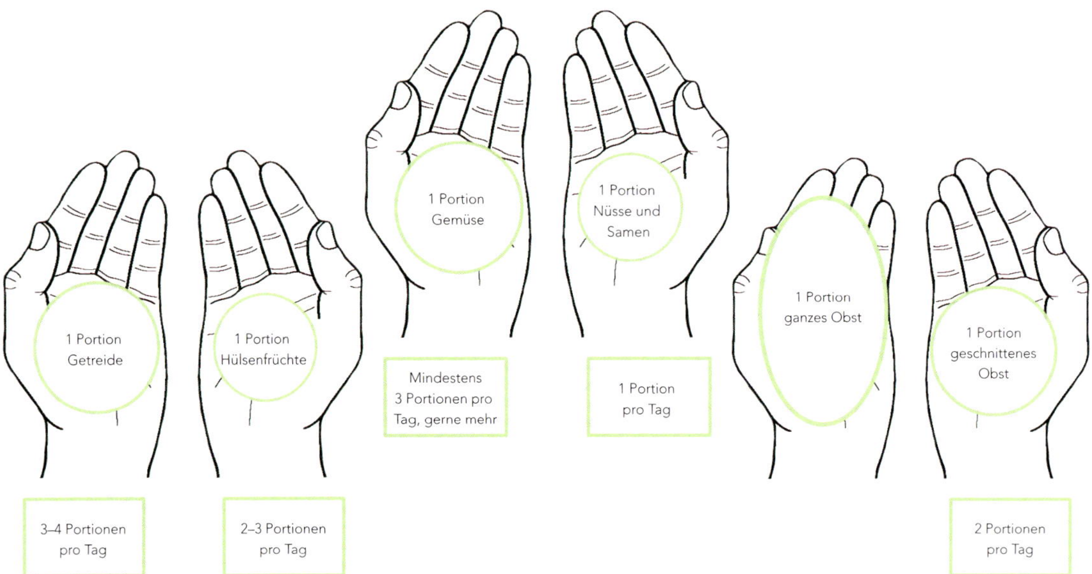

Deine Hände als Orientierung für die richtigen Maßeinheiten

Beispiel für Mahlzeiten eines Tages unter Berücksichtigung der Portionsempfehlungen	
Mahlzeit	**Portionsvorschläge inkl. Beispielmahlzeit**
Frühstück	2 Portionen Getreide, 1 Portion Obst z. B. Porridge mit Banane (S. 146)
Mittagessen	2 Portionen Gemüse, 1 Portion Hülsenfrüchte, 1 Portion Getreide, 1 Portion Obst z. B. Pastinaken-Curry (S. 214) mit Naturreis
Abendessen	1–2 Portion Gemüse, 1 Portion Nüsse, 1 Portion Hülsenfrüchte z. B. Ofengemüse (S. 240) mit Sesamsamen, Cashewkernen und Hummus (S. 224)

DIE HERKUNFT DER NAHRUNGSMITTEL: DESHA

Ayurveda ist zwar in Indien entstanden, kann aber problemlos global angewendet werden. Regionalität und Saisonalität waren im Ayurveda schon immer von hoher Relevanz. Nahrung, an die wir uns gewöhnt haben, können wir in der Regel besser verdauen. Hinzu kommt, dass regionale Produkte keine langen Lieferwege hinter sich bringen mussten und so wertvolle Inhaltsstoffe verloren haben. Wir leben nicht in einer idealen Welt, wo jeder seinen eigenen Gemüse- und Kräutergarten bewirtschaften kann, aber wir können einige zuträgliche Entscheidungen treffen.

Es ist ein wahres Erlebnis, am Wochenende auf den Markt zu gehen und frisches Obst, Gemüse und Kräuter zu kaufen, sich mit den Menschen hinter den Ständen zu unterhalten und die Geschichten der Erzeuger kennenzulernen. Wir können wieder Beziehungen zu den Menschen aufbauen, die unsere Nahrung produzieren. In Städten ist eine weitere schöne Option, eine Bio-Kiste zu nutzen. Diese Kisten können als Abo oder auch bei Bedarf bestellt werden und enthalten immer saisonales, oft auch regionales Obst und Gemüse. Auch diverse Bio-Supermärkte werden immer populärer. Selbstverständlich ist das alles auch eine Frage des Preises, und jeder entscheidet für sich selbst, was er ausgeben möchte und vor allem kann. Auch Supermärkte und Discounter haben eine Vielzahl an Produkten, bei denen du auf Saisonalität achten kannst. Im Ayurveda sind tiefgekühlte Produkte und Konserven nicht sonderlich populär, da die Energie der Produkte, das Prana, durch die lange Lagerung verloren geht. Aber auch ich bin in der heutigen Zeit froh, gerade bei Hülsenfrüchten ab und an auf die Glaskonserve zurückgreifen zu können. Auch diese gibt es inzwischen in guter Bio-Qualität.

Die Frage der Herkunft der Nahrungsmittel impliziert, dass Ayurveda auch mit den Nahrungsmitteln in verschiedenen Ländern umsetzbar ist. Wir haben hier andere Lebensmittel zur Verfügung als es in Indien der Fall ist. Ein Gericht kann jedoch trotzdem nach den Prinzipien des Ayurveda zubereitet werden und muss ganz und gar nicht indisch schmecken. Spiele mit den Eigenschaften, den Schnitttechniken, der Art und Weise des Kochens, mit Gewürzen und frischen Kräutern. So können wir fast jedes Gericht ayurvedisieren und für unsere Gesundheit zuträglich gestalten.

DAS ZEITMANAGEMENT DES ESSENS: KALA

Das Zeitmanagement des Essens ist ein wesentlicher Bestandteil für das eigene Wohlbefinden. Je nachdem, wie dein Zustand aktuell ist, werden im Ayurveda verschiedene Empfehlungen zu den Rhythmen des Essens gegeben. Pauschaler gesagt ist für eine Vata-Person ein Drei- bis Vier-Mahlzeiten-System pro Tag in der Regel gut geeignet. Für einen Zustand von Pitta ist ein Zwei- bis Drei-Mahlzeiten-System oftmals indiziert. Herrscht aktuell viel Kapha vor, ist meist ein Zwei-Mahlzeiten-System eine gute Wahl. Fünf Mahlzeiten können in seltenen Fällen bei einem starken Vata-Ungleichgewicht auch sinnvoll ein, das ist aber eher die Ausnahme.

Das Intervallfasten hat in den letzten Jahren sehr an Bekanntheit gewonnen. Intervallfasten hat einen positiven Einfluss auf das Senken des Bluthochdrucks, auf Diabetes Typ 2 und auf die Gewichtsreduktion. Diese Bereiche würden wir aus ayurvedischer Sicht meist mit dem Kapha-Dosha in Verbindung bringen, was auch erklärt, warum diese Art des Essensystems für Menschen mit vielen Kapha-Anzeichen zu empfehlen ist. Auch Menschen mit Pitta oder Vata können von diesem System profitieren, da es sich auch hier vorteilhaft auf die Verdauung auswirken kann. Für welches System du dich letztendlich entscheidest, kannst du selbst einfach über mehrere Monate ausprobieren oder mit einem Experten besprechen.

Die Häufigkeit des Essens hat viel mit unserer Verdauung und aus moderner Sicht auch mit unserem Blutzuckerspiegel zu tun. Wenn wir ständig zu Zwischenmahlzeiten greifen, geben wir unserer Verdauung keine Pause und sie benötigt ständig Energie. Vielleicht hast du schon einmal eine Saftkur gemacht oder kennst jemanden, der Fasten ausprobiert hat. Im Ayurveda sind wir zwar keine Anhänger von diesen Kuren, da sie unsere Agni zu stark herunterregeln können. Sie zeigen einen Punkt allerdings sehr deutlich. Denn oft sind die Menschen, die eine solche Kur machen, nach einigen Tagen enorm energiegeladen. Der einfache Grund: Die Verdauung benötigt weniger Energie für die Aufspaltung und Aufnahme der Nahrung. Wir können uns diese Energie täglich einsparen, wenn wir weniger Snacks zu uns nehmen. Zudem ist durch weniger Snacken die Wahrscheinlichkeit geringer, dass Ama entsteht. Im Ayurveda wollen wir Ama in jedem Fall verhindern, da es viele Krankheiten hervorrufen oder verschlimmern kann. Ein Grund für die Entstehung von Ama ist, dass die verzehrte Nahrung noch nicht verdaut ist und schon die nächste Mahlzeit zu sich genommen wird.

Das Prinzip der Nahrungsmittelpausen ist auch aus moderner Sicht sinnvoll. Insulin ist unser Hormon, welches für den Transport von Glucose in die Zellen verantwortlich ist. Jedes Mal, wenn wir ein Lebensmittel mit Glucose zu uns nehmen, also ein Lebensmittel, welches Kohlenhydrate beinhaltet, wird Insulin ausgeschüttet und sorgt so dafür, dass der Blutzuckerspiegel sich wieder reguliert, indem der Zucker in die Zellen transportiert wird. Nehmen wir Kohlenhydrate aus Weißmehl oder Haushaltszucker zu uns, steigt der Blutzuckerspiegel schnell an, es wird in kurzer Zeit viel Insulin von der Bauchspeicheldrüse produziert, sodass der Blutzuckerspiegel wieder absinkt. Diese starken Schwankungen können dazu führen, dass wir ständig das Verlagen nach Snacks haben. So fährt unser Insulin recht ungewollt Achterbahn. Das hat wiederum Wechselwirkungen mit zahlreichen anderen Hormonen und somit einen starken Effekt auf unser Energielevel und unsere Gesundheit. Bei den vollwertigeren Snack-Alternativen schwankt der Blutzuckerspiegel nicht so extrem, aber eine Pause hat unser Hormon auch dann nicht.

Das Prinzip der Nahrungsmittelpausen ist auch aus wissenschaftlicher Sicht sinnvoll.

Die Umgewöhnung von drei Mahlzeiten und unzähligen Snacks pro Tag auf ein geregeltes System kann hart sein. Ich spreche aus Erfahrung und kann jeden verstehen, der nun mit einem entgeisterten Gesichtsausdruck auf das Buch schaut. Allerdings ist nur die Phase der Umgewöhnung eine Herausforderung, ein Drei-Mahlzeiten-System hat bereits so viele Vorteile für die Verdauung und das Energielevel, dass du nach zwei oder drei Wochen Überwindungsphase sicher nicht mehr zurück möchtest. Es geht mir übrigens nicht darum, dass du am Wochenende nicht mehr bei deiner Familie Kaffee und Kuchen genießen sollst, es geht mir um den Großteil der Tage. Ich verfolge bei der Ernährung eine 80/20-Regel. Zu 80 Prozent setze ich auf natürliche, frische Lebensmittel und esse unter der Woche in einem Drei-Mahlzeiten-System. Die anderen 20 Prozent genieße ich ohne schlechtes Gewissen, wenn an einem schönen Tag bei meinen Eltern im Garten gefühlt den ganzen Tag gegessen wird. Für mich funktioniert so ein ausgewogener, zuträglicher Lebensstil, ohne dass die Gedanken sich pausenlos ums Essen drehen.

Die Orientierung an der 80/20-Regel ermöglicht einen entspannten Blick auf das Thema Ernährung.

Das Zeitmanagement des Essens umfasst zudem die Empfehlungen im Verlaufe des Tages. Du hast bereits gelernt, dass Kapha am Morgen präsent ist. Kapha hat Eigenschaften wie schwer, träge oder auch kühl inne. Das lässt diverse Rückschlüsse auf unsere Ernährung schließen. Unser Darm kann in den ersten ein bis zwei Stunden nach dem Aufstehen noch etwas träge sein, daher ist es empfehlenswert, nicht unmittelbar nach dem Aufstehen zu frühstücken, sondern gerne ein oder zwei Stunden mit der ersten Mahlzeit zu warten. Die Eigenschaft kühl gleichen wir durch eine warme Mahlzeit aus. Daher findest du zahlreiche Porridge-Varianten in dem Frühstücks-Kapitel. Die Schwere wollen wir ausgleichen, indem wir das Frühstück nicht zu komplex gestalten, also weniger Zutaten verwenden. Ein Porridge wird zum Beispiel auch leichter, wenn es nicht nur mit Pflanzenmilch, sondern auch etwas Wasser gekocht wird. Praktische Tipps wie diesen erhältst du vermehrt bei den Rezepten.

Am Mittag, wenn die Sonne am höchsten steht, ist auch unsere Verdauung am stärksten. Das Feuer von Pitta erzeugt Hitze und hilft uns so aus ayurvedischer Sicht bei der Verdauung der Mahlzeiten. Hier können wir also die komplexeste und größte Mahlzeit des Tages integrieren. Zu dieser Zeit sind Proteine aus Hülsenfrüchten oder auch Salate am besten zu verdauen. Je nach Außentemperatur und individueller Verdauung können zu dieser Zeit auch zimmertemperierte Speisen gut verzehrt werden. Gerade wenn es sehr warm ist, kann ein lauwarmer fruchtiger Quinoasalat mit Minze (S. 186) die ideale Wahl sein. Kalt sollten wir gemäß Ayurveda so gut wie nie essen. Warmen Speisen ist meist der Vorzug zu geben, manchmal ist dies nicht möglich, sodass dann ein pragmatischer Weg wie Speisen bei Raumtemperatur zu essen ganz wunderbar funktionieren kann.

Am Nachmittag und Abend kommen wir in die Vata- beziehungswiese Kapha-Zeit des Tages. Unsere Verdauung ist also wechselhaft oder schon etwas träge. Beide Doshas haben kühle Eigenschaften, daher ergibt es auch abends Sinn, wieder warm zu essen und das geliebte Abendbrot vielleicht eher auf die Mittagszeit zu verlegen. Die Mahlzeit darf wieder etwas weniger komplex und auch kleiner von der Menge her werden.

Bei all diesen Empfehlungen solltest du immer gelassen und flexibel bleiben. Wenn du mit deiner Familie oder deinem Partner die Abendmahlzeit zelebrierst und das eure Tradition ist, kann das Aufbrechen dieses Rituals tatsächlich negative Auswirkungen haben – auf mentaler Ebene. In solch einem Fall kannst du dann darauf achten, dass du die Mahlzeit zumindest früh genug planst und mindestens drei Stunden Zeit nach dem Essen hast, bevor du zu Bett gehst. Im Kapitel »Ayurveda im (Berufs-)Alltag: Möglichkeiten und moderne Interpretation« gehen wir noch etwas detaillierter auf die unterschiedlichen Möglichkeiten, eine zuträgliche, natürliche Ernährung in den Alltag zu integrieren, ein.

Das Zeitmanagement des Essens kurz zusammengefasst

Auf den letzten Seiten hast du sehr viele Tipps erhalten. Im Folgenden findest du das wichtigste in Kürze, damit du dir später einen schnellen Überblick verschaffen kannst.

- Plane zwischen den Mahlzeiten ausreichend Pausen ein – bei kleinen Mahlzeiten mindestens drei Stunden, bei größeren Mahlzeiten mindestens vier bis fünf Stunden.
- Achte auf das eigene Hungergefühl und iss nicht, wenn kein Hunger vorhanden ist, aber es »Zeit fürs Essen ist«.
- Etabliere ein regelmäßiges System und entscheide dich für zwei, drei oder vier Mahlzeiten zu ähnlichen Zeiten unter Berücksichtigung des eigenen Hungers.
- Mache wenn möglich das Mittagessen zur Hauptmahlzeit.
- Gestalte das Frühstück und das Abendessen nicht zu komplex und verzehre kleinere Portionen als mittags.
- Iss möglichst häufig warm.
- Plane zwischen dem Abendessen und dem Schlafengehen zwei bis vier Stunden Pause ein.

DIE ART UND WEISE DES ESSENS: UPAYOGASAMSTHA

Das Schöne an der ayurvedischen Ernährung ist, dass auch weichere Faktoren wie die Art und Weise des Essens aufgegriffen werden. Wie oft passiert es, dass du in der Mittagspause mit den Kollegen isst, dich angeregt unterhältst, schnell deine Nahrung verzehrst und dir später auffällt, dass du gar nicht richtig wahrgenommen hast, was du gerade gegessen hast? Genau das wollen wir vermeiden. Nimm dein Essen bewusst mit den Sinnen wahr. Rieche den Duft, schau dir an, wie es aussiehst, nimm im Mund wahr, wie es sich anfühlt und wie es schmeckt. Jede Mahlzeit kann so zu einem wahren Erlebnis werden und auch scheinbar einfache Gerichte können sehr facettenreich sein.

Auch die Stimmung, in der wir essen, spielt eine Rolle. Bist du schlecht gelaunt, gestresst und unzufrieden, wird die Nahrung, die du zu dir nimmst, weniger gut verdaut werden. Wenn du gestresst bist, springt dein Kampf-oder-Flucht-Modus an. Dein Körper denkt, dass du dich darauf vorbereiten musst, zu kämpfen oder wegzurennen, wie es noch war, als uns der Säbelzahntiger bedroht hat und wir so in Stress geraten sind. Was dein Körper dann unter anderem macht, ist, die Energie weg von deiner Mitte hin zu deinen Extremitäten zu leiten. Er möchte damit bewerkstelligen, dass du entweder schnell wegrennen oder kraftvoll kämpfen kannst. Die Konsequenz ist allerdings, dass die Energie weg von deiner Verdauung gelenkt wird und diese somit schlechter arbeitet.

> Wenn du unter Stress isst, kann die Verdauung nicht optimal arbeiten, da dein Körper sich im Kampf-oder-Flucht-Modus befindet.

Versuche dir, wann immer möglich, Zeit für die Nahrungsaufnahme zu nehmen und eine positive Grundhaltung aufzubauen. Wenn du auf der Arbeit isst, lass die anderen etwas mehr reden, sei ein guter Zuhörer und konzentriere dich etwas mehr auf das Essen. Leg das Besteck ab und zu beiseite, um etwas langsamer zu essen. Achte darauf, gut zu kauen. Das Enzym Alpha Amylase ist in unserem Speichel enthalten und bereitet die Kohlenhydratverdauung dort bereits vor. Die Verdauung beginnt also bereits im Mund. Mit solchen Kleinigkeiten können wir die Nahrungsaufnahme ganz bewusst mehr zelebrieren, auch im Alltag.

Stress

Stress ist ein fundamentaler Faktor, wenn es um Gesundheit geht. Und auch hier finde ich es einfacher, Entspannung in den Alltag zu integrieren, wenn ein wenig Hintergrundwissen vorhanden ist, welches uns motiviert, uns Pausen zu gönnen. Die Reaktion deines Körpers, die Verdauung herunterzuregeln, wenn du gestresst bist, findet ständig statt. Die Unterscheidung zwischen Säbelzahntiger und der hundertsten Mail, fünfzehnten Nachricht auf den Social Media-Kanälen und dreißigsten unbeantworteten Chat-Nachricht funktioniert in unserem System leider nicht. Es wird nicht nur deine Verdauung heruntergeregelt, sondern auch deine Libido. LDL Cholesterin ist wichtig für die Bildung diverser Hormone. Es wird in unserem Körper zu Pregnenolon umgewandelt, welches wiederum der Vorläufer für Cortisol, Testosteron und Östrogen ist. Cortisol ist unser Stresshormon, Testosteron und Östrogen zwei unserer Sexualhormone, die unter anderem für die Libido zuständig sind. Cortisol hat immer Vorrang gegenüber unseren Sexualhormonen, da das Überleben wichtiger ist als die Fortpflanzung. Auch unser Immunsystem wird von Dauerstress extrem beeinflusst. Es ist ständig überaktiviert, da es davon ausgehen muss, dass es eine unserer Verletzungen des Tigers heilen muss. So kann es zu Autoimmunerkrankungen kommen oder auch zu vermehrter Infektanfälligkeit.

DIE INDIVIDUALITÄT DES ESSENDEN: UPAYOKTR

Du hast bereits gelesen, dass Ayurveda ein sehr individuelles System ist. Daher gilt nicht der ernährungswissenschaftlich geprägte Satz »Du bist, was du isst«, sondern »Du bist, was du verdaust«. Auch Ayurveda ist an einer natürlichen und nährstoffreichen Ernährung interessiert. Allerdings ist es entscheidender, wie du die Nahrung, die du zu dir nimmst, verdauen kannst. Pflanzliche Proteine beispielsweise sind wichtig für zahlreiche Körperfunktionen. Eine Umstellung hin zu mehr Hülsenfrüchten in der Ernährung kann zu Beginn allerdings Probleme machen. Daher würden wir die Menge langsam steigern, bis die Verdauung an diese neue Art der Nahrung gewöhnt ist.

Ich finde in diesem Zusammenhang Agni besonders wichtig. Agni ist ein weiteres wertvolles Konzept aus dem

Ayurveda, was noch viel weitreichender ist als das Verdauungsfeuer. Es werden insgesamt 13 Agni-Arten unterschieden, die alle bestimmte Funktionen in unserem Körper erfüllen. Wir beschäftigen uns hier nur mit dem Hauptagni, Jatharagni. Dieses Agni ist dafür zuständig, die Nährstoffe aus unserem Essen zu ziehen und es für unseren Körper verfügbar zu machen. Es eliminiert Keime sowie Viren und trennt Unverdaubares von Verdaubarem. Es ist unser Zentralagni und sitzt im Gastrointestinaltrakt. Jatharagni hat zudem Einfluss auf alle weiteren zwölf Agnis.

Es gibt verschiedene Zustände von Agni. Samagni bedeutet eine ausgeglichene Funktion. Was heißt das konkret, also wann sprechen wir im Ayurveda von einer guten Verdauung? Als gut gilt die Verdauung, wenn wir täglich Stuhlgang haben, idealerweise morgens noch bevor wir gefrühstückt oder Kaffee getrunken haben. Der Stuhlgang kann von heißem Wasser am Morgen angeregt werden, was im Ayurveda zu so gut wie jeder Morgenroutine gehört. Der Stuhl sollte zudem geformt, leicht abzusetzen und nicht klebrig sein. Außerdem sollte es nicht zu starken Blähungen, Krämpfen oder einem übermäßigen Völlegefühl in Zusammenhang mit Nahrung kommen.

Vishamagni bezieht sich auf die unregelmäßige Funktion von Agni. Mal brennt das Feuer stark, mal zu schwach. Mal ist die Verdauung gut, mal schlecht. Durchfall und Obstipation können sich abwechseln. Dies ist meist bei einer Aggravation von Vata der Fall. Mandagni spricht für eine träge Verdauung. Das Mandagni kommt insbesondere bei einer Aggravation von Kapha vor. Tikshnagni ist ein zu starkes Verdauungsfeuer, das zu vermehrten Durchfällen führen kann. Es kann meist mit einer Aggravation von Pitta in Verbindung gebracht werden.

Schon in den Charaka Samitha, dem klassischen Lehrbuch des Ayurveda, wurde beschrieben, dass Agni Einfluss auf die Gesundheit, Begeisterung, Lebensspanne, Immunität sowie Energie hat. Ist Agni gestört, sind Krankheiten die Folge. Ich finde es unglaublich und wunderschön, dass dieses alte Wissen nach und nach wissenschaftlich bestätigt wird. Es ist heute erwiesen, dass der Darm mit dem Gehirn kommuniziert und Einfluss auf unsere mentale und physische Gesundheit hat. Wir wissen, dass unser Immunsystem maßgeblich vom Darm beeinflusst wird. Unsere Darmbakterien können verschiedene Vitamine produzieren, wie Vitamin K oder einige B-Vitamine sowie Aminosäuren. Der Großteil unseres Serotonins, unser Glückshormon, wird im Darm produziert. Unsere Verdauung und somit unsere Wahl der Ernährung ist ein wichtiges Fundament für unsere ganzheitliche Gesundheit.

Agni-Booster

Hier ein Überblick zu den wichtigsten Punkten der letzten Seiten, die deine Verdauung unterstützen können.

- Kaue gut und iss langsam.
- Iss nur, wenn du wirklich Hunger hast.
- Verzichte auf Zwischenmahlzeiten.
- Trinke ein wenig warmes Wasser (maximal 200 ml) zu den Mahlzeiten, wenn diese trocken sind.
- Verzehr zu einem Großteil deine Nahrung in Form von warmen Mahlzeiten.
- Iss in einem positiven Mindset.
- Iss nur so viel, dass dein Magen zu ¾ gefüllt ist.
- Erlebe dein Essen mit den Sinnen.
- Etabliere ein regelmäßiges Mahlzeiten-System.
- Lasse abends ausreichend Pause zwischen Abendessen und dem Zubettgehen.
- Kaue einige Fenchel- und/oder Anissamen nach dem Essen.
- Lege einige dünne Scheiben Ingwer in Steinsalz und Limette ein und iss vor der Mahlzeit ein oder zwei Scheiben (siehe S. 239).
- Iss mittags deine Hauptmahlzeit.
- Achte auf unzuträgliche Kombinationen von Nahrungsmitteln.

Warenkunde im Licht von Ayurveda

Im Rahmen einer vollwertigen, natürlichen Ernährung ist es sinnvoll, sich mit den Nahrungsmittelgruppen zu beschäftigen, die vorrangig konsumiert werden. Auch hier verfolge ich gerne einen modernen Ansatz. Ich selbst möchte meinen Alltag nicht mit strengen Verboten gestalten und bezeichne mich daher weder als vegan, vegetarisch noch folge ich einer bestimmten Diätform, ich orientiere mich an den ayurvedischen Empfehlungen und versuche dabei, so nachhaltig wie für mich möglich zu leben.

Ich habe unter anderem einen Masterabschluss in Sustainable Marketing und Leadership, mir war und ist Nachhaltigkeit demnach schon lange ein Anliegen, und auch die Förderung meiner eigenen Gesundheit liegt mir ganz bewusst schon über zehn Jahre am Herzen. Seither beschäftige ich mich auch aus wissenschaftlicher Sicht viel mit Ernährung und einem gesundheitsförderlichen sowie nachhaltigen Lebensstil. Es wird immer deutlicher, dass für unsere Gesundheit und auch für unsere Welt eine pflanzlich basierte Ernährung mehr als sinnvoll ist.

Auch in der modernen ayurvedischen Ernährungslehre wird der Fokus auf vollwertige Getreideprodukte, Hülsenfrüchte, Gemüse, Obst sowie Nüsse, Öle, Fette und Gewürze gelegt. Als sinnvolle Ergänzung sind zudem Blattsalate zu nennen. Im klassischen Ayurveda hat Milch eine große Rolle gespielt, was wir in diesem Kapitel genauer betrachten werden. Auch Fleisch wurde im klassischen Ayurveda als Heilmittel genutzt, worauf wir ebenfalls eingehen werden. Süßungsmittel wurden gezielt eingesetzt und auch diese schauen wir uns in diesem Kapitel an.

GETREIDE

Jeder kennt sie, und vielleicht hast du selbst schon die ein oder andere leidige Erfahrung mit ihnen gemacht: die diversen Diäten, die durch unser heutiges Schönheitsideal hervorgebracht wurden. Eine dieser sehr populären Diäten ist die Low Carb-Diät, bei der weitestgehend auf Kohlenhydrate, vor allem auf Getreide und Getreideprodukte, verzichtet wird. Du hast bereits die Eatwell Plate kennengelernt, die nach wissenschaftlichen Erkenntnissen Empfehlungen für eine ausgewogene Ernährung gibt und wo eine wichtige Säule der täglichen Ernährung das Getreide ist. Ayurveda ist ebenfalls alles andere als ein Getreidegegner. Getreide liefert einige essenzielle Nährstoffe wie B-Vitamine, Eisen, Zink, Magnesium sowie Ballaststoffe und sekundäre Pflanzenstoffe. Unser Gehirn verbraucht circa 20 Prozent der Gesamtenergie unseres Körpers. Kohlenhydrate sind unser quantitativ dominanter Energielieferant und biologisch schnell von unserem Körper verwertbar, Glucose ist dabei der am häufigsten vorkommende Kohlenhydratbaustein. Es kommt nicht nur in Getreide und Getreideprodukten vor, allerdings ist die Konzentration hier am höchsten. Ohne eine ausreichende Zufuhr von Glucose können wir lethargisch und launisch werden. Außerdem lässt die Konzentration nach, und wir werden vergesslicher. Vollkorngetreide wird zudem mit einem reduzierten Risiko für Herz-Kreislauf-Erkrankungen, Atemwegserkrankungen, Diabetes Mellitus Typ 2 sowie kanzerogenen Erkrankungen in Verbindung gebracht.

Aus ayurvedischer Sicht weisen Getreideprodukte primär das Erd-Element auf. Das Erd-Element ist ein Teil des Kapha-Doshas, nicht jedoch des Vata- und Pitta-Doshas. Somit wirken Getreideprodukte besonders ausgleichend auf Vata. Auch Pitta profitiert von der Erdung, kann allerdings etwas weniger Getreide konsumieren als es bei Vata der Fall ist. Das Kapha-Dosha wird eher aggraviert, da das Erd-Element im Köper und auf emotionaler Ebene schon im Menschen vertreten ist und durch das Erd-Element im Getreide zusätzlich zugeführt wird. Dies bedeutet nicht, dass bei einem Kapha Ist-Zustand überhaupt kein Getreide mehr konsumiert werden sollte, aber die Menge darf etwas reduziert werden.

Warum Getreide beziehungsweise Kohlenhydrate einen so schlechten Ruf haben? Oft wird nicht in einem ausreichenden Maße zwischen vollwertigen Getreidesorten und Auszugsmehlprodukten unterschieden. Bei einem stark verarbeiteten Produkt wie Weißmehl Typ 405 und allen daraus hergestellten Produkten wurden zahlreiche förderliche Nährstoffe wie Vitamine, Eisen, Magnesium und Zink sowie Ballaststoffe weg verarbeitet. Der Fokus sollte also nicht darauf liegen, keine Getreideprodukte mehr zu konsumieren, sondern die Vollkornvariante zu wählen. Statt Pizzabrötchen, Burger Buns, Weizenbrötchen, Kuchen und zahlreichen weiteren Backwaren können wir zum Beispiel auf die in der folgenden Grafik aufgeführten Produkte zurückgreifen. Die Abbildung zeigt die Vollkorngetreide-Hierarchie nach der kanadischen Diätologin und internationalen Speakerin Brenda Davis.

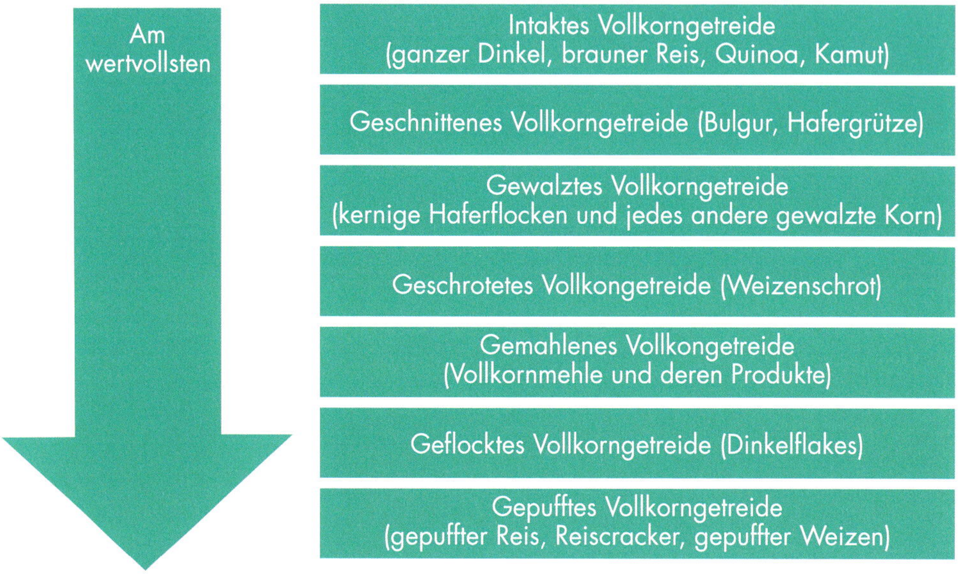
Am wertvollsten
Intaktes Vollkorngetreide (ganzer Dinkel, brauner Reis, Quinoa, Kamut)
Geschnittenes Vollkorngetreide (Bulgur, Hafergrütze)
Gewalztes Vollkorngetreide (kernige Haferflocken und jedes andere gewalzte Korn)
Geschrotetes Vollkongetreide (Weizenschrot)
Gemahlenes Vollkongetreide (Vollkornmehle und deren Produkte)
Geflocktes Vollkorngetreide (Dinkelflakes)
Gepufftes Vollkorngetreide (gepuffter Reis, Reiscracker, gepuffter Weizen)

Die Vollkorngetreide-Hierarchie von Brenda Davis

An oberster Stelle in der Hierarchie stehen die am wenigsten verarbeiteten Nahrungsmittel. Mit dem Grad der Verarbeitung sinken tendenziell die Nährstoffe der Lebensmittel. Ziel sollte es also sein, Produkte in der oberen Hälfte der Hierarchie zu konsumieren. Wichtig aus ayurvedischer Sicht ist, dass du die Lebensmittel gut verdauen kannst. Je weiter oben wir uns in der Hierarchie befinden, desto mehr Ballaststoffe haben die Getreide.

Einen Aspekt möchte ich dir gerne noch in Bezug auf Kohlenhydrate, aber auch so ziemlich jedes andere Lebensmittel, mit auf den Weg geben – egal, was du schon alles über diverse Diäten gehört hast: Kein in Maßen konsumiertes Lebensmittel wird dich krank machen. Es ist immer alles eine Frage der Quantität.

Exkurs Ballaststoffe

Ballaststoffe spielen eine große Rolle für eine gesunde Verdauung, daher widmen wir uns diesen Nahrungsfasern nun etwas detaillierter. Ballaststoffe sind nicht nur in Getreide, sondern auch in Gemüse, Obst, Nüssen und Hülsenfrüchten enthalten. Ballaststoffe sind großartig, und sie gehören in jede gesunde Ernährung. Es handelt sich dabei um Pflanzenbestandteile, die wir nicht oder nur eingeschränkt verdauen können. Sie können im menschlichen Körper nicht enzymatisch gespalten werden und haben daher auch keinen physiologischen Brennwert, also keine nennenswerten Kalorien.

Ballaststoffe sind nicht gleich Ballaststoffe. Es existieren verschiedene Arten von Ballaststoffen, und alle erfüllen unterschiedliche Aufgaben in unserem Körper. Einige regen die Peristaltik an, andere werden von den Darmbakterien fermentiert und haben so Einfluss auf verschiedene physiologische Prozesse. Ballaststoffe können zudem in wasserlöslich oder wasserunlöslich unterschieden werden. Allgemeiner und an dieser Stelle relevanter sind die folgenden Punkte. Ballaststoffe verzögern die Magenentleerung, sättigen uns somit durch die Abnahme des Hormons Ghrelin sehr gut und vermindern so das Hungergefühl. Nahrungsfasern binden zudem die Gallensäure, fördern weitere Gallensekretion und somit auch die Ausscheidung von Cholesterol. Sie haben eine positive Wirkung auf unseren Blutzuckerspiegel und steigern durch die verkürzte Transitzeit des Nahrungsbreies im unteren Dünn- und Dickdarm die Peristaltik. Ballaststoffe erhöhen zudem das Stuhlvolumen, da sie eine hohe Masse an Wasser binden können und somit die Ausscheidung unterstützen.

Bestimmte Arten von Ballaststoffen, die Oligosaccharide (langkettige Kohlenhydrate) wie Inulin oder Fructooligosaccharide haben eine präbiotische Wirkung, sie stimulieren also das Wachstum unserer guten Darmbakterien. Inulin ist zum Beispiel in Chicorée, Roggen, Bananen, Spargel, Topinambur und Artischocken enthalten. Fructooligosaccharide sind in Bananen, Zwiebeln und Spargel zu finden. Wenn die Anzahl der guten Mikroorganismen in unserem Darm ausgeglichen ist, ist der Weg hin zu einer guten Verdauung oft nicht weit. Zudem können Ballaststoffe antientzündliche Eigenschaften aufzeigen und die Bioverfügbarkeit sowie die Absorption von Mineralien, wie zum Beispiel Calcium, Eisen, Magnesium und Zink fördern. Die ausreichende Aufnahme von Nahrungsfasern wird zudem mit weniger Gewichtszunahme, besserer Insulinsensitivität und eventuell mit einer Verlangsamung von Arteriosklerose in Verbindung gebracht. Letzteres würde für ein vermindertes Risiko von Herzinfarkt und Schlaganfall sprechen.

Die Deutsche Gesellschaft für Ernährung empfiehlt 30 Gramm Ballaststoffe pro Tag und betont die präventive Wirkung auf die Entstehung von Adipositas, Diabetes Mellitus Typ 2, Bluthochdruck, Herzerkrankungen, Fettstoffwechselstörungen und Dickdarmkrebs. 30 Gramm Ballaststoffe pro Tag sind tatsächlich gar nicht wenig, und für die Integration ist schon ein gewisses Bewusstsein notwendig, was du an dem Beispiel der DGE in der folgenden Tabelle erkennen kannst. Die Rezepte in diesem Buch und auch andere Rezepte mit natürlichen, vollwertigen Mahlzeiten tragen einen großen Teil zu einer ausreichenden Ballaststoffversorgung bei.

Tipps, um mehr Ballaststoffe in deine Ernährung zu integrieren

- Greife statt zu Obstsaft lieber zu dem ganzen Obst, je nach individueller Verträglichkeit als Ganzes oder gerne auch gedünstet, geraspelt.
- Ersetze Fleisch öfters durch Linsen. Eine Bolognesesoße oder eine Lasagne schmecken mit Linsen ebenfalls super.
- Ersetze herkömmliche Nudeln durch eine Vollkornvariante.
- Streue Nüsse und Samen über deine Mahlzeiten.
- Integriere mehr Ballaststoffe durch Dips wie Hummus (S. 224) oder die Weiße-Bohnen-Kurkuma-Paste (S. 231)
- Greife bei Obst und Gemüse öfters zu der Bio-Variante. Wenn du sie zusätzlich gut wäschst, kannst du die Schale mit kochen und ebenfalls essen, wenn sie sich zum Verzehr eignet.
- Ergänze deine Suppen mittags mit deiner liebsten Sorte an Linsen oder Bohnen und abends mit Getreide wie Reis, Quinoa oder Gerste.
- Ersetze einen Teil des Mehls beim Backen mit feinen Haferflocken oder gemahlenen Haferflocken.
- Greife morgens in Eile nicht zu einem Joghurt, sondern zu dem vorbereiteten Granola auf S. 141 oder 158.

Beispielhafte Ernährung für 30 Gramm Ballaststoffe pro Tag. Übernommen von der DGE	
Lebensmittel	Ballaststoffe in g
3 Scheiben Vollkornbrot (150 g)	12,2
2–3 Kartoffeln (gegart 250 g)	3,0
1 Portion Brokkoli (gegart 200 g)	6,0
1 Portion Paprika (roh 200 g)	4,0
1 Apfel (125 g)	2,5
1 Portion Beerenobst (125 g)	2,5
Ballaststoffzufuhr gesamt	30,2

Wichtig in Bezug auf unseren ayurvedischen Merksatz »Du bist, was du verdaust« ist, dass wir bei einer ballaststoffarmen Ernährung nach und nach die Zufuhr erhöhen sollten, da es sonst zu Meteorismus und anderen Verdauungsbeschwerden kommen kann.

GEMÜSE UND SALAT

Kaum ein anderes Lebensmittel wird so eindeutig von allen Seiten empfohlen wie Gemüse. Bei einem vergleichsweise geringen Kaloriengehalt der meisten Sorten weist diese Nahrungsmittelgruppe einen hohen Nährstoffgehalt auf. Jeder von uns sollte täglich mindestens 400 Gramm Gemüse verzehren, so die Empfehlung der Deutschen Gesellschaft für Ernährung. Gemäß einer Studie des Bundesministeriums für Ernährung, Landwirtschaft und Verbraucherschutz essen in Deutschland 87 Prozent der Befragten weniger als die empfohlenen 400 Gramm Gemüse pro Tag. Wir dürfen also fast alle daran arbeiten, vermehrt Gemüse in den Speiseplan zu integrieren.

Ich mag die Aussage » Iss den Regenbogen« in Bezug auf Gemüse sehr gerne, da sie zeigt, wie relevant es ist, verschiedene Sorten in die Ernährung zu integrieren. Du hast bereits gelernt, dass es aus ayurvedischer Sicht für unsere Verdauung besser ist, wenn wir weniger komplexe Mahlzeiten zu uns nehmen. Eine Gemüsepfanne besteht daher im Ayurveda eher aus zwei oder drei verschiedenen Sorten, in der klassischen Ernährungslehre oft aus vielen mehr, da hier die Nährstoffe in den Mittelpunkt gestellt werden. Ich denke, dass beides richtig ist. Wenn du eine starke Verdauung hast, also einmal am Tag Stuhlgang, dieser nicht schmiert und geformt ist, hat deine Verdauung wahrscheinlich keine Probleme mit mehreren Gemüsesorten plus einem Eiweißlieferanten und einer Kohlenhydratquelle. Nicht schmieren heißt übrigens, dass du die Toilettenbürste so gut wie nie und auch nicht sonderlich viel Papier benutzt. Diese Kriterien erlebe ich bei meinen KlientInnen um ehrlich zu sein eher selten, sodass ich zu Beginn einer Ernährungsumstellung meist weniger Komplexität empfehle und wir dann langsam wieder die Menge der Nahrungsmittel in einer Mahlzeit erweitern. Umso wichtiger ist es bei diesem Vorgehen allerdings, dass wir nicht zu oft hintereinander die gleichen Gemüsesorten zu uns nehmen, sondern im Verlauf des Tages und der Woche öfters durchtauschen. Viele Menschen haben eine geringe Anzahl an Gemüsesorten, die sie immer wieder verwenden. Wenn du dich dazu zählst, nutze die Chance und probiere ganz bewusst Neues aus.

Gemüse besteht primär aus den Elementen Wasser, Luft und Erde. Wasser ist bei wässrigen Gemüsesorten, wie zum Beispiel Gurken stark vorzufinden. Das Luft-Element ist unter anderem bei verschiedenen Kohlsorten wie Brokkoli, Blumenkohl, Grünkohl oder Rosenkohl zu finden. Diese Gemüsesorten sind sogenannte Kreuzblütler und aus ernährungswissenschaftlicher Sicht besonders durch ihre positive Wirkung auf die Gesundheit hervorzuheben, ebenso wie Zwiebeln und dunkelgrünes Blattgemüse. In Studien wurden diverse Gemüsesorten auf bestimmte Kriterien hin untersucht, zum Beispiel auf das Verhältnis von Nährstoffen zu Kalorien, auf ihrer antioxidative Kraft oder ihre krebshemmende Wirkung. Kreuzblütler, Zwiebelgewächse und dunkelgrünes Blattgemüse kamen am häufigsten unter den Top Ten vor. All diese Gemüsesorten haben recht viel Luft-Element in sich und vermehren dieses somit auch im Körper, was zu Meteorismen führen kann. Integriere diese Lebensmittel daher gerne nach Möglichkeit zur Mittagszeit. Solltest du unter Verdauungsbeschwerden nach dem Verzehr leiden, kannst du versuchen, mit einer kleinen Menge zu beginnen und sie mit verdauungsfördernden Gewürzen wie Fenchel, Anis, Kümmel und Kreuzkümmel zuzubereiten. Salate haben übrigens auch einen hohen Luft-Anteil, was leicht nachvollziehbar ist. Ein Salat hat viel Leichtigkeit und wenig Substanz, er hat daher auch weniger Erd-Element inne. Salat wird im Ayurveda selten als Hauptmahlzeit empfohlen. Allerdings kann ein Beilagensalat bei guter Verträglichkeit zum Mittagessen gerne öfters in den Speiseplan integriert werden. Gemüse mit viel Erd-Element haben einen hohen Kohlenhydratanteil, wie zum Beispiel Süßkartoffeln, Rote Bete, Pastinaken oder gekochte Karotten. Bei diesen Gemüsesorten verhält es sich ähnlich wie mit dem Getreide. Wenn bereits viel Erd-Element in deinem System vorhanden ist, ist es besser, wenn du diese Lebensmittel in kleineren Mengen isst.

SAISONKALENDER FÜR GEMÜSE

Frühling:

- Artischocken
- Blumenkohl
- Staudensellerie
- Spargel
- Bärlauch
- Radieschen
- Rettich
- Frühkartoffeln
- Chicorée
- Brokkoli
- Rucola
- Frühlingszwiebeln
- Lauch
- Erbsen
- Blattspinat
- Frühkohl
- Blattsalat

Sommer:

- Zucchini
- Stangenbohnen
- Mangold
- Radieschen
- Rettich
- Paprika
- Gurke
- Rucola
- Erbsen
- Fenchel
- Tomaten
- Auberginen
- Grüne Bohnen
- Rote Bete
- Frühlingszwiebeln
- Blattsalate

Herbst:

- Aubergine
- Kürbis
- Lauch
- Steckrüben
- Knollensellerie
- Schwarzkohl
- Staudensellerie
- Zucchini
- Fenchel
- Pastinake
- Topinambur
- Grünkohl
- Paprika
- Rucola
- Pilze
- Rote Bete
- Karotten
- Blumenkohl

Winter:

- Lauch
- Kartoffeln
- Rosenkohl
- Kürbis
- Blumenkohl
- Knollensellerie
- Chicorée
- Steckrüben
- Schwarzkohl
- Staudensellerie
- Grünkohl
- Brokkoli
- Rotkohl
- Topinambur
- Pastinake

HÜLSENFRÜCHTE

Hülsenfrüchte, wie Kichererbsen, rote Linsen, Mung Dal, Erbsen oder Kidneybohnen, spielen in einer pflanzenbasierten Ernährung eine große Rolle. Sie liefern ausreichend Proteine, haben zudem einen hohen Ballaststoffgehalt und sind reich an Mineralstoffen wie Eisen, Kalium, Phosphor, Magnesium oder Mangan sowie an Vitaminen wie Vitamin K, C, E und B-Vitaminen, allerdings nicht Vitamin B12. Hülsenfrüchte haben zwar auch einen Kohlenhydratanteil, allerdings ist der Effekt auf den Blutzuckerspiegel recht moderat. Zudem wurde nach dem Verzehr von Hülsenfrüchten auch bei der nachfolgenden Mahlzeit noch eine blutzuckerregulierende Wirkung festgestellt, der sogenannte Second-Meal-Effect.

Es ist bekannt, dass Hülsenfrüchte Verdauungsbeschwerden verursachen können. Das ist in der Regel der Fall, wenn auf einmal viele Hülsenfrüchte verzehrt werden, ohne dass die Menge langsam gesteigert wurde und sich der Körper daran gewöhnen konnte. Des Weiteren ist die Zubereitung von großer Bedeutung. Mung Dal und rote Linsen müssen nicht eingeweicht werden, sind recht schnell gekocht und zudem von den Hülsenfrüchten am besten verträglich. Diese beiden Sorten haben daher einen festen Platz in meinem Vorratsschrank. Wenn ich Hülsenfrüchte abends integrieren möchte, dann immer nur Mung Dal oder rote Linsen. Das Mittagessen kann gerne etwas abwechslungsreicher gestaltet werden. Wichtig bei der Zubereitung ist, dass Hülsenfrüchte mindestens zwölf Stunden vor dem Kochen eingeweicht werden. Die Hülsenfrüchte können problemlos länger eingeweicht werden, sogar so lange, bis sie keimen. Dann sollte das Wasser allerdings mehrfach gewechselt werden. Das Keimen erhöht die Bioverfügbarkeit und reduziert die blähenden Stoffe in den Hülsenfrüchten. Diese Stoffe nennen sich Oligosaccharide. Das Einweichen senkt den Gehalt bereits deutlich und erleichtert die Verdauung. Wenn du Hülsenfrüchte im Glas kaufst, wasche auch diese vorher gründlich.

Ich hoffe sehr, dass du durch die Rezepte in diesem Buch verschiedene Gewürze lieben lernen wirst. Es war für mich selbst unglaublich, wie positiv die Gewürze meine Verdauung beeinflusst haben. Hinzu kommt ein wirkliches Geschmackserlebnis, was deutlich über Salz und Pfeffer hinausgeht. Natürlich ist es Geschmackssache, und auch hier kannst du dich langsam an verschiedene Gewürze herantesten und experimentieren, was du magst und was nicht. Insbesondere bei Hülsenfrüchten können Gewürze schon fast Wunder bewirken. Gib gerne Kreuzkümmel, Anis, Kurkuma oder Ingwer zu deinem Gericht, um deine Verdauung zu unterstützen.

Hülsenfrüchte bestehen gemäß Ayurveda vor allem aus Erde und Luft. Das Erd-Element können wir durch den Kohlenhydratanteil herleiten. Das Luft--Element ist etwas weniger greifbar, allerdings können wir es damit in Verbindung bringen, dass in unserem Körper bei fehlender Verdauungskraft die Luft zum Tragen kommen kann. Hülsenfrüchte sind durch diese eher gegensätzlichen Elemente eine ausgewogene Lebensmittelgruppe und für alle drei Doshas unter bestimmten Berücksichtigungen zu empfehlen. Gerade ein Mensch mit viel Vata sollte sich langsam an eine größere Menge Hülsenfrüchte herantasten und gut würzen. Ein Mensch mit viel Pitta wird Hülsenfrüchte am besten vertragen. Die Kapha-Konstitution tendiert zu einer trägen Verdauung und sollte demnach auch nicht an verdauungsfördernden Gewürzen sparen und auf die Menge achten, die gut vertragen wird.

OBST

An der Eatwell Plate hast du schon gesehen, dass Obst ein Bestandteil unserer täglichen Ernährung sein sollte, und auch die Empfehlungen der Deutschen Gesellschaft für Ernährung empfiehlt zwei Portionen Obst pro Tag. Obst enthält unter anderem Vitamin C, Betacarotin, Folsäure und Mineralien wie Kalium, Calcium und Magnesium. Zudem können wir von sekundären Pflanzenstoffen und Ballaststoffen profitieren. Sekundäre Pflanzenstoffe sind neben Obst in allen natürlichen Lebensmitteln wie Gemüse, Kartoffeln, Hülsenfrüchten, Nüssen sowie Vollkornprodukten enthalten. Diese Stoffe dienen den Pflanzen als Abwehrstoffe gegen Fressfeinde oder mikrobielle Angriffe. Sekundäre Pflanzenstoffe werden eine Vielzahl an positiven Effekten auf unsere Gesundheit nachgesagt. Sie werden mit dem Schutz vor verschiedenen Krebsarten in Zusammenhang gebracht, unterstützen bei einer Absenkung des Blutzuckerspiegels und entfalten eine entzündungshemmende, neurologische und antibakterielle Wirkung. Wenn das nicht ausreichend Motivation ist, um täglich zwei Portionen Obst zu essen!

Wenn es um gesunde Ernährung geht, haben viele Menschen bei Obst Bedenken wegen des Fruchtzuckers. Der Fruchtzucker in Obst ist allerdings nicht das Problem. Fruchtzucker wird heute in Form von verschiedenen Zuckerarten wie beispielsweise fructosehaltigem Maissirup vielen Lebensmitteln wie Softdrinks, Fertiggerichten oder diversen Süßwaren zugesetzt. Diesen Lebensmitteln fehlen die sekundären Pflanzenstoffe und Ballaststoffe, die in den Früchten enthalten sind. Hinzu kommt, dass wir die Masse an Fruchtzucker beim Verzehr dieser Lebensmittel schlicht kaum noch nachvollziehen können. Hier kann auch der Grund liegen, warum immer mehr Menschen unter einer Fructosemalabsorbtion leiden. Nach dem Verzehr kann es dann zu Blähungen, Bauchschmerzen oder Durchfällen kommen. Wenn du dies bei dir bemerkst, reduziere zunächst alle Fruchtsäfte, Fertiggerichte, Backwaren und weitere Lebensmittel mit zugesetztem Fruchtzucker. Oft wird dann das Obst selbst schon wieder besser vertragen. Ein Trick kann es auch sein, Obst gemeinsam mit einigen Nüssen zu konsumieren. Nüsse enthalten recht viel Fett, welches die Verdauungszeit von Obst verlängert. Die Fructose aus dem Obst gelangt nicht auf einmal in den Dünndarm.

Die Ernährungswissenschaft empfiehlt, Obst vor allem frisch und ganz zu konsumieren. Im Ayurveda schauen wir ein wenig differenzierter auf dieses Thema, sind grundsätzlich aber ähnlicher Meinung. Oft wird empfohlen, Obst separat von anderen Lebensmitteln zu konsumieren. Das wird allerdings eine echte

Herausforderung, wenn wir bedenken, dass wir weniger snacken wollen, Pausen zwischen den Mahlzeiten integrieren möchten und Obst nicht zu anderen Mahlzeiten konsumieren sollten. Ich unterscheide daher auch hier gerne zwischen einer Präventiv- und einer Heildiät. Sollte deine Verdauung sehr gut funktionieren, kannst du frisches Obst auch zu den Mahlzeiten integrieren, wie zum Beispiel beim fruchtigen Quinoasalat auf S. 186. Auch morgens können süße Früchte mit dem Porridge gegessen werden. Vermeiden würde ich sehr saure Lebensmittel wie Beeren oder Ananas, das verträgt sich manchmal nicht so gut miteinander. Ab 16 Uhr würde ich Obst nur roh konsumieren, wenn deine Verdauung wirklich gut ist. In der Regel wird unser Agni dann etwas schwächer und gerade abends kann Obst daher blähend wirken.

Welche Lösung gibt es, wenn deine Verdauung nicht ganz so gut ist, du aber trotzdem deine Rationen Obst integrieren möchtest? Auch hier gibt es verschiedene Möglichkeiten. Zum einen kannst du bei viel Vata oder auch Pitta in deinem System auf ein Vier-Mahlzeiten-System setzen und Obst so als Zwischenmahlzeit einbauen, solange du circa zwei Stunden davor und danach eine Essenpause integrierst. Eine weitere Variante ist, das Obst im Porridge etwas mit zu dünsten oder mittags ein Chutney zum Essen zu reichen. Aus ernährungswissenschaftlicher Sicht verlieren wir dann zwar Nährstoffe, wir machen das Obst aber besser bekömmlich. Hier liegt die Stärke von Ayurveda: Die individuelle Verträglichkeit steht über dem Gehalt an Mikronährstoffen, und letztendlich hast du so mehr von deiner Nahrung und den Nährstoffen. Achte auf dich und deine Reaktion auf verschiedene Lebensmittel. Eine weitere Option, die sehr gut funktionieren kann, ist das Raspeln. Wenn du Obst kurz bevor du es konsumierst sehr klein schneidest oder raspelst, ist es oft besser verträglich. Ein geriebener Apfel mit Hanfsamen und einer leckeren Nussbutter kann ein klasse Frühstücksersatz sein.

Je nachdem, welches Obst wir anschauen, besteht es aus einer unterschiedlichen Zusammensetzung aus Wasser, Luft und Erde. Eine Banane zum Beispiel hat eher viel Wasser- und Erd-Element und wirkt daher Kapha-steigender als ein Apfel, der etwas mehr Luft-Element im Vergleich zur Banane aufweist. Wenn du im Alltag den Lebensmitteln mit diesem Wissen begegnest, wirst du nie mit Lebensmittellisten arbeiten müssen, außer bei Intoleranzen oder Krankheiten, die dies erfordern. Meiner Meinung nach geht es im Ayurveda viel mehr um Aufklärung und den Aufbau von Verständnis als um Listen oder Verbote.

SAISONKALENDER FÜR OBST

Frühling:	Sommer:	Herbst:	Winter:
Blutorange	Erdbeeren	Äpfel	Granatapfel
Rhabarber	Kirschen	Birnen	Clementinen
Erdbeeren	Pfirsiche	Blaubeeren	Quitten
Mango	Pflaumen	Brombeeren	Orangen
Aprikosen	Brombeeren	Pflaumen	Blutorangen
Stachelbeeren	Rhabarber	Quitten	
	Stachelbeeren	Feigen	
	Melone	Nektarinen	
	Trauben	Mirabellen	
	Himbeeren	Weintrauben	
	Aprikosen	Zwetschgen	
	Marillen		
	Blaubeeren		
	Feigen		

NÜSSE UND SAMEN

Nüsse und Samen haben hervorragende Inhaltsstoffe und warten ernährungsphysiologisch vor allem mit einem hohen Gehalt an Proteinen und gesunden einfach und mehrfach ungesättigten Fettsäuren auf. Sie enthalten eine große Menge an Ballaststoffen und zahlreiche sekundäre Pflanzenstoffe, nicht zu vergessen die Vitamine wie Vitamin B6, Folat oder Vitamin E und Mineralstoffe wie Kupfer, Magnesium, Zink oder Kalium. Nüsse haben zugegeben nicht nur eine hohe Nährstoffdichte, sondern auch recht viele Kalorien. Allerdings gibt es diverse Studien mit teils überraschendem Ergebnis. Der Verzehr von Nüssen trug nicht zur Gewichtszunahme bei, obwohl andere Lebensmittel nicht bewusst aus dem Speiseplan gestrichen wurden. Die Forscher gaben drei Gründe an. Zunächst sei der Nahrungsmittel-Kompensationseffekt zu nennen. Wenn du ab und zu Nüsse als Snack verzehrst, weißt du wahrscheinlich, dass Nüsse die besten Sattmacher sind. Daher ist es nicht verwunderlich, dass beim Verzehr von Nüssen ganz unbewusst Kalorien bei anderen Mahlzeiten oder Snacks eingespart wurden. Des Weiteren führt der regelmäßige Nussverzehr zur sogenannten Thermogenese. Vereinfacht ausgedrückt bildet unser Körper durch den Verzehr von Nüssen mehr Wärme, was zu mehr Kalorienverbrauch führt. Zu guter Letzt wird nicht das gesamte Fett der Nüsse aufgenommen, was an den Ballaststoffen liegt. Eine Nuss wird nie vollkommen durch die Zähne zerkleinert werden, und das Fett aus den kleinen Partikeln der Nuss kann nicht austreten und wird über den Stuhl wieder ausgeschieden.

Nüsse sind sehr nährende Lebensmittel und daher ideal für Menschen mit vielen Vata-Anteilen geeignet. Der Wasseranteil in ihnen spiegelt das Öl wider, welches Vata sozusagen von innen befeuchtet und nährt. Bei Pitta- und Kapha-Konstitutionen oder auch Ist-Zuständen ist etwas mehr Achtsamkeit geboten. Du erinnerst dich an die Thermogenese? Nüsse wirken also sowohl aus ayurvedischer als auch ernährungswissenschaftlicher Sicht erhitzend und können somit Pitta steigern. Durch den nährenden Aspekt wurden Nüsse ursprünglich auch bei Kapha-Zuständen eher kritisch gesehen. Ich denke, wir dürfen heute einen Weg der Mitte wählen. Die Deutsche Gesellschaft für Ernährung empfiehlt, täglich eine Handvoll Nüsse zu essen. Aus ayurvedischer Sicht ist es wünschenswert, diese Aussage etwas individueller zu betrachten und gegebenenfalls etwas nach unten oder oben zu korrigieren – je nach aktuellem Zustand. Allerdings würde ich auch bei Pitta- und Kapha-Zuständen nicht auf Nüsse und Samen in der täglichen Ernährung verzichten wollen, da sie aus moderner Sicht sehr wertvolle gesundheitliche Vorteile haben können.

ÖLE UND FETTE

Es wird immer bekannter, dass die Low Fat-Diät uns eher schadet, als dass wir von ihr profitieren – zum Glück. Fette beeinflussen unsere Stimmung, unsere Gedächtnisleistung, die Hormonbalance, unser Immunsystem und nicht zu vergessen unsere Haut und unsere Haare. Eine Unterversorgung kann unter anderem zu trockener Haut, trockenen Haaren, brüchigen Nägeln sowie zu Kopf- und Bauchschmerzen führen, zudem hat Fett einen großen Einfluss auf unser Sättigungsgefühl.

Es wird in gesättigte, einfach ungesättigte und mehrfach ungesättigte Fettsäuren unterteilt. Alle Lebensmittel, die Fett enthalten, bestehen immer zu einem Mix aus den vorgestellten Fetten und nicht ausschließlich aus einer Fettart. In der Ernährung wird empfohlen, in etwa von jeder dieser Fettsäurearten ein Drittel zu konsumieren, wobei circa 30 Prozent der täglichen Kalorien aus

Fetten stammen soll. Somit sollte jede Fettsäure circa 10 Prozent der täglichen Ernährung ausmachen. In Deutschland wird ein Großteil des Fettes durch gesättigte Fettsäuren in tierischen Produkten konsumiert, sodass wir uns allgemein gesprochen vom Verhältnis her etwas mehr an den einfach ungesättigten und mehrfach ungesättigten Fetten orientieren dürfen.

Lange wurden gesättigte Fette mit diversen Krankheiten in Verbindung gebracht und pauschal als »schlechte Fette« angesehen. Inzwischen gibt es allerdings neue Erkenntnisse, welche diese Aussage bis zu einem gewissen Grad revidieren. Auch bei dieser Pauschalisierung scheint demnach der Mittelweg richtig zu sein. Wichtiger als komplett auf gesättigte Fette zu verzichten, scheint daher, auf das erstrebenswerte Verhältnis der verschiedenen Fette zu achten. Gesättigte und einfach ungesättigte Fettsäuren kann unser Körper aus anderen Nahrungsbestandteilen selbst herstellen, was sie damit nicht essenziell macht. Etwas anders sieht es bei den mehrfach ungesättigten Fettsäuren aus.

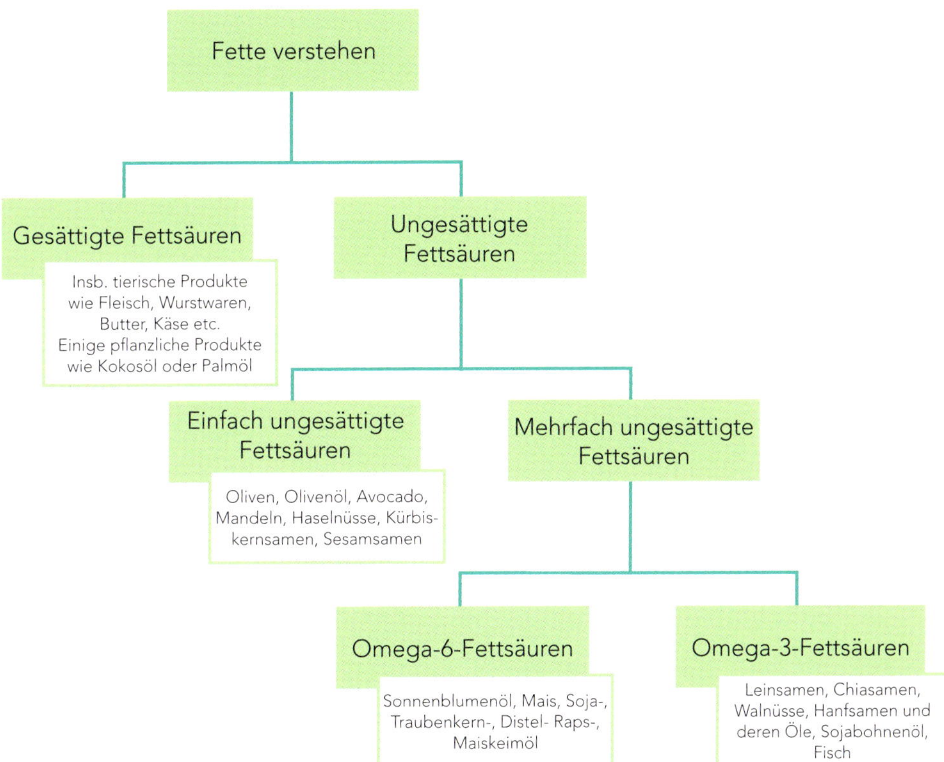

Fette verstehen

Es gibt zwei essenzielle Fettsäuren, welche über die Nahrung aufgenommen werden müssen. Zum einen die Omega-3-Fettsäure Alpha-Linolsäure (ALA) und zum anderen die Omega-6-Fettsäure namens Linolsäure. Die Alpha-Linolsäure kann im Körper zu den aktiven semi-essenziellen Omega-3-Fettsäuren EPA und DHA konvertieren, welche aufgrund ihrer gesundheitlich zuträglichen Wirkungen in aller Munde sind. Für eine optimale Konvertierung werden zum Beispiel Magnesium und Zink benötigt. Es ist unglaublich, was unser Körper ohne unser bewusstes Zutun alles leistet. An dieser Stelle sei aber auch erwähnt, dass die Umwandlungsrate von ALA zu EPA und DHA je nach Alter zwischen fünf und neun Prozent schwankt und zudem auch individuell unterschiedlich sein kann. Bei einer sehr balancierten, pflanzlichen Ernährung, die auf ausreichend EPA und DHA ausgerichtet ist, kann der Bedarf an Omega-3 gedeckt werden. Kein Problem ist dies, wenn fettreicher Fisch gegessen wird, bei einer pflanzlich basierten Ernährung ist eine gute Planung erforderlich. Daher kann es sinnvoll sein, Omega-3 durch Mikroalgenöl oder Fischöl zu supplementieren.

Wenn wir über Omega-3- und Omega-6-Fettsäuren sprechen, ist immer das Verhältnis dieser beiden wichtig. Beide essenziellen Fettsäuren erfüllen diverse Aufgaben in unserem Körper und sollten über die Nahrung zugeführt werden. Omega-3 wirkt entzündungshemmend und gefäßerweiternd. Omega-6 kann sowohl entzündungshemmende als auch entzündungsfördernde Eigenschaften haben. Die entzündungsfördernden Eigenschaften können durch das richtige Verhältnis an Omega-3- zu Omega-6-Fettsäuren ausgeglichen werden. Daher ist die Empfehlung, das Verhältnis von fünf zu eins nicht zu überschreiten. Fünf ist dabei der Anteil von Omega-6-Fettsäuren und eins der Anteil von Omega-3-Fettsäuren. Das reale Verhältnis heute liegt durch den regelmäßigen Verzehr an Fleisch und Wurstwaren eher bei 20 zu 1.

Arachidonsäure, eine Omega-6-Fettsäure, welche vor allem in Fleisch vorkommt, wird mit erhöhten Entzündungswerten in Verbindung gebracht. An dieser Stelle ist die ayurvedische Sichtweise spannend. Gerade rotes Fleisch wird beispielsweise Pitta-Konstitutionen nicht empfohlen. Pitta tendiert als Konstitution zu entzündlichen Prozessen im Körper. Aus ayurvedischer Sicht würde demnach die Verbindung von Arachidonsäure und Entzündungen stimmig sein. Nahrungsmittel mit einem guten Verhältnis an Omega-3- zu Omega-6-Fettsäuren sind Leinsamen, Chiasamen, Hanfsamen, Walnüsse und deren Öle.

Transfette

Transfette sind gehärtete Fette. Sie sind ein industrielles Produkt und wurden chemisch hergestellt, damit das eigentlich flüssige Öl bei Raumtemperatur fest wird und zudem länger haltbar bleibt. Sie werden in den Lebensmitteln, in denen sie enthalten sind, wie in Margarine, Süßigkeiten, Backwaren, Chips, Pommes oder Fertiggerichten als Pflanzenfett gekennzeichnet, sind allerdings alles andere als gesundheitsförderlich. Transfette werden mit diversen negativen Effekten auf unseren Körper in Verbindung gebracht. Einige Beispiele sind erhöhte LDL Cholesterinwerte (schlechtes Cholesterin), niedrigere HDL-Werte (gutes Cholesterin), entzündliche Prozesse, Förderung von Insulinresistenz sowie Herzkrankheiten, Schlaganfall und Diabetes. Es ist also ratsam, diese Fette durch den Verzicht auf Fertigprodukte so gut wie möglich zu meiden.

Ich persönliche finde es unglaublich spannend, mich mit wissenschaftlichen Daten zu beschäftigen und sie mit dem Ayurveda zusammenzubringen. Wenn all das für dich gerade neu ist, schau dir vor allem die Grafik »Fette verstehen« an, sodass du ein erstes Verständnis dafür erhältst, wie du die Dreiteilung von gesättigten, einfach und mehrfach ungesättigten Fettsäuren in deine Ernährung integrieren kannst.

Kommen wir nun zu der ayurvedischen Sicht auf Öle. Öle sind von ihrer Eigenschaft her sehr schwer, was sich aus ernährungswissenschaftlicher Sicht in der hohen Kaloriendichte widerspiegelt. Sie sind zudem ölig und flüssig und erhöhen mit all diesen Eigenschaften daher aus ayurvedischer Sicht Kapha. Auch Pitta ist bereits eher ölig. Vata hingegen kann durch die Substanz und Öligkeit beruhigt werden. Egal, welche Konstitution du hast oder welcher Ist-Zustand vorliegt, etwas gesundes Öl in Form von hochwertigen Ölen oder auch Nüssen und Samen solltest du immer in deine Ernährung integrieren. Mit mehr Vata darf es etwas mehr sein, bei Kapha etwas weniger. Bei viel Pitta ist wieder das Maß der Mitte optimal.

Olivenöl

Olivenöl hat einen vergleichsweisen hohen Gehalt an einfach ungesättigten Fettsäuren sowie nennenswerte Mengen an Omega-6- und Omega-3-Fettsäuren. Zudem enthält es Squalen, ein Antioxidans, welches unter anderem entzündungshemmende Wirkungen hat.

An dieser Stelle noch ein kleiner Exkurs zu Ghee. Ghee besteht hauptsächlich aus gesättigten Fettsäuren. Gesättigte Fettsäuren wurden lange verteufelt, da sie Cholesterin enthalten und zu Herzkrankheiten führen sollen. Die Aussage, dass diese Fettsäuren sich so enorm negativ auf das Blutcholesterin auswirken wie angenommen, musste allerdings revidiert werden. Es geht eher um das oben bereits beschriebene Verhältnis. Ghee enthält Buttersäure, welche gut für unsere Darmschleimhaut ist und entzündungshemmende sowie krebshemmende Wirkungen hat. Der Buttersäuregehalt ist in Ghee höher als in herkömmlicher Butter, wohingegen Ghee weniger Laktose enthält und somit besser verträglich ist. Ghee enthält außerdem Linolsäure, die eine essenzielle Fettsäure ist, wie du bereits weißt. Ghee hat im Ayurveda eine lange Tradition und wird in Panchakarma-Kuren intensiv eingesetzt, und das mit sehr guten Ergebnissen. Nach den veralteten Erkenntnissen zu gesättigten Fettsäuren hätte Ghee demnach durchaus zahlreiche negative Effekte haben können. Hier zeigt sich ein Vorteil von Ayurveda – es beruht auf Erfahrungen. Ich möchte die Ernährungswissenschaft und Ayurveda keineswegs gegeneinander aufwiegen – im Gegenteil, ich finde die Kombination unglaublich wertvoll und möchte stets das Beste aus beiden Welten kombinieren. Ich möchte an dieser Stelle nur zeigen, dass Erfahrungen von mehreren Jahrtausenden ebenfalls viel wert sind, auch wenn es teils vielleicht noch keine wissenschaftlichen Erkenntnisse wie zum Beispiel zu Nahrungsmittelkombinationen gibt.

Rauchpunkte

Auch sehr gesunde Öle können gesundheitsschädigend wirken, wenn ihre sogenannten Rauchpunkte nicht beachtet werden. Ab einer gewissen Temperatur bauen Öle nach und nach Fettsäuren ab, dabei entstehen Abbauprodukte, die für unsere Gesundheit sehr abträglich sind und Krebs fördern können. In der Auflistung findest du Öle, die ich am häufigsten in der Küche nutze. Sie sind aufgeteilt in Nutzung für die heiße beziehungsweise warme Küche und Nutzung für die kalte Küche, also für Dressings, in Dips oder Pestos.

Öle für die heiße Küche:

Ghee	205 °C
Kokosöl, kalt gepresst	170–190 °C
Olivenöl, kalt gepresst, nativ	170–190 °C

Öle für die kalte Küche:

Hanföl, kalt gepresst	100–120 °C
Leinöl, kalt gepresst	100–110 °C
Walnussöl	120–140 °C

SÜSSUNGSMITTEL

Sicherlich haben viele von uns einen süßen Zahn, und auch ich liebe Kekse, Schokolade und Kuchen. Allerdings ist der Konsum von Zucker heute deutlich höher, als wir es oft selbst vermuten würden, da er sich in zahlreichen Lebensmitteln wie Tomatensoße, Fertiggerichten, Backwaren, Salatdressings und Süßigkeiten versteckt. Der bekannte Haushaltszucker wird aus der Zuckerrübe gewonnen und mehrfach raffiniert, also stark verarbeitet. Dadurch enthält er keine Nährstoffe mehr, dafür aber eine sehr hohe Energiedichte. Die Rezepte in diesem Buch arbeiten ausschließlich mit natürlichen Süßungsmitteln, wie zum Beispiel Ahornsirup. Allerdings sollten auch natürliche Süßungsmittel gezielt eingesetzt werden. Ahornsirup ist beispielsweise dem normalen Zucker vorzuziehen, da er »nur« zu 60 Prozent aus Saccharose besteht, Haushaltszucker hingegen zu 100 Prozent. Die glykämische Last von Ahornsirup ist im Vergleich zu anderen Süßungsmitteln geringer, und er enthält einige wertvolle Mineralien. In den Mengen, die wir nutzen sollten, sind diese ehrlicherweise aber zu vernachlässigen.

Es gibt noch zahlreiche weitere Süßungsmittel, die aus natürlichen Rohstoffen hergestellt werden wie Birkenblütenzucker, Dattelsirup oder Kokosblütenzucker. Mir ist allerdings bei meinen Rezepten und im Alltag wichtig, dass alle Zutaten in zahlreichen Läden verfügbar sind und der Einkauf somit leicht ist. Honig ist ebenfalls ein weiteres Süßungsmittel, welches ich gerne verwende. Honig hat im Ayurveda eine besondere Stellung, da es das einzige Süßungsmittel ist, welches Kapha nicht erhöht. Allerdings sollte Honig nicht erhitzt werden, da dann die gesundheitsförderlichen Enzyme vernichtet werden. Eine schöne Alternative zum Süßen, die sich auch zum Backen gut eignet, sind Fruchtpürees wie Apfelmark oder auch reife Bananen, Trockenpflaumen oder Datteln.

Der süße Geschmack besteht aus Erde und Wasser und erhöht somit Kapha, gleicht aber Vata und Pitta aus. Behalte im Hinterkopf, dass zum süßen Geschmack gemäß Ayurveda nicht nur die oben aufgeführten Süßungsmittel zählen, sondern auch Getreide oder kohlenhydrathaltiges Gemüse.

Glykämische Last

Die glykämische Last ist ein Produkt aus dem glykämischen Index und der konsumierten Menge eines Nahrungsmittels. Der glykämische Index wiederum beschreibt, wie stark die Kohlenhydrate eines Lebensmittels den Blutzuckerspiegel ansteigen lassen. Je geringer der glykämische Index, desto langsamer steigt der Blutzuckerspiegel an. Das hat wiederum Einfluss auf unser Hormon Insulin, welches in Folge weitere Wechselwirkungen mit anderen Hormonen in unserem Körper hat. Beim glykämischen Index wird allerdings die Menge des verzehrten Lebensmittels nicht berücksichtigt, weswegen die glykämische Last als relevanterer Faktor zählt. Im Alltag nach diesem zu leben, ist jedoch mit hohem Aufwand und notwendigem Wissen verbunden. Merke dir daher eher wichtige Faktoren wie das Bevorzugen von Vollkornprodukten als Auszugsmehlen, sofern du diese gut verdauen kannst.

FLEISCH

Ayurveda ist ein sehr flexibles Ernährungsmodell und klassisch weder vegan noch vegetarisch, wohl aber vegetarisch orientiert. Wem Fleisch empfohlen wird, ist, wie immer im Ayurveda, eine individuelle Frage. Der Konsum, wie er heute oft praktiziert wird, ist allerdings weder aus ernährungswissenschaftlicher noch ayurvedischer Sicht sinnvoll. Fleisch gilt im Ayurveda als blutaufbauend und masseerzeugend. Es besteht aus den Elementen Erde, Wasser und Feuer. Dem roten Fleisch ist mehr Feuer-Element inne als weißem Fleisch. Fleisch generell baut nach Ayurveda Kapha auf. Menschen, die stark ausgezehrt sind, ein Vata-Indikator, können in Maßen Fleisch verzehren, allerdings werden sich auch in diesem Fall andere nährende Lebensmittel finden. Hier ist zudem nicht das Stück Steak gemeint, sondern eher kleine Portionen gekochtes Fleisch in einer Suppe. Heute wird oft dreimal täglich Fleisch konsumiert, angefangen mit der Wurst am Morgen. Ein hoher Konsum von Fleisch wird mit zahlreichen Krankheiten in Verbindung gebracht, und auch moderne Ansätze wie die Eatwell Plate setzen inzwischen auf weniger Fleisch und mehr Hülsenfrüchte, um den Proteingehalt zu decken. Dazu werden wir gleich etwas genauer kommen.

Wenn du Fleisch oder auch Fisch in deine Ernährung integrieren möchtest, achte bitte auf eine artgerechte Haltung – nicht nur für die Tiere und aus ethischen Gründen, auch für deine eigene Gesundheit. Viele wissen inzwischen, dass Tiere aus herkömmlicher Haltung oft Antibiotika bekommen und durch die Massentierhaltung ständig unter Stress stehen. Wie beim Menschen auch, ist Stress für Tiere ebenfalls ein sehr gesundheitsschädlicher Faktor. Im Endprodukt Fleisch führt dies zu Vitamin- und Mineralstoffverlusten sowie zu einer negativen Veränderung des Proteingehalts. Ich möchte gerne einen bewussten Umgang mit dem Thema fördern. Wenn viele Menschen den Konsum von dreimal täglich Fleisch auf ein- oder zweimal wöchentlich verringern, fördern wir nicht nur unsere Volksgesundheit, sondern minimieren auch die schädlichen Faktoren für unsere Umwelt. Ich habe dazu einen sehr guten Ted-Talk von Graham Hill, einem Journalisten und nachhaltigen Unternehmer, gesehen, mit dem Titel »Why I am a weekday vegetarian« – »Warum ich unter der Woche Vegetarier bin«. Eine seiner Kernaussagen war, dass er sich der Nachteile von Fleisch auf die Gesundheit und die Umwelt bewusst ist, sich aber einfach nicht überreden kann, für immer vollkommen auf Fleisch zu verzichten. So kam er zu dem Entschluss, unter der Woche kein Fleisch mehr zu konsumieren, sich dies aber am Wochenende zu erlauben, wenn er Lust darauf hat. Eine undogmatische Herangehensweise, die sehr viel bewegen könnte, wenn mehr Menschen so denken würden.

Beim Thema Fleisch spielt die Frage nach einer ausreichenden Proteinzufuhr und auch nach gewissen Mikronährstoffen eine Rolle. Lass uns zunächst das Thema Proteine anschauen. Das, was unser Körper aus den Proteinen benötigt, sind die Aminosäuren. Es existieren insgesamt 20 Aminosäuren, wovon zwölf vom Körper selbst produziert werden können, und acht sogenannte essenzielle Aminosäuren sind, die wir über die Nahrung aufnehmen müssen. Diese acht essenziellen Aminosäuren sind Phenylalanin, Isoleucin, Lysin, Valin, Methionin, Leucin, Threonin und Tryptophan. Histidin wird teils als neunte essenzielle Aminosäure genannt. Sie alle kommen in Fleisch vor, aber auch in pflanzlichen Nahrungsmitteln.

Ein isoliertes pflanzliches Nahrungsmittel weist oft nicht alle acht beziehungsweise neun Aminosäuren auf, durch die Kombination können wir unseren Körper jedoch mit allen essenziellen Aminosäu-

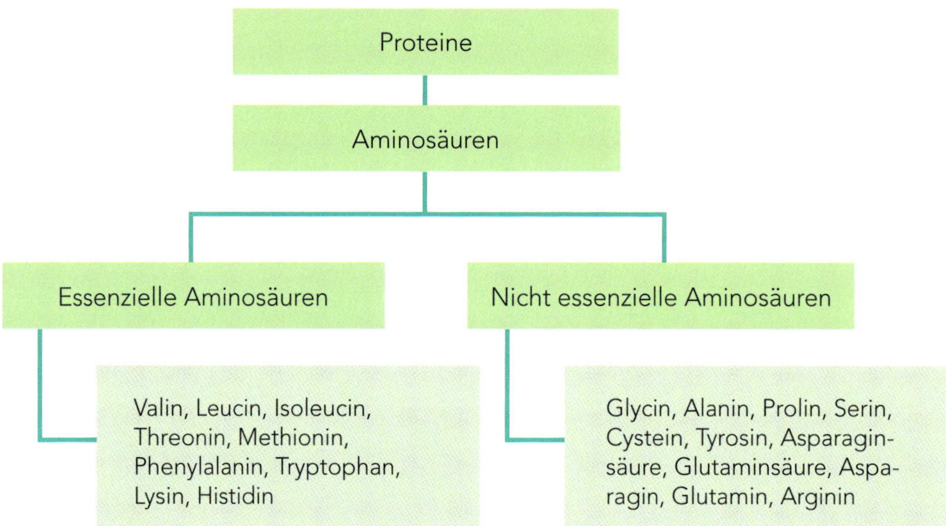

Aminosäuren

ren versorgen. Wenn du eine abwechslungsreiche pflanzliche Ernährung mit Nüssen, Samen, Hülsenfrüchten und Vollkorngetreide praktizierst, wirst du dich automatisch mit allen essenziellen Aminosäuren versorgen. Wichtig ist das Bewusstsein und das Umsetzen im Alltag, da Proteine sehr wichtige Aufgaben erfüllen. So werden beispielsweise die Neurotransmitter Adrenalin aus Tyrosin und Serotonin aus Tryptophan gebildet. Serotonin ist relevant für die Herstellung unseres Schlafhormons Melatonin, ohne welches wir unter Schlafproblemen lei-

Proteingehalt verschiedener Lebensmittel

Im Folgenden findest du einige pflanzliche Lebensmittel mit entsprechender Proteinangabe:

Kürbiskerne:	35 Gramm Protein pro 100 Gramm
Hanfsamen:	30 Gramm Protein pro 100 Gramm
Leinsamen:	24 Gramm Protein pro 100 Gramm
Sonnenblumenkerne:	22 Gramm Protein pro 100 Gramm
Cashewkerne:	20 Gramm Protein pro 100 Gramm
Mandeln:	19 Gramm Protein pro 100 Gramm
Haferflocken:	13 Gramm Protein pro 100 Gramm
Pasta aus roten Linsen:	11 Gramm Protein pro 100 Gramm
Linsen:	10 Gramm Protein pro 100 Gramm
Gekochte Kichererbsen:	8 Gramm Protein pro 100 Gramm
Vollkornbrot:	8 Gramm Protein pro 100 Gramm
Amaranth:	6 Gramm Protein pro 100 Gramm
Vollkornpasta:	6 Gramm Protein pro 100 Gramm
Gekochter Quinoa:	5 Gramm Protein pro 100 Gramm

Bei den genannten Lebensmitteln fällt auf, dass Nüsse und Samen pro 100 Gramm einen deutlich höheren Proteingehalt haben als Hülsenfrüchte. Vergiss dabei aber nicht, die Kalorienmenge zu bedenken. Nüsse haben eine deutlich höhere Energiedichte als Hülsenfrüchte, du wirst somit dein Protein nicht nur aus Nüssen decken können, die Kombination ist daher wichtig.

den würden. Adrenalin ist für die schnelle Bereitstellung von Energiereserven in Stresssituationen verantwortlich. Die Aminosäuren Phenylalanin und Tyrosin sind wichtig für die normale Funktion der Schilddrüse und deren Hormone. Zwar kannte der Ayurveda diese Zusammenhänge nicht, umso spannender ist das Folgende. Ein sehr beliebtes Gericht im Ayurveda ist Kitchari, eine Kombination aus Reis und Linsen. Durch diese Kombination sind in einem Kitchari alle Aminosäuren enthalten. Es ist ein besonders beliebtes Gericht während Panchakarma-Kuren oder bei Detox-Kuren.

Bedenke, dass wir im Ayurveda die Lebensmittel immer als Nährstoffpaket sehen. Pflanzliche Nahrung hat beispielsweise viel mehr Ballaststoffe als tierische Produkte und dienen daher einem gesunden Darm.

MILCHPRODUKTE

Milch galt im Ayurveda früher als sehr nährendes Lebensmittel. Sie besteht vornehmlich aus den Elementen Wasser und Erde und vermehrt demnach Kapha und kann Vata ausgleichen. Der süße Geschmack und die Eigenschaften wie schwer, weich, ölig und stabilisierend sollen gut auf unsere Nerven wirken und wären daher eigentlich hervorragend geeignet, um unseren stressigen Alltag auszugleichen. Wie du bereits weißt, ist Ayurveda über 2000 Jahre alt, und die Milchproduktion hat sich in dieser Zeitspanne enorm verändert. Die Kühe fressen heute oft kein natürliches Futter mehr, erkranken unter anderem deswegen häufiger und werden mit Antibiotika behandelt. Die kleinen Kälber werden nicht selten direkt nach der Geburt von ihrer Mutter getrennt, was bei den Kühen Stresshormone auslöst. Zudem leben viele Tiere auf sehr engem Raum. Es wäre unrealistisch zu denken, dass all diese Zustände keinen Einfluss auf die Milch haben, die wir trinken. Auch hier kommt es wieder auf die Menge, die Qualität und die Art und Weise an, wie wir Milch konsumieren. 100 Milliliter hoch qualitative Bio-Milch, mit Wasser verdünnt, erwärmt und mit Gewürzen verfeinert, kann eine beruhigende Wirkung haben, wenn sie gut vertragen wird. Ayurveda ist kein extremes System, sondern immer ein Weg der Mitte.

KLEINE GEWÜRZ- UND KRÄUTERKUNDE

Der Mehrwert von Gewürzen ist an der ein oder anderen Stelle schon ersichtlich geworden. Um zu verdeutlichen, wie wertvoll Gewürze und Kräuter in der Küche sein können, findest du im Folgenden ein paar Fakten zu einigen meiner Favoriten.

FENCHELSAMEN

Fenchel ist ein hervorragendes Gewürz für die Verdauung. Es wirkt entblähend, verdauungsfördernd und beruhigend. Fenchelsamen machen sich nicht nur in Gerichten gut, du kannst sie auch nach einer Mahlzeit kauen, um von den positiven Wirkungen zu profitieren. Lecker und wohltuend ist auch die Kombination mit Anissamen, die ebenfalls hervorragend auf die Verdauung wirken.

INGWER

Ingwer ist heute aus unseren Küchen nicht mehr wegzudenken und kann sehr vielseitig eingesetzt werden. Er wirkt krampflösend, verdauungsfördernd, antiemetisch, entblähend, appetitanregend und immunisierend. Etwas frischer Ingwer mit ein wenig Steinsalz und einem Spritzer Limette ist eine beliebte Variante im Ayurveda, um die Verdauung vor dem Essen anzuregen.

KARDAMOM

Kardamom hat einen sehr intensiven Geschmack und kann daher in kleinen Mengen eingesetzt werden. Er eignet sich sowohl für süße als auch für herzhafte Speisen, und eine Prise im Kaffee kann diesen verträglicher machen. Kardamom wirkt hustenstillend, verdauungsfördernd, schmerzstillend und aphrodisierend.

KNOBLAUCH

Knoblauch ist ein kleines Wundermittel für unsere Gesundheit, und ich setze ihn daher unglaublich gerne in der Küche ein. Knoblauch hat eine hohe antioxidative Kraft, und in Studien wurde seine krebshemmende Wirkung herausgefunden, zudem enthält er wertvolle sekundäre Pflanzenstoffe. Knoblauch wirkt außerdem antibakteriell, immunisierend und entzündungshemmend.

In den Rezepten in diesem Buch findet er nur gelegentlich Gebrauch, da die Rezepte auch zum Mitnehmen auf die Arbeit gedacht sind und nicht jeder Kollege den Geruch schätzt. Wenn du Knoblauch auch so gerne magst wie ich, hier ein paar kleine Tricks. Nimm frischen Knoblauch, dieser riecht nicht so intensiv. Du kannst zudem das Innerste des Knoblauchs herausschneiden. Nach dem Essen kannst du einige Fenchelsamen kauen, die für frischen Atem sorgen.

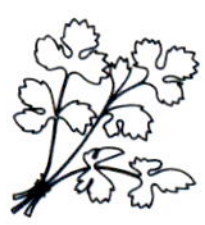

KORIANDER

Sowohl die Koriandersamen als auch das Kraut können Gerichten einen sehr leckeren Geschmack verleihen. Die Blätter können über so gut wie jedes Gericht gegeben werden. Koriander wirkt entblähend, verdauungsfördernd, entzündungshemmend und beruhigend.

KREUZKÜMMEL

Kreuzkümmel wird aufgrund seiner wunderbaren Eigenschaften oft verwendet, übertönt aber recht schnell andere Gewürze. Ich experimentiere daher gerne mit der Menge. Ich nutze Kreuzkümmel gerade bei Gerichten mit Hülsenfrüchten sehr gerne, da er entblähend wirkt und die Verdauung unterstützt. Zudem ist er appetitanregend und krampflösend.

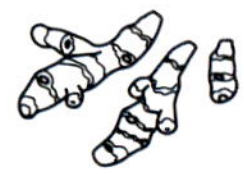

KURKUMA

Kurkuma hat in den letzten Jahren enorm an Bekanntheit gewonnen und ist inzwischen sehr gut erforscht. Ich verwende sowohl die frische Wurzel als auch Kurkumapulver mehrmals wöchentlich. So habe ich mir sowohl das ein oder andere T-Shirt als auch diverse Küchenhandtücher ruiniert – Kurkuma färbt stark, und das Auswaschen ist fast unmöglich. Der wohl bekannteste Vorteil von Kurkuma ist die entzündungshemmende Wirkung. Die Wurzel hat allerdings auch noch einen positiven Einfluss auf unsere Haut, wirkt blutreinigend, lebertonisch, energiesparend und verdauungsanregend. Kurkuma ist mit Sicherheit die bekannteste Heilpflanze, um Pitta auszugleichen.

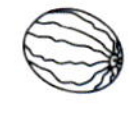

MUSKATNUSS

Was wäre ein leckerer Kartoffelbrei ohne eine Prise Muskatnuss. Und auch unsere goldene Milch beziehungsweise der Kurkuma Latte auf S. 252 wäre abends ohne dieses Gewürz kaum denkbar. Muskat hat eine sehr beruhigende Wirkung auf unser Nervensystem. Zudem ist es verdauungsfördernd, stoffwechselanregend, aphrodisierend und kann menstruationsfördernd wirken.

NELKEN

Nelke ist ein Gewürz, welche viele nur mit Weihnachten verbinden. Ich nutze Nelke in einer Mischung mit Zimt und Kardamom sehr gerne für meinen Kaffee und somit so gut wie täglich. Nelke wirkt antibakteriell, entzündungshemmend, schmerzstillend, krampflösend und entblähend. Wenn ich merke, dass ich leichte Halsschmerzen bekomme, gebe ich etwas Steinsalz in lauwarmes Wasser und ein oder zwei frisch gemörserte Nelken hinzu und gurgle damit über den Tag verteilt. In frühen Stadien verschwinden die Halsschmerzen so wieder.

OREGANO

Oregano ist vor allem scharf und ein wenig bitter. Durch die Schärfe kann er Pitta etwas erhöhen. Durch die Schärfe verbessert er aber auch gleichzeitig unsere Verdauung. Daher ergibt es Sinn, dass eine schwere Pizza mit Oregano serviert wird. Oregano wirkt zudem antibakteriell sowie schleimlösend und ist daher auch ein gutes Kapha-Gewürz.

PETERSILIE

Petersilie ist ein Klassiker in der deutschen Küche. Sie wirkt verdauungsfördernd, menstruationsfördernd und blutreinigend. Es ist ein Kraut, welches jeder gut verträgt und das gerade Eintöpfe und Suppen sehr gut aufpeppen kann.

THYMIAN

Thymian hat einen festen Platz auf meinem Balkon. Ich liebe den Duft, und er bringt für mich immer den Sommer in die Küche. Thymian hat eine Vielzahl an wunderbaren Wirkungen, unter anderem ist er schleimlösend, entzündungshemmend, kräftigend, verdauungs- und menstruationsfördernd.

ZIMT

Zimt ist immer ein fester Bestandteil meiner Kaffee-Gewürzmischung. Ich liebe den Geschmack und mag Zimt nicht nur in süßen, sondern auch in herzhaften Gerichten sehr gerne. Zimt ist erhitzend und sollte im Sommer zur Pitta-Zeit daher bewusst verwendet und im Winter ruhig etwas großzügiger genutzt werden. Zimt wirkt schleimlösend, schmerzstillend und verdauungsfördernd.

SAISONKALENDER FÜR KRÄUTER

Frühling:	Sommer:	Herbst:	Winter:
Rosmarin	Majoran	Basilikum	Lorbeer
Oregano	Schnittlauch	Schnittlauch	Salbei
Estragon	Petersilie	Petersilie	Rosmarin
Schnittlauch	Thymian	Minze	
Basilikum	Basilikum	Salbei	
Kerbel	Lorbeer	Thymian	
Koriandergrün	Kerbel	Oregano	
Petersilie	Estragon	Rosmarin	
Thymian	Salbei		
Dill	Koriander		
	Dill		
	Oregano		
	Rosmarin		

KRITISCHE NÄHRSTOFFE

Oft fließt in meine Beratungen auch das Thema kritische Nährstoffe ein. Durch bestimmte Beschwerden können wir abschätzen, ob eventuell ein Mangel eines Nährstoffes vorhanden ist und dies beim Arzt oder Heilpraktiker durch ein Blutbild testen lassen. Bei einer pflanzenbasierten Ernährung ist es wichtig, auf einige Nährstoffe zu achten und diese idealerweise einmal im Jahr zu testen. Zwar können fast alle Nährstoffe auch durch eine pflanzliche Ernährung zugeführt werden, allerdings schadet es nicht, sicherzugehen und gegebenenfalls kurartig zu supplementieren. Eine dauerhafte Supplementierung ohne Tests ist bei einer abwechslungsreichen, auf natürlichen Lebensmitteln basierenden Ernährung nur in Ausnahmen notwendig. Wir gehen im Ayurveda davon aus, dass wir ein Teil der Natur sind und verlassen uns somit darauf, dass die Natur uns mit allem versorgen kann, was wir benötigen. Eine Überprüfung anhand eines Blutbildes empfehle ich allerdings trotz dieser Annahme regelmäßig.

Eisen

Eisen ist ein essenzieller Nährstoff für unseren Körper, und Eisenmangel gilt heute als der häufigste Nährstoffmangel weltweit, unabhängig von pflanzlich basierter oder Mischkost-Ernährung. Frauen vor der Menopause haben aufgrund der Menstruation einen höheren Eisenbedarf als Männer. Bei Frauen liegt er bei circa 15 Milligramm pro Tag und im Gegensatz dazu bei 10 Milligramm pro Tag bei Männern. Bei Schwangeren liegt der Bedarf sogar bei 30 Milligramm pro Tag.

Eisen ist von hoher Relevanz für unser Energielevel, eine gesunde Schilddrüsenfunktion, Immunfunktion und Gehirnfunktion. Zudem ist Eisen für den Sauerstofftransport im Blut verantwortlich. Ein Eisenmangel verringert unsere Leistungsfähigkeit und unseren Energielevel. Zudem werden unser Immunsystem und unsere Konzentrationsfähigkeit geschwächt.

Es gilt, zwei Eisenarten zu unterscheiden. Zum einen das Nicht-Hämeisen in pflanzlichen Nahrungsmitteln und zum anderen das Hämeisen in Fleisch und Fisch. Auch tierische Produkte haben nicht zu 100 Prozent Hämeisen. Milchprodukte, Milch und Eier enthalten wie pflanzliche Lebensmittel auch nur Nicht-Hämeisen. Auch Fleisch und Fisch weisen nur zu 40 Prozent Hämeisen auf und zu 60 Prozent Nicht-Hämeisen. Diese Unterscheidung ist wichtig, da die Bioverfügbarkeit der Eisenarten unterschiedlich ist. Die Bioverfügbarkeit des in pflanzlichen Lebensmitteln vorkommenden Eisens ist deutlich geringer, wenn keine aufnahmesteigernden Substanzen zur gleichen Zeit aufgenommen werden.

Eisenreiche pflanzliche Lebensmittel sind zum Beispiel Kürbiskerne, Sesamsamen, Hanfsamen, Leinsamen, Pistazien, Haferflocken, getrocknete Aprikosen, Mandeln, Amaranth, Linsen, Spinat oder Quinoa. Um die Aufnahme des Eisens zu optimieren, empfiehlt es sich, diese Lebensmittel in Kombination mit Vitamin C oder Beta-Carotin aufzunehmen, wobei Vitamin C die bedeutendere Rolle spielt. Lebensmittel, in denen Vitamin C enthalten ist, sind zum Beispiel Paprika, Rosenkohl, Brokkoli, Grünkohl, Blumenkohl, Kohlrabi, Erdbeeren, Zitrone, Spinat, Rucola, Orange, Kiwi, Limette und Heidelbeeren. Nahrung, die viel Beta-Carotin enthält, sind zum Beispiel Süßkartoffeln, Karotten, Kresse, Spinat, Honigmelone, Feldsalat und Kürbis.

Calcium

Calcium wird meist mit der Knochengesundheit in Verbindung gebracht und diese wiederum oft mit Kuhmilch. Es hat jedoch nicht nur Calcium Einfluss auf unsere Knochen, sondern auch eine ausreichende Versorgung mit Vitamin D sowie in geringerem Maße auch Magnesium, Zink, Eisen, Selen, Vitamin C, Omega-3-Fettsäuren und einige weitere. Zudem ist regelmäßige körperliche Betätigung für gesunde Knochen von hoher Bedeutung. Das Thema Knochengesundheit und Calcium ist demnach ein wenig komplexer als der Verzehr von Kuhmilch. Diese kann einen Teil der Calciumversorgung übernehmen, allerdings sollten wir berücksichtigen, dass der Verzehr für manche Menschen durch eine Laktoseintoleranz nicht infrage kommt. Viele pflanzliche Lebensmittel haben ebenfalls einen sehr nennenswerten Gehalt an Calcium und können zu einer ausreichenden Versorgung beitragen.

Es herrscht noch keine Einigkeit darüber, wie viel Calcium pro Tag wirklich empfohlen wird, und auch Bluttests können eine Unterversorgung nicht bestimmen. Calcium zu supplementieren, ohne zu wissen, dass es einen Mangel gibt, kann negative Folgen haben und ist daher nur in Absprache mit einem Arzt oder Heilpraktiker zu empfehlen. Wichtig ist allerdings, dass Vitamin D für eine gute Resorption von Calcium notwendig ist. Vitamin D kann getestet werden, was sinnvoll ist, wenn du viel in geschlossenen Räumen arbeitest und in einem Land mit recht wenig Sonne im Winter lebst. Vitamin D wird auch als Sonnenhormon bezeichnet, da unser Körper es selbst bilden kann, wenn wir ausreichend Sonnenlicht ausgesetzt sind. Eine Exposition von 15 Minuten pro Tag ist in der Regel ausreichend, je nach Intensität der Sonnenstrahlen. In sonnenarmen Ländern kann die Vitamin-D-Versorgung im Winter in einen Mangel geraten, daher ist es unter Umständen angebracht, dieses Vitamin zu supplementieren. Sprich hierzu am besten mit deinem Hausarzt oder Heilpraktiker.

Lebensmittel, die Calcium enthalten, sind zum Beispiel: Grünkohl, Brokkoli, Rucola, Sesamsamen, Brennnesseln, Chiasamen, Mandeln, Haselnüsse, Leinsamen, Pistazien, Amaranth oder Haferflocken.

Zink

Zink ist ein Spurenelement, welches sich zum größten Teil in der Muskulatur befindet, aber auch in den Knochen und in anderen Gewebestrukturen, der kleinste Teil ist in unserem Blut zu finden. Zink ist Bestandteil von mehr als 300 Enzymen und demnach auch an mehr als 300 Prozessen im Körper beteiligt. Bereiche, auf die Zink Einfluss hat, sind unter anderem das Immunsystem, der Energielevel, die Hormonbalance, unsere Haut und Gedächtnisleistungen. Auch unsere Appetitregulation, der Geruchssinn und das Sehvermögen werden von Zink beeinflusst. Zink kann aufgrund des geringen Vorkommens im Blut nicht ideal mit einem Blutbild gemessen werden, daher sollte grundsätzlich auf Lebensmittel mit einem guten Zink-Verhältnis Wert gelegt werden. Sesamsamen und somit auch das Sesammus Tahin sind hier die Spitzenreiter. Weitere Lebensmittel mit Zink sind Kürbiskerne, Sonnenblumenkerne, Leinsamen, Chiasamen, Haferflocken, Erdnüsse, Walnüsse, Mandeln, Amaranth, Linsen, Vollkornpasta, Hanfsamen und Kichererbsen. Zink kommt generell in pflanzlichen Lebensmitteln in etwas geringerem Maße vor, sodass es sinnvoll sein kann, die Bioverfügbarkeit zu optimieren. Bei Zink ist dies zum Beispiel durch den gleichzeitigen Verzehr von Orangen, Kiwis, Himbeeren oder Erdbeeren möglich, da die enthaltene Zitronensäure die Absorption von Zink erhöht. Den gleichen Effekt hat Apfelsäure, welche zum Beispiel in Rhabarber, Aprikosen, Kirschen oder Pflaumen enthalten ist. Der Konsum von Alkohol, Rauchen und auch Stress können den Zinkverbrauch vermehren.

Jod

Jod ist insbesondere wichtig für die Schilddrüse und ihre Hormone, sowohl eine Unter- als auch eine Überversorgung kann Probleme verursachen. Jod ist in Milchprodukten und Meeresfrüchten enthalten. Bei einer pflanzlich basierten Ernährung kann demnach zu Salz gegriffen werden, welches mit Jod angereichert ist. Eine natürliche Alternative sind Meeresalgen, die sich inzwischen mehr und mehr an Beliebtheit erfreuen und oft schon in gut sortierten Bio-Supermärkten zu finden sind. Teils haben die Algen einen sehr hohen Gehalt an Jod, weswegen sich nur bestimmte Arten wirklich für den Verzehr eignen und nicht zu einer Überversorgung führen. Nori- oder Wakamealgen sind zwei Beispiele. Zwei Noriblätter können beispielsweise den Tagesbedarf an Jod decken. Auf der Verpackung von qualitativ hochwertigen Algenblättern sollte die Verzehr- und Zubereitungsempfehlung vermerkt sein. Auch Gemüse wie Stangensellerie, Radieschen oder Paprika können Jod enthalten, allerdings ist die Menge von der Beschaffenheit der Böden abhängig und kann daher sehr stark schwanken. Solltest du hormonelle Probleme vermuten oder dich enorm energielos fühlen, kannst du deinen Jodspiegel über ein Blutbild testen lassen.

Selen

Selen ist ein Spurenelement, das positive Wirkungen auf die Schilddrüse und die Fruchtbarkeit hat. Selen wird unter anderem mit einer Reduktion des Krebsrisikos, kardiovaskulären Erkrankungen und Diabetes Typ 2 in Verbindung gebracht. Studien zeigen allerdings teils unterschiedliche Ergebnisse, und eine weitere Erforschung dieses Spurenelementes steht weiterhin aus. Selen soll entzündungshemmend sein und antirheumatische Effekte auf unseren Körper haben.

Sowohl die Unter- als auch die Überversorgung mit Selen kann gesundheitliche Konsequenzen mit sich bringen. Bei einer längeren Überversorgung kann es zum Beispiel zu Müdigkeit, Haarverlust oder Nagelverfärbungen kommen. Bei einer schwedischen und einer britischen Studie wurde allerdings festgestellt, dass die getesteten Personen mit pflanzlicher Ernährung eher zu einem Mangel tendieren als Mischköstler. Daher sollten bewusst Lebensmittel mit Selengehalt in die Ernährung integriert werden. Der Selengehalt der Nahrungsmittel variiert aufgrund des Selengehalts im Boden, wo die Pflanzen gewachsen sind, und kann daher nicht genau angegeben werden. So ähnlich verhält es sich auch mit Selen aus tierischer Herkunft, da es beim Fleisch auf die Nahrung des Tieres ankommt. Die beste pflanzliche Selenquelle sind Paranüsse. Die Herausforderung sind allerdings die schwankenden Werte, welche bei diversen Tests festgestellt wurden und teils den Tagesbedarf über- oder unterschreiten. So kommt es auch zu verschiedenen Empfehlungen von zwei bis zehn Paranüssen pro Tag. Tendenziell sind diese Nüsse eine gute, natürliche Selenquelle. Bei Verdacht auf einen Mangel kann ein Bluttest Aufschluss geben und gegebenenfalls kann dann mit Supplementen gearbeitet werden.

Vitamin B12

Alle bisher genannten Nährstoffe können über eine ausgewogene, natürliche Ernährung gut aufgenommen werden. Eine Ausnahme bildet Vitamin B12, welches fast ausschließlich in tierischen Produkten gefunden wird. Solltest du dich nicht an einer flexitarischen Kost orientieren, also gelegentlich hochwertiges, biologisches Fleisch essen, ist dies ein Nährstoff, der supplementiert werden sollte. Vitamin B 12 spielt eine Rolle im Rahmen unseres Nervensystems, ist wichtig für unsere Hormonbalance, hilft uns beim Entgiften und ist für eine normale Gehirnfunktion relevant. Bei der Wahl des richtigen Präparats kann dich ein Arzt, ein Heilpraktiker oder Ernährungs- oder Vitalstoffexperte unterstützen.

Finde deine individuelle Balance

Auf den letzten Seiten hast du viel über Mikronährstoffe gelernt. Die Betrachtung ist nicht auf den Ayurveda zurückzuführen. Ich persönlich finde allerdings, dass in einer modernen Interpretation von Ayurveda diese Themen nicht außer Acht gelassen werden sollten. Trotzdem liegt unser Hauptaugenmerk nicht auf ihnen. Die Kernaussage all dieser Fakten und das, was ich dir mitgeben möchte, ist, dass du dich ausgewogen, natürlich und abwechslungsreich ernährst. Oft erlebe ich, dass die Umstellung auf diese Art der Ernährung leichter fällt, wenn das nötige Hintergrundwissen vorhanden ist. Auch meine KlientInnen motiviert dieses Wissen, und ich glaube daran, dass die Integration einer natürlichen, ausgewogenen Ernährung dadurch viel erstrebenswerter erscheint. Denke allerdings daran, dass es immer auf die Balance ankommt. Nicht jede Mahlzeit muss immer die optimale Nährstoffzusammensetzung haben. Manchmal essen wir auch einfach für die Seele und nicht für unsere Körperfunktionen, und auch das ist wichtig. Gesundheit ist so viel mehr als die Menge der Nährstoffe oder Kalorien, es ist das Zusammensitzen bei einem guten Mahl mit der Familie, es ist die Freude beim Kochen und Experimentieren in der Küche, es ist das Essengehen bei einem guten Italiener mit Freunden.

AUSGEWOGENE ERNÄHRUNG LEICHT GEMACHT

Bei all diesem Wissen ist mir die Praxisnähe sehr wichtig. Du hast nun sehr viel zu den verschiedenen Lebensmittelgruppen, zu Makronährstoffen, Ballaststoffen und kritischen Nährstoffen gelernt. Wie übersetzen wir das nun in den Alltag? Die Lösung ist denkbar einfach. Iss zu einem großen Teil pflanzliche Lebensmittel und variiere die Lebensmittel, die du zu dir nimmst. Eine abwechslungsreiche Form der Ernährung ist das A und O. In diesem Buch wirst du oft ähnliche Gemüsesorten finden, da ich darauf geachtet habe, dass du sie gut mit zur Arbeit nehmen kannst. Tausche daher, wenn es passt, gerne die Gemüsesorten aus, wechsle zu saisonalen Lebensmittel und versuche, so viele verschiedene natürliche Lebensmittel pro Woche zu dir zu nehmen, wie du kannst – nicht immer alles in einer Mahlzeit, aber über jeden Tag verteilt. Das ist die Essenz der letzten Seiten, die du für deinen Alltag mitnehmen kannst.

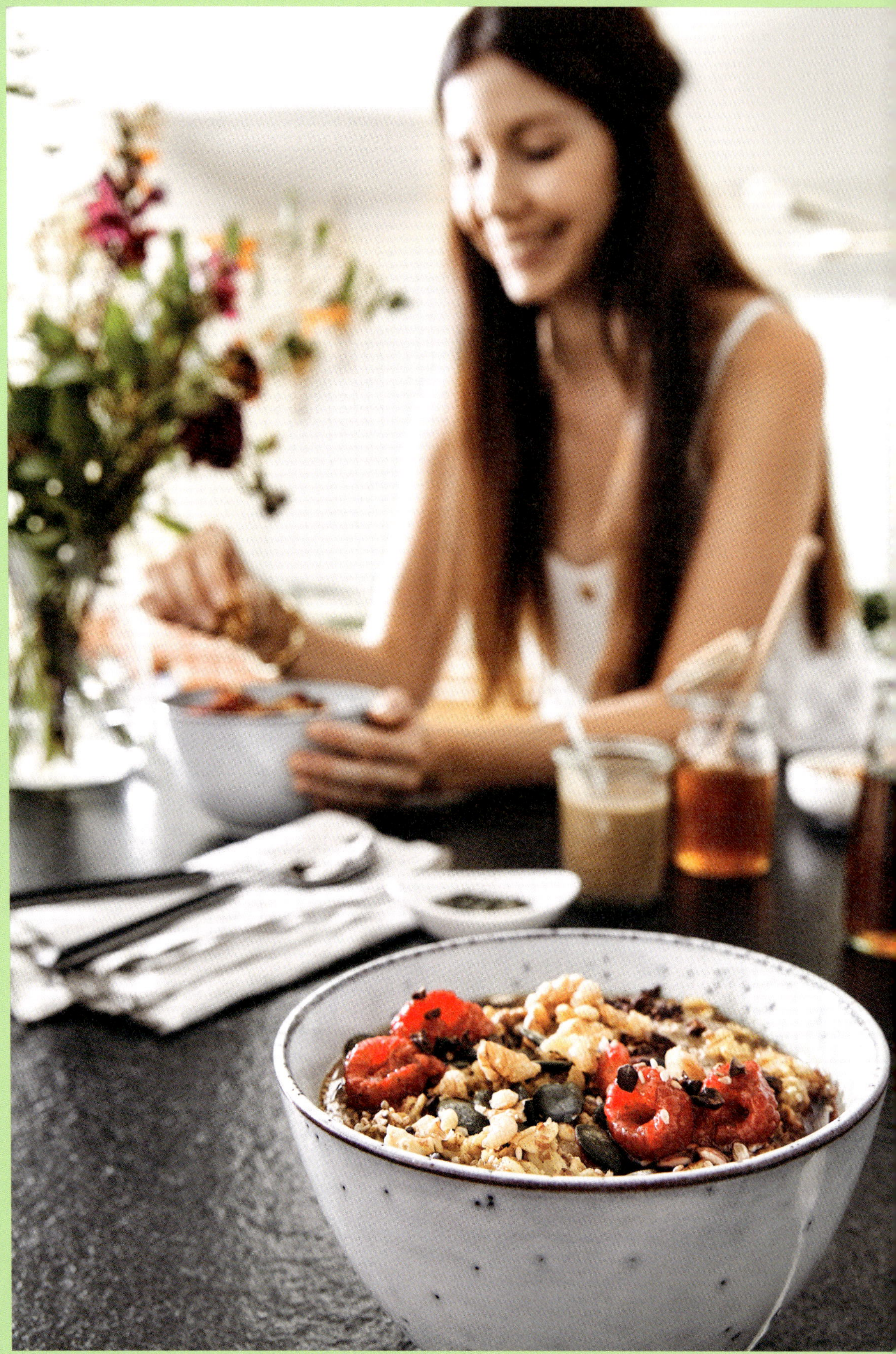

Ayurveda im (Berufs-)Alltag: Möglichkeiten und moderne Interpretation

Wenn du Lust hast, Ayurveda in dein Leben zu lassen, wirst du um das Kochen nicht herumkommen. Moment – das ist etwas negativ ausgedrückt. Du wirst es lieben lernen, die Düfte in der Küche einzuatmen, neue Gemüsesorten auszuprobieren und verschiedene Facetten an Geschmäckern in einfachen Gerichten zu entdecken. Vielleicht wird das Kochen sogar eine Art Meditation für dich. Das alles muss gar nicht so viel Zeit in Anspruch nehmen. Auch ich verbringe pro Tag sehr selten mehr als eine Stunde in der Küche, obwohl ich oft zwei- und manchmal sogar dreimal am Tag frisch koche. Das funktioniert bei mir, da ich inzwischen den Luxus genießen darf, in der Regel von zu Hause aus zu arbeiten. Das muss aber wirklich nicht dein Anspruch werden. Stell dir allerdings einmal vor, dass du ein- oder zweimal am Tag ein selbst gekochtes, leckeres, für dich zuträgliches Essen genießen darfst. Stell dir vor, wie wohl du dich nach diesen Mahlzeiten fühlst, wie du vor Energie sprühst und wie sich das auf dein ganzes Leben auswirken könnte. Du könntest diesem Bild mit 20 bis 40 Minuten pro Tag in der Küche ein großes Stück näherkommen. Im Folgenden findest du einige Vorschläge, wie du dieses Buch und die Rezepte nutzen kannst.

Frühstück

Ein Frühstück vorzubereiten, dauert meist nicht mehr als zehn Minuten. Ich liebe unser Frühstücksritual, und es gibt tatsächlich nur selten einen Tag, an dem ich nicht gemeinsam mit meinem Partner ein ausgedehntes Frühstück genieße. Das ist unsere Priorität, passt aber nicht in jeden Alltag. Die Vorschläge für dein Frühstück in diesem Buch lassen sich alle problemlos mit zur Arbeit nehmen. Du kannst sie teils schon am Abend vorbereiten und morgens nur kurz erwärmen oder du bereitest sie direkt morgens zu. Du findest eine Vielzahl an Porridges, die du in einem Thermobehälter mitnehmen kannst. Es bietet sich an, einige leckere Toppings für die Porridges auf der Arbeit zu lagern, sodass du sie vor Ort nach Belieben noch etwas abwandeln kannst. Tahin, Mandelmus, Honig, Nüsse, Samen oder Datteln müssen nicht gekühlt werden und bringen immer neue Nuancen in dein Porridge.

Du findest bei den Frühstücksgerichten auch Rezepte für herzhafte Muffins oder Obst mit einem leckeren Dressing. Granola-Rezepte, welche du mit etwas erwärmter Milch essen und auch mit Haferflocken kombinieren kannst, sind eine ideale Option bei wenig Zeit. Die Granola-Rezepte kosten dich weniger als zehn Minuten Arbeitszeit, und du hast für mindestens eine Woche ein ausgezeichnetes Frühstück.

Diese leckeren Gerichte wechseln sich bei mir zu Hause mit den Brotrezepten ab, welche ein eigenes kleines Kapitel bekommen haben. Den Großteil meines Lebens habe ich Brote und Brötchen gefrühstückt und möchte diese auch heute nicht missen. Dafür sehe ich bei einer kräftigen Verdauung und guter Verträglichkeit auch keinen Grund. Ein selbst gebackenes Brot mit vollwertigen Zutaten kann uns erden, nähren und glücklich machen. Aus ayurvedischer Sicht sollten wir nur darauf achten, womit wir das Brot essen. Wir werden eher weniger ein Wurst- oder Käsebrot verzehren. Ein Brot mit etwas Ghee, einigen Tomaten- oder Radieschenscheiben, etwas Chili oder Pfeffer machen es zum einen leichter und zum anderen weniger trocken. Ich esse auch gerne selbst gemachte Nussbutter mit etwas Marmelade auf dem Brot oder eine zerdrückte Avocado. So versorge ich mich mit einer extra Portion Nährstoffen und gesunden Fetten. Dies ist allerdings eine recht schwere Variante, bei der du darauf achten darfst, wie sie dir bekommt. Die Oliven-Tapenade oder die mallorquinische Gemüsepaste sind übrigens unschlagbar auf dem Kümmel-Karotten-Brot. Hör auf deinen Körper, achte darauf, was dir am Morgen guttut und gestalte dein Frühstück demnach.

Mittagessen

Die Vorbereitung für dein Mittagessen kann schon am Abend vorher stattfinden. Abends kochst du eine frische Mahlzeit, die du direkt genießen kannst. Eine Portion nimmst du dann am nächsten Tag mit zur Arbeit. Ich verfolge die Regel, dass nichts, was ich esse, älter als 24 Stunden sein sollte. Am wertvollsten ist die Mahlzeit natürlich frisch, allerdings ist die 24-Stunden-Regel deutlich realistischer und demnach auch viel motivierender. Eine aufgewärmte, selbst gekochte Mahlzeit ist im Gegensatz zu dem klassischen Kantinenessen meiner Erfahrung nach oft zu bevorzugen.

Über die Vorteile von warmen Speisen hast du schon einiges gelernt. Daher eignen sich viele Gerichte in diesem Buch auch zum Aufwärmen. Damit du nicht die Mikrowelle benutzen musst, hilft dir ein Thermobehälter. Ich habe davon mehrere und nutze sie sowohl für das Frühstück als auch für das Mittagessen, wenn ich unterwegs bin und weiß, dass ich sonst nichts Nahrhaftes zu essen bekomme. Die Thermobehälter ermöglichen dir, dein vorgekochtes Essen morgens aufzuwärmen und einige Stunden später eine warme Mahlzeit zu genießen. Gerade Suppen, Eintöpfe und Currys eigenen sich für dieses Vorgehen ideal. Natürlich kannst du dich auch dafür entscheiden, morgens dein Essen für mittags vorzukochen, so ist es noch frischer. Für manche meiner KlientInnen ist dieses Vorgehen ideal. Es kommt aber darauf an, ob du ein Frühaufsteher bist, wann dein Arbeitstag beginnt und wie flexibel du diesen gestalten kannst.

Tipps zum Nutzen des Thermobehälters

Thermobehälter sind praktisch, um unterwegs eine warme Mahlzeit essen zu können. Wichtig ist, dass du den Thermobehälter mit heißem Wasser vorwärmst, bevor du die erwärmte Mahlzeit hineingibst. So gibt die Mahlzeiten nach dem Erwärmen nicht zu viel von ihrer Hitze an den Behälter ab. Das Gericht sollte zudem recht heiß sein, allerdings ist es gleichzeitig wichtig, darauf zu achten, dass du es morgens nicht zerkochst. Wenn du das Gericht abends kochst, hilft das Achtgeben auf eine gewisse Bissfestigkeit ebenfalls, den Geschmack am nächsten Tag zu erhalten.

Wenn du an deinem Arbeitsplatz eine Herdplatte hast, würde ich das Essen nicht vorgewärmt mit zur Arbeit nehmen, sondern es dort erwärmen. Solltest du bei der Arbeit eine Küche, aber keinen Herd haben, kann es sinnvoll sein, mit deinen Kollegen über die Anschaffung einer Induktionsplatte nachzudenken. Diese gibt es inzwischen günstig zu erwerben, und du kannst sie in eurer Büroküche platzieren. Ich habe länger in einem Konzern gearbeitet, in dem alle Elektrogeräte vor Verwendung überprüft werden mussten. Sprich also mit deinem Arbeitgeber, was gestattet ist und was nicht.

Die Bowl- und Salatrezepte eienen sich sowohl zum warmen als auch zum zimmertemperierten Verzehr. Wenn du sie abends kochst, kannst du sie warm verzehren und am nächsten Mittag auf der Arbeit bei Zimmertemperatur essen. Die Speisen sollten dabei nicht direkt aus dem Kühlschrank kommen und nicht sehr kalt sein.

Bei den Rezepten findest du unter »Optionen für den Alltag« zahlreiche Tipps, wie du das Gericht beispielsweise mitnehmen, variieren und am nächsten Tag aufwerten kannst. Generell kannst du die vorgekochte Mahlzeit immer mit einigen Nüssen, Samen oder frischen Kräutern aufwerten, die du erst vor dem Verzehr dazu gibst.

Abendessen

Das Abendessen versorgt dich durch das Kochen mit frischen Zutaten mit allem, was du brauchst. Du hast schon darüber gelesen, dass wir im Ayurveda gerne wenige Zutaten verwenden, dafür aber die Zutaten durchwechseln, um von allen Nährstoffen zu profitieren. Der praktische Vorteil am Abend ist, dass du nicht endlose Zeit mit dem Schneiden von unterschiedlichen Gemüsesorten zubringen wirst. Die Rezepte sind so einfach wie möglich gehalten, ohne langweilig zu werden. So kochen wir sowohl zeiteffizient als auch ayurvedisch.

Planung

Die Planung von Mahlzeiten kann unglaublich viel Spaß machen. Vielleicht möchtest du es so wie ich als festes Ritual etablieren. Ich plane gerne am Montagmorgen die Mahlzeiten für die ganze Woche, gehe oft direkt einkaufen und starte meinen Arbeitstag etwas später als an den anderen Tagen. Wenn du früh zur Arbeit fährst und weniger flexibel bist, ist es sinnvoll, die Wochenplanung samstags vorzunehmen, sodass du noch Einkäufe für die erste Wochenhälfte erledigen kannst. Viele Lebensmittel wirst du bereits zu Hause haben, wenn du dich an der ayurvedischen Vorratskammer orientierst. Lebensmittel wie Obst, Gemüse oder Kräuter solltest du so frisch wie möglich kaufen. Schreibe immer eine Einkaufsliste, so weißt du, was du noch zu Hause hast, und musst nichts unnötig wegschmeißen.

Meine 24-Stunden-Regel gilt besonders für Obst, Gemüse und einige Hülsenfrüchte, die schnell matschig werden. Es kann Sinn ergeben, Getreide wie Quinoa, Bulgur oder Hirse für zwei oder drei Tage vorzukochen und deine Beilage so bereits vorbereitet zu haben. Auch Hülsenfrüchte, die normalerweise lange kochen müssen, wie Belugalinsen, kannst du für mehrere Mahlzeiten vorbereiten.

Der Sonntagabend eignet sich dafür gut. Für dieses Vorgehen ist die Wochenplanung wichtig, damit du weißt, welche Hülsenfrüchte oder Beilagen du in mehreren Gerichten verwenden möchtest und demnach die richtige Menge kochst. Suche dir dann unter der Woche einen weiteren Abend, an dem du vielleicht ein besonderes einfaches und schnelles Gericht zubereitest und parallel Getreide für den Rest der Arbeitswoche vorbereiten kannst.

Meal Prep à la Ayurveda – eine Zusammenfassung

Basic

Koche abends ein Gericht, welches du am nächsten Tag mittags aufgewärmt oder in Zimmertemperatur nochmals essen kannst. Wärme es morgens auf und nimm das Essen in deinem Thermobehälter mit, wenn du auf der Arbeit nicht die Möglichkeit hast, das Essen aufzuwärmen.

Advanced

Koche wie in der Basic-Variante auch abends immer frisch und nimm am nächsten Tag das Gericht nochmals mit zur Arbeit. Bereite zusätzlich Getreide und Hülsenfrüchte, die lange kochen müssen, bereits am Wochenende vor und spare so unter der Woche Zeit.

Pro

Bereite neben den Getreidesorten und festkochenden Hülsenfrüchten bereits diverse Dressings, Dips und eventuell Snacks für die Woche vor. Schau im Kapitel »Grundrezepte« zudem für weitere Rezepte wie Hafermilch oder Instand Gemüsebrühe vorbei.

Individualisiere deine Mahlzeiten abgestimmt auf deinen Alltag

Mir ist durchaus bewusst, dass viele Menschen es vielleicht nicht jeden Tag schaffen werden, abends frisch zu kochen, morgens das Gericht aufzuwärmen und mit zur Arbeit zu nehmen oder auch morgens für mittags vorzukochen, auch wenn es mich selbst manchmal überrascht, wie viele meiner KlientInnen dies in ihren Alltag integrieren – sicherlich, weil sie nach kurzer Zeit die positiven Effekte spüren. In Beratungen suchen wir nach individuellen Ansätzen, um die Ernährung zu optimieren. Das sind auf keinen Fall immer die ayurvedischen Bilderbuchlösungen, und das ist auch in Ordnung. Es kommt nicht auf jede einzelne Mahlzeit an, sondern auf den Großteil der Mahlzeiten während des gesamten Lebens. Ayurveda bedeutet, Verantwortung über deine Gesundheit und dein Glück zu übernehmen, suche daher nach individuellen Lösungen, nach Optionen, die für dich stimmig erscheinen und so nah wie möglich an den ayurvedischen Empfehlungen liegen. Als Inspiration findest du hier ein paar Lösungen, die ich mit der Zeit mit einigen meiner KlientInnen gefunden habe.

Solltest du aktuell eher einen Kapha-Zustand haben, kann es für dich sinnvoll sein, das 16:8-Fasten auszuprobieren. 16 Stunden am Tag nimmst du keine Kalorien zu dir und 8 Stunden am Tag sind für die Nahrungsaufnahme vorgesehen. In diesen 8 Stunden kannst du zwei Mahlzeiten einplanen. Das 16:8-Fasten hat zahlreiche gesundheitliche Vorteile und ist aus ayurvedischer Sicht gerade für die Kapha-Konstitution sehr gut geeignet. Die Option, abends etwas zu kochen und am nächsten Mittag mitzunehmen, würde auch hier theoretisch funktionieren, allerdings ist die Ernährung dann nicht sehr abwechslungsreich. In diesem Fall ist es eine Überlegung wert, ob du dir vorstellen könntest, dein Frühstück später in den Tag zu legen, zum Beispiel um 11 oder 12 Uhr, sozusagen als Mittagessen. Ein Porridge oder eine Brotmahlzeit ist sehr sättigend und zugleich lecker. Abends kannst du dann ein frühes, frisch gekochtes Abendessen einplanen, welches auch etwas größer ausfallen darf als bei einem Drei-Mahlzeiten-System.

Wenn du ein Drei-Mahlzeiten-System verfolgst, können die Frühstücks-Varianten wieder eine Lösung darstellen. Morgens kannst du ein Porridge essen, etwas Bananenbrot mit Nussbutter, herzhafte Frühstücksmuffins oder auch den sonnengeküssten Dal mit Granola. Mittags kannst du eine Brotzeit einplanen und durch verschiedene Dips wie Hummus (S. 224) oder die Weiße-Bohnen-Kurkuma-Paste (S. 231) deine Proteine integrieren. Auch die anderen Dips wie die Oliven-Tapende, die mallorquinische Gemüsepaste und der grüne Gemüsedip versorgen dich mit Nährstoffen.

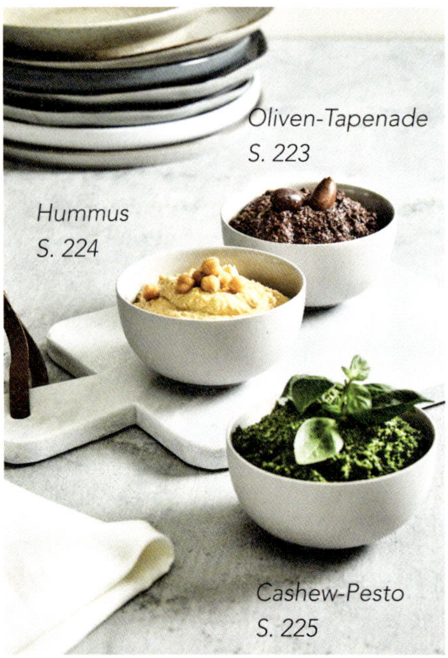

Mit verschiedenen Dips lässt sich das Mittagessen schnell optimieren.

Wenn dir eine Kantine zur Verfügung steht, würde ich dir sowohl bei dieser als auch der ersten Option empfehlen, mittags je nach Verträglichkeit einen Beilagensalat oder etwas Gemüse zu bestellen. Als Soße können dir die diversen Dips dienen. Ich esse zum Beispiel sehr häufig Gemüse mit verschiedenen Pestos. Sie schmecken definitiv nicht nur zu Pasta unglaublich gut, und du kannst sie für drei bis vier Tage gut vorbereiten. Auch Dressings aus Essig, Öl und Nussmus sind eine klasse Variante für das Kantinen-Gemüse. Sie versorgen dich mit gesunden Fetten und zahlreichen anderen Nährstoffen. Solltest du gerade keines der Brote aus diesem Buch zu Hause haben, können gekaufte Vollkorn-Wraps in guter Qualität eine Alternative sein. Ich habe selbst meist welche zu Hause und fülle sie mir bei wenig Zeit mit übrig gebliebenem Gemüse vom Vortrag. Dazu kann fast jeder Dip aus diesem Buch kombiniert werden, und schon hast du eine vollwertige Mahlzeit. An all diesen Möglichkeiten siehst du, dass es keine One-fits-all-Lösung gibt. Es handelt sich um einen Prozess, der für jeden individuell ist und der sich entwickeln darf.

Individualisiere deine Mahlzeiten abgestimmt auf deinen Vikriti-Zustand.	
Ist-Zustand	**Wie du Mahlzeiten aggravationsgerechter gestalten kannst**
Vata-Aggravation	Verwende kaum Schärfe: vermeide Chilis, nutze Ingwer für eine gut bekömmliche Schärfe. Gib bei leichten Gerichten etwas mehr Substanz durch Getreide oder ungesättigte Fette hinzu. Gib einen Spritzer Limette über die fertigen Mahlzeiten. Arbeite mit dem Agni-Booster auf S. 239. Arbeite mit milden, verdauungsfördernden Gewürzen wie Fenchel, Kümmel, Anis. Verfeinere deine Speisen mit Thymian. Dünste bei entsprechenden Gerichten gerne ein wenig Obst mit. Gib häufiger Nüsse und Samen über deine Speisen.
Pitta-Aggravation	Reduziere den scharfen Geschmack, verwende nur gut verträgliche Schärfe wie die aus Ingwer in Maßen. Reduziere den sauren Geschmack in deinen Mahlzeiten. Greife lieber zu Limette als zu Zitrone. Integriere bittere Kräuter in deine Mahlzeiten wie Löwenzahn, Schafgarbe oder Wegwarte. Trinke täglich einen bitteren Tee. Nutze statt des Wassers in Curryrezepten Kokoswasser. Verfeinere deine Gerichte vermehrt mit Kurkuma, frischem Koriander und Minze.
Kapha-Aggravation	Tausche edelsüßes Paprikapulver durch scharfes aus. Nutze eine Prise Chiliflocken für deine Gerichte. Verdünne schwere Dressings mit etwas Wasser. Integriere bittere Kräuter in deine Mahlzeiten wie Löwenzahn, Schafgarbe oder Wegwarte. Trinke täglich einen bitteren Tee. Nutze in den Rezepten etwas mehr Wasser und etwas weniger Kokosöl. Verfeinere deine Gerichte mit etwas schwarzem Pfeffer, Ingwer und Liebstöckel. Reduziere die Portionsgröße etwas bei sehr schweren Speisen. Tausche Gemüsesorten wie Süßkartoffel, Rote Bete oder Karotte ruhig zu einem Teil mit Zucchini, Brokkoli oder Paprika aus.

Kantinenessen und Restaurantbesuch

Manchmal wird es sicherlich Tage geben, an denen du Essen aus der Kantine zu dir nehmen wirst oder mit Kollegen in ein Restaurant gehst. Aber auch hier können wir mit simplen Maßnahmen ein wenig mehr Nährstoffe integrieren und die Gerichte bekömmlicher gestalten. Dazu gleich mehr. Lass uns erst einen Blick darauf werfen, welche Restaurants eher zu Ayurveda passen und welche etwas weniger.

In jeder Küche gibt es solche und solche Gerichte, und diese gilt es zu unterscheiden. Nehmen wir ein italienisches Restaurant als erstes Beispiel. Eine Portion Pasta mit einer Gemüsesoße wird dir wahrscheinlich mehr Energie liefern als ein Pastagericht mit Gorgonzolakäse. Ebenso verhält es sich auch mit der Pizza. Durch etwas Chiliöl auf der Pizza kannst du dein Verdauungsfeuer jedoch ganz gut unterstützen.

Mexikanisches Essen kann sehr lecker sein, durch die Weizentortilla und richtig viel Käse ist eine Enchilada allerdings meist sehr schwer. Achte hier auf die Portionsgröße und nimm dir gegebenenfalls Reste mit. So vermeidest du, dass dein Agni aufgibt. Ein Burrito mit Reis und Bohnenpaste ist von den Nährstoffen her schon etwas besser, allerdings ist auch diese Kombination nicht immer verträglich, was vor allem auch für die oft großen Portionen gilt. Achte also auch hier darauf, dass dein Magen nicht mehr als zu einem ¾ gefüllt wird.

Ein gutes asiatisches Restaurant ist meist eine optimale Wahl zum essen gehen. Der Fokus liegt hier oft auf Gemüse, Reis und sogar frischen Kräutern. Achte bei viel Vata darauf, nicht zu scharf zu essen.

Die Deutschen lieben den Döner, und er war gerade bei meinen männlichen Kollegen im Konzern eine beliebte Alternative zur Kantine. Oft bietet ein solcher Imbiss auch eine Falafel in einem Wrap mit Salat an. Diese Option würde ich eher empfehlen. Auch hier kannst du wieder mit der Portionsgröße spielen. Dabei muss das übrig gebliebene Essen nicht weggeschmissen werden. Du kannst es einfach zu einer Portion Gemüse am Abend essen.

Egal, welches Restaurant du auswählst oder welches Gericht in der Kantine, hier ein paar Tipps für kleine Helfer, die du immer nutzen kannst. Erstelle dir dein eigenes kleines »Superfood«-Lager auf der Arbeit. Du kannst selbst gemachte oder gekaufte Gewürzmischungen über dein Essen geben und deine Verdauung so unterstützen. Selbst hergestellte Gewürzmischungen kannst du sogar auf deinen aktuellen Ist-Zustand abstimmen. Schau zum Beispiel in unserer kleinen Gewürz- und Kräuterkunde nach, welche Gewürze und Kräuter sich für dich aktuell besonders gut eignen. Genauso verhält es sich mit getrockneten Kräutern. Über frische Kräuter hatten wir an anderer Stelle schon gesprochen – auch diese können das Kantinenessen bekömmlicher und nährstoffreicher machen. Eine sehr verdauungsfördernde Mischung aus dem Ayurveda, die sich auch zum Würzen eignet, ist die Kräutermischung Hingvasthak. Du kannst sie zum Essen geben oder einen halben Teelöffel vor dem Mittagessen mit etwas Öl einnehmen. Das Öl ist wichtig, da die Wirkstoffe fettlöslich sind und durch das Öl besser vom Körper aufgenommen werden können.

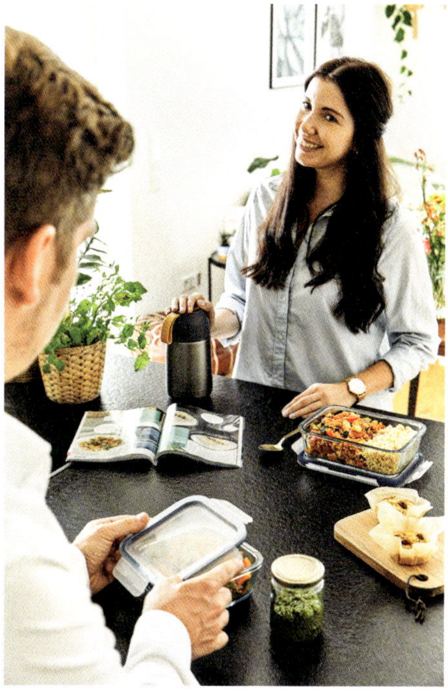

Ayurveda-Küche für unterwegs

Wenn dir ein Kühlschrank zur Verfügung steht, kannst du einige Scheiben dünn geschnittenen Ingwer in Limettensaft und Salz eingelegt vor dem Essen kauen, das Rezept dazu findest du auf S. 239. Das regt dein Agni sehr gut an, und die Mahlzeit wird besser verdaut. Ein Fenchel-Anis-Kümmeltee aus frischen Samen oder auch aus Teebeuteln kann deine Verdauung nach dem Essen unterstützen. Wenn du noch einen Schritt weiter gehen möchtest, kannst du auf der Arbeit in einer kleinen Dose eine Fenchel-Anissamenmischung lagern und einige Samen nach dem Essen gründlich kauen. Deine Verdauung wird sich sicherlich freuen.

Deine ayurvedische Vorratskammer

Ich verfolge den Ansatz, so frisch wie möglich und so flexibel, alltagstauglich und zeitoptimiert wie nötig. Das macht modernes Ayurveda für mich aus. Ich habe nicht immer die Zeit, Hülsenfrüchte über Nacht einzuweichen und am nächsten Tag eine halbe Stunde zu kochen. Ich kann nicht jedes Mal, wenn ich ein Gericht zubereite, eine frisch gemörserte Gewürzmischung aus ganzen Samen herstellen. Manchmal schaffe ich es auch nicht, frische Kräuter im Bio- oder Supermarkt zu kaufen. Ich gebe mir Mühe, zweimal die Woche frisches Obst und Gemüse zu kaufen, aber manchmal kommt der Alltag dazwischen und ich bin froh, einige Gemüsesorten im Tiefkühlfach zu haben.

Mit all diesen Themen habe ich täglich während meiner Beratungen mit KlientInnen zu tun. Es ist wichtig, dass wir einen Ansatz finden, der machbar und undogmatisch ist. Denn alles, wozu wir uns zwingen müssen, ist nicht nachhaltig, da wir es meist nicht durchhalten. Daher findest du im Folgenden einige Zutaten, die ich immer zu Hause habe. Teils kann aus diesen Nahrungsmitteln schon eine vollwertige Mahlzeit gezaubert werden, aber mit etwas frischem Gemüse und einigen frischen Kräutern bist du in jedem Fall optimal ausgestattet.

Gewürzpulver und getrocknete Kräuter

- Basilikum
- Chiliflocken
- Currypulver
- Fenchel
- Ingwer
- Kardamom
- Knoblauch
- Koriander
- Kreuzkümmel
- Kümmelsamen
- Kurkuma
- Lorbeerblätter
- Muskat
- Nelken
- Oregano
- Paprikapulver, edelsüß
- Paprikapulver, geräuchert
- Petersilie
- Thymian
- Zimt

(Glas)Konserven

- Erbsen
- Gehackte Tomaten
- Kichererbsen
- Kidneybohnen
- Kokosmilch
- Weiße Bohnen

Getreide und Co.

- Buchweizen
- Bulgur
- Feine Haferflocken
- Großblatt-Haferflocken
- Hirse
- Naturreis
- Quinoa
- Reisnudeln
- Vollkornpasta
- Vollkornwraps

Hülsenfrüchte

- Belugalinsen
- Berglinsen
- Linsenpasta
- Mung Dal
- Rote Linsen

Süßungsmittel

- Ahornsirup
- Datteln
- Honig

Öle, Fette und Essig

- Apfelessig
- Dunkler Balsamicoessig
- Ghee
- Kokosöl
- Olivenöl
- Sesamöl

Nüsse, Samen und Mus

- Cashewkerne
- Chiasamen
- Erdnussmus
- Hanfsamen
- Haselnüsse
- Kürbiskerne
- Leinsamen
- Mandelmus
- Mandeln
- Pistazien
- Sesamsamen
- Sonnenblumenkerne
- Tahin
- Walnüsse

Eingelegtes

- Gegrillte Paprika
- Getrocknete Tomaten
- Kalamata-Oliven ohne Stein
- Kapern

Mehle und Backzutaten

- Backpulver
- Buchweizenmehl
- Dinkelvollkornmehl
- Kichererbsenmehl
- Natron
- Roggenvollkornmehl

Tiefgekühltes

- Erbsen
- Grüne Bohnen
- Spinat

Sonstiges

- Hafermilch
- Kokosjoghurt
- Mandelmilch
- Rote Zwiebeln
- Rote-Bete-Saft
- Senf
- Steinsalz
- Tamari
- Tomatenmark
- Ungesüßtes Kakaopulver

Beispielhafter Wochenplan

Hier ein Beispiel für einen Wochenplan, wie du ihn dir Woche für Woche gestalten könntest. Sonntag und Mittwoch sind in diesem Plan die Tage, an denen du etwas mehr vorkochen kannst. In diesem Fall bereitest du Sonntag für die Woche ein Granola zu und Mittwoch zusätzlich zum Abendessen das Kümmel-Karottenbrot, Hummus und den Zitronen-Bulgur. Dein Mittagessen besteht immer aus dem Abendessen des Vortages, manchmal kombiniert mit einer Ergänzung des Frühstücks oder vorgekochtem Getreide. Teilweise kannst du Reste einfrieren und bist so für stressigere Phasen gut vorbereitet. Denk daran, dass es ein Prozess ist, die ideale Lösung für deinen Alltag zu finden. Sieh den Plan also als Inspiration und ergänze, ändere und optimiere, wie es für dich ideal ist.

	Frühstück	Mittagessen	Abendessen	Snack (optional)
Sonntag	Brötchen (S. 168) mit Mandelmus (S. 156 oder gekauftes Mus) und Oliven-Tapenade (S. 223) (ein Brötchen für Montag aufbewahren, Rest optional einfrieren)	Zucchini-Paprika-Curry (S. 220) mit Tamari-Reis (S. 234)	Gemüse-Minestrone (S. 202)	Kakao-Erdnuss-Energy-Balls (S. 244)
Montag	Exotisches Kokos-Mango-Granola mit warmer Hafermilch (S. 141)	Gemüse-Minestrone mit Brötchen und Oliven-Tapenade	Süßkartoffel-Chili (S. 198)	Kakao-Erdnuss-Energy-Balls
Dienstag	Warmes Bircher Müsli (S. 144) (am Abend vorher vorbereiten)	Süßkartoffel-Chili	Fruchtig frischer Quinoasalat (S. 186)	Kakao-Erdnuss-Energy-Balls
Mittwoch	Exotisches Kokos-Mango-Granola mit warmer Hafermilch	Fruchtig frischer Quinoasalat (S. 186)	Karottensuppe (S. 200)	Geröstete süß-salzige Mandeln (S. 246)
Donnerstag	Kümmel-Karotten-Brot (S. 170) mit Hummus (S. 224) oder Avocado und Mandelmus	Karottensuppe mit Zitronen-Bulgur-Einlage (S. 200)	Brokkoli-Süßkartoffel-Gemüse mit Pesto (S. 190)	Geröstete süß-salzige Mandeln
Freitag	Carrot-Cake-Porridge (S. 142)	Brokkoli-Süßkartoffel-Gemüse mit Pesto und Hummus als Wrap	Pastinaken-Curry (S. 214) (optional Rest einfrieren)	Power-Kakao (S. 254)
Samstag	Kümmel-Karotten-Brot zum Beispiel mit Hummus, Avocado, oder Mandelmus	Grüne Naturreis-Pfanne mit Gemüse und Tahindressing (S. 174)	Marokkanische Gemüse-Tajine (S. 196) (optional Rest einfrieren)	Bananenbrot (S. 243)

BEISPIELHAFTE EINKAUFSLISTE

Hier siehst du die Einkaufsliste, die alle Zutaten für den beispielhaften Wochenplan enthält. An dieser Liste kannst du sehr gut erkennen, warum ich unglaublich gerne diverse Basics zu Hause habe. Der Wocheneinkauf verringert sich deutlich, und das verringert wiederum die Hürde, zu Hause selbst zu kochen, ungemein. Zu Beginn investierst du daher sicher ein wenig mehr in deine Vorratskammer, bist dafür aber nach und nach ideal ausgestattet.

Würdest du den Wochenplan genauso übernehmen, kannst du und kann vor allem dein Darm-Mikrobiom sich über fast 50 verschiedene pflanzliche Lebensmittel freuen und somit über verschiedene Arten von Ballaststoffen, Vitaminen und Mineralien. Dabei sind nur Getreide, Gemüse, Hülsenfrüchte, Nüsse und Obst gezählt worden. Abwechslung ist so viel wert, wenn es um unsere Darmgesundheit geht und wie du siehst, ist sie gar nicht so schwierig in dein Leben zu integrieren. Mache dir nicht den Druck, jede Woche 50 verschiedene pflanzliche Lebensmittel zu dir zu nehmen, aber 25–30 dürfen es gerne sein.

Aus der Vorratskammer:

- 1 Glas weiße Bohnen
- 2 Dosen Kichererbsen
- 2 Dosen Kokosmilch
- 2 Gläser gehackte Tomaten
- 200 g Mandeln
- Ahornsirup
- Apfelessig
- Backpulver
- Balsamico-Essig
- Belugalinsen
- Bio-Naturreis
- Bulgur
- Chiasamen
- Chiliflocken
- Currypulver
- Datteln
- Dinkelvollkornmehl
- Erbsen (Glas oder TK)
- Erdnussmus
- Feine Haferflocken
- Fenchelsamen
- Gehobelte Mandeln
- Gemüsebrühenpaste/Instant Bio-Gemüsebrühe
- Geräuchertes Paprikapulver
- Ghee
- Kernige Großblatt-Haferflocken
- Hafermilch
- Haselnüsse
- Honig
- Ingwerpulver
- Kalamata-Oliven ohne Stein
- Kapern
- Knoblauch
- Kokosöl
- Korianderpulver
- Kreuzkümmelpulver
- Kümmelsamen
- Kürbiskerne

- Leinsamen
- Lorbeerblätter
- Mandelmilch
- Mandelmus
- Mung Dal
- Natron
- Olivenöl
- Paprikapulver
- Pfeffer
- Pistazienkerne
- Quinoa
- Roggenvollkornmehl
- Rote-Bete-Saft
- Rote Linsen
- Sesamöl
- Sonnenblumenkerne
- Steinsalz
- Tahin
- Tamari
- Tomatenmark
- Ungesüßtes Kakaopulver
- Vollkornwraps
- Walnüsse
- Zimt

Frisch kaufen:

- 30 g getrocknete Mango
- 50 g Kokoschips
- Kokosjoghurt
- 30 g Basilikum
- Frischer Ingwer
- 1 rote Paprikaschote
- 1 orange Paprikaschote
- 4 mittelgroße Zucchini
- 2 Frühlingszwiebeln
- 3 Limetten
- 3 rote Zwiebeln
- 1,5 kg Karotten
- 2 Stangen Staudensellerie
- Frischer Oregano
- Frische Petersilie
- 1 Apfel
- 2 Zitronen
- 1 Fenchelknolle
- 1 Mango
- 1 Orange
- 1 Zwiebel
- 1 Avocado
- 1 Brokkoli
- 2 Süßkartoffeln
- 30 g Spinatblätter (Rest kochen und einfrieren)
- 500 g Pastinaken
- 1 Birne
- Frischer Koriander
- Getrocknete Cranberrys
- 2 Tomaten
- Minzblätter
- Zartbitterschokolade
- 3 reife Bananen

Praktisches

Kochen kann eine Art Meditation sein, als Entspannung nach einem ereignisreichen Arbeitstag dienen oder zum Hobby werden, auf das man sich freut. Für mich gibt es zwei essenzielle Voraussetzungen für all diese Möglichkeiten. Zum einen eine ausreichende Küchenausstattung und zum anderen eine gute Organisation in der Küche. Genau darauf gehen wir im Folgenden etwas genau ein.

DIE AUSSTATTUNG

Wie gerne man kocht, hat sehr viel mit der Küchenausstattung zu tun. Das beginnt bei einem Herd, der schnell warm wird, über einen Backofen, der gleichmäßig heizt, bis zu Pfannen und Töpfen, bei denen nicht alles direkt anbrennt. Keine Sorge, du musst dich natürlich nicht komplett neu ausstatten. Denn die Freude beginnt auch im Kleinen. Hier einige Ideen, was ich als essenziell empfinde.

Die Investition in ein oder zwei gute Messer lohnt sich immer. Du hast sehr lange etwas von ihnen, und das Kocherlebnis ist ein völlig anderes. Ich selbst habe mir meine Messer von meiner Familie schenken lassen. Das kleinste liegt ungefähr bei 40 Euro und das größte Kochmesser liegt bei circa 80 Euro. Ich besitze drei Stück und mehr ist auch absolut nicht nötig, im Gegenteil – zwei würden wahrscheinlich auch ausreichen.

Solltest du planen, dein Frühstück oder Mittagessen warm essen zu wollen, dann ist ein Thermobehälter unglaublich praktisch. Ich besitze zwei Stück, so kann ich mir im Notfall sowohl ein Porridge als auch ein Curry mitnehmen, wenn ich unterwegs bin.

Die Verbrennung von Plastik macht einen beträchtlichen Anteil des CO_2-Ausstoßes aus, Plastikmüll wird häufig ins Ausland exportiert, da es günstiger ist. Vor Ort gibt es allerdings meist keine guten Verbrennungsanlagen, was zu gesteigerter Umweltverschmutzung führt. Generell sind die Meere voll von Plastik, welches nicht abgebaut werden kann, die Strände sind verschmutzt, Weichmacher können über unsere Atemwege in unseren Körper gelangen und so auch direkt negativen Einfluss auf uns haben. Dieser kleine Exkurs soll zeigen, wie wichtig es ist, Glasbehälter für Essensreste zu verwenden und von Plastik

Abstand zu nehmen und vor allem keine neuen Plastikbehälter zu kaufen.

Eine weitere lohnende Anschaffung ist ein Pürierstab. Er kann quasi die kleine Variante der Küchenmaschine sein. Mit einem Pürierstab kannst du nicht nur Gemüse in Suppen zerkleinern, auch Pestos und die meisten Dips wie Hummus funktionieren damit sehr gut. Wenn du ein starkes Modell hast, kannst du auch Haferflocken grob mahlen. Bei Nussmus, Energy Balls oder großen Mengen an Haferflocken gelangt ein Pürierstab allerdings an seine Grenzen. Dafür nutze ich einen Hochleistungsmixer mit 650 Watt. Dieser eignet sich ebenso für Pestos, Hummus und alle anderen Dips sowie für die Gemüsebrühenpaste (S. 237, für die rohes Gemüse verwendet wird. Letztendlich ist die Entscheidung auch eine Frage des Preises.

Weitere optionale Anschaffungen sind zum Beispiel Glasbehälter zum Umfüllen von Linsen, Samen, Nüsse und Getreide. Ich behalte so einen viel besseren Überblick, was gerade noch da ist und womit ich langsam den Vorratsschrank wieder auffüllen könnte. Wenn du vermehrt mit ganzen Gewürzen arbeiten möchtest, empfehle ich dir entweder eine elektrische Gewürzmühle oder einen Mörser. So kannst du die Gewürze unmittelbar vor dem Kochen aufbrechen und profitierst noch mehr von der Wirkung. Wenn du selten mit ganzen Gewürzen und mehr mit Pulver kochen möchtest, kannst du die Gewürze mit einem guten Messer auch einfach hacken. Zu guter Letzt sei noch die Zitrus- und die Knoblauchpresse erwähnt. Beides ist einfach praktisch, aber sicher kein Must-have in der Küche.

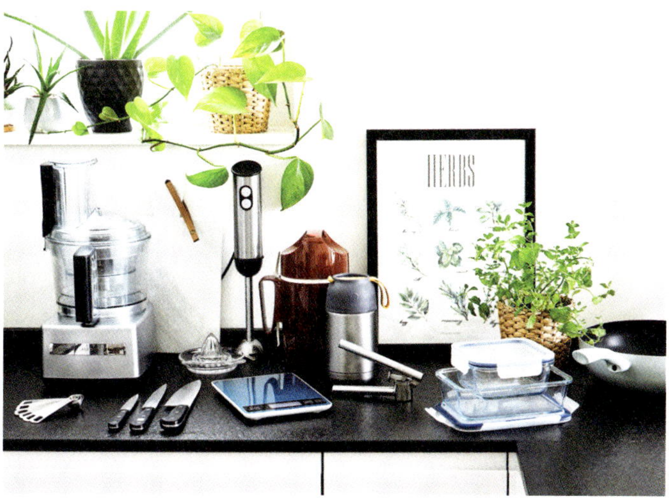

Deine Küchenausstattung – eine Auswahl

Deine Küchenausstattung

Küchenausstattung
Must-haves:

- Scharfe Messer
- Thermobehälter
- Pürierstab
- Glasbehälter für Reste oder zum Mitnehmen
- Küchenwaage

Küchenausstattung
Nice to have:

- Küchenmaschine
- Knoblauchpresse
- Zitruspresse
- Elektrische Gewürzmühle oder Mörser
- Glasbehälter zum Umfüllen
- Löffel zum Abwiegen
- Wok mit Deckel

ORGANISATION IN DER KÜCHE

Mindestens genauso wichtig wie das richtige Küchen-Equipment ist die Organisation in der Küche. In manchen Kochbüchern war es mir lange ein wahres Rätsel, wie die Zeitangaben der Rezepte eingehalten werden können. Zugegeben, manchmal ist es das auch heute noch. Aber ein entscheidender Faktor ist definitiv die Organisation. Es folgen ein paar einfache Tipps und Tricks, und viele davon werden sicher nicht neu sein, aber vielleicht setzen sie deinen Fokus neu. Das kann eine enorme Zeitersparnis sein.

»Mise en Place«: Hört sich edel an, beschreibt aber einfach nur die optimale Vorbereitung des Arbeitsplatzes in der Küche. In der Gastronomie wird dieses Konzept genutzt, um die Produktivität zu erhöhen und den Stress zu minimieren. Ich empfehle dir, vor dem Kochen immer alle Zutaten und auch alle Kochutensilien wie Töpfe, Löffel, Pfannen und Co. ordentlich bereitzustellen.

Aufräumen: Um dir den Aufräum-Stress zu ersparen, ergibt es außerdem enorm viel Sinn, schon während des Kochens immer, wenn du kleine Pausen hast, aufzuräumen. Dann sieht es in der Küche nach dem Kochvorgang direkt ordentlich und aufgeräumt aus. Was bei der Ordnung während des Kochens hilft ist, den Mülleimer, wenn möglich, direkt neben dir auf dem Boden zu platzieren. Du kannst die Gemüsereste vom Schneidebrett dann direkt wegschmeißen und der Weg ist kürzer.

Handtuch: Was ebenfalls Zeit erspart, ist, ein Handtuch über der Schulter zu tragen. Den Tipp habe ich mit 16 Jahren von meinem Gastvater in den USA erhalten, als ich ein Jahr dort gelebt und auch meine ersten richtigen Kocherfahrungen gemacht habe.

Wasser kochen: Wenn du keinen Induktions- oder Gasherd hast, kannst du Zeit und Energie sparen, indem du das Wasser zunächst im Wasserkocher erwärmst.

Löffelmaße: Ich nutze unglaublich gerne Löffelmaße, auch bei den Rezepten in diesem Buch, dadurch ist man definitiv schneller, als wenn alles abgewogen werden muss. In der Regel passen die Löffelmaße zu den meisten Löffeln, also auch zu denen, die du zu Hause bereits hast. Du kannst dir natürlich auch extra Messlöffel kaufen. Durch die Löffelmaße kann es bei bestimmten Rezepten allerdings auch passieren, dass du einen unglaublichen hohen Verbrauch an Löffeln hast. Um das zu vermeiden, breite ich immer ein Handtuch neben der Spüle aus, wasche die Löffel nach dem Gebrauch kurz mit warmem Wasser ab und lege sie auf das Handtuch und kann sie so für das gesamte Rezept nutzen.

Ein ganzheitlich nachhaltiger Lebensstil

Du hast schon mehrfach gelesen, dass Ayurveda keine Diät, sondern eine Lebensphilosophie ist – eine Lebensphilosophie, die darauf abzielt, dass du ein glücklicheres, gesünderes Leben lebst. Wenn du nun aber daran denkst, immer darauf zu achten ausreichend zu schlafen, mindestens eine halbe Stunde Sport pro Tag zu betreiben 10 000 Schritte zu laufen, Achtsamkeitspraktiken wie Meditation, Pranayama oder Yoga zu praktizieren, in deinem Job perfekt abzuliefern, Zeit mit Freunden und Familie zu verbringen, auf mindestens 400 Gramm Gemüse am Tag zu achten und vielleicht noch einem Hobby nachzugehen, hört sich das ziemlich stressig an, oder?

All das kann dazu beitragen, dir ein glücklicheres, gesünderes Leben zu bescheren, allerdings nur, wenn du dich davon nicht stressen lässt und alles in deiner Zeit machst. Suche dir die Praktiken aus, die dir Spaß machen, bei denen du fühlst, dass sie etwas Gutes in dir bewegen. Strebe nicht nach dem Perfektionismus, alles jeden Tag ideal umzusetzen, spüre was du gerade brauchst und versuche, dies so gut es geht zu integrieren. Ernährung kann ein klasse Start sein und war es auch bei mir. Es ist leichter, auf die Ernährung und das körperliche Empfinden zu achten als jeden Tag zu meditieren, ein Sportprogramm einzuplanen und immer rechtzeitig ins Bett zu gehen. Die mentale Gesundheit zu fördern, birgt unglaubliche Potenziale, und im Ayurveda ist es das Ziel, auch auf dieser Ebene zu arbeiten und so die ganzheitliche Gesundheit zu fördern. Zu Beginn wirst du allerdings nur schwierig alles auf einmal umsetzten können. Ich habe mir meine Routinen über Jahre erarbeitet und mache es noch. Gib dir Zeit, bleib entspannt und sieh jeden Tag als neue Chance.

SCHLAF

Unzureichender Schlaf wird mit erhöhter Erschöpfung, beeinträchtigter Arbeitsproduktivität, Einbrüchen in der Lebensqualität, Unzufriedenheit in Beziehungen und erhöhter Krankheitswahrscheinlichkeit in Verbindung gebracht. Ein qualitativ hochwertiger Schlaf in einer zuträglichen Dauer beeinflusst unser Leben demnach enorm. Im Ayurveda war und ist der Schlaf noch immer eine wichtige Säule für Gesundheit, und es gibt zahlreiche Empfehlungen, um den Schlaf zu optimieren.

Die Optimierung des Schlafens beginnt schon am Morgen mit einer regelmäßigen Aufstehzeit. Ein Bewegungsprogramm kann den ausgeglichenen Schlaf fördern, je nach aktuellem Ist-Zustand kann dieses am Morgen bei Kapha-Konstitutionen oder auch am Nachmittag integriert werden wie bei Vata- oder auch Pitta-Konstitutionen. Kaffee wirkt aktivierend und sollte daher nicht mehr nach 14 Uhr konsumiert werden, genauso wie alle anderen koffeinhaltigen Lebensmittel oder Getränke. Am Abend sollte die letzte Mahlzeit nicht zu spät gegessen werden, sondern circa drei bis vier Stunden bevor es Zeit ist, ins Bett zu gehen. Zum einen kann die Mahlzeit sonst schwerer im Magen liegen und aus ayurvedischer Sicht können so Nahrungsmittelzwischenprodukte, Ama, entstehen, die im Ayurveda zu diversen Krankheiten führen können. Zum anderen braucht unsere Zellregeneration in der Nacht unsere volle Aufmerksamkeit und diese setzt erst ein, wenn die Arbeit unseres Gastrointestinaltraktes geschafft ist. Je länger die Pause zwischen der ersten und der letzten Mahlzeit des Tages ist, desto mehr Zeit geben wir unserem Körper demnach für wichtige Reparaturprozesse. Der Schlaf dient uns also auf mehreren Ebenen zur Regeneration. Zudem ist es hilfreich, am Abend auf ausgedehnte Bildschirmzeiten zu verzichten, da das Blaulicht unser Schlafhormon Melatonin unterdrückt. Solltest du einmal einen Abend länger arbeiten müssen oder auf das Handy nicht verzichten wollen, gibt es Apps oder auch Einstellungen direkt am Smartphone oder PC, die das Blaulicht herausfiltern. Inzwischen gibt es sogar schon Brillen, welche das Blaulicht herausfiltern. Vielleicht ist dies eine Option für dich, wenn du abends länger fernsiehst. Einen Punkt, den ich sehr häufig mit KlientInnen aufdecke, bezieht sich auf das Trinkverhalten. Viele Frauen wachen nachts auf, da sie den Tag über vergessen haben zu trinken und daher abends versuchen, alles nachzuholen. Eine gestörte Nachtruhe ist quasi vorprogrammiert. Helfen können an dieser Stelle Trinkblöcke über den Tag verteilt zwischen den Mahlzeiten. Mit dieser Methode habe ich schon mit zahlreichen KlientInnen gute Ergebnisse erzielen können. Suche dir zum Beispiel vor- und nachmittags drei Stunden aus, in denen du circa 750 bis 1000 Milliliter trinkst. Achte dabei auf deine individuell benötigte Trinkmenge, je nach körperlicher Aktivität und Außentemperatur. Lege die Blöcke zeitlich am besten nicht zu nah an deine Mahlzeiten. So kannst du zusätzlich deine Trinkmenge zu den Mahlzeiten regulieren.

Im Ayurveda ist die Morgenroutine sehr bekannt, nicht weniger relevant ist allerdings eine entspannende Abendroutine, die dich optimal auf den Schlaf vorbereitet. Diese muss gar nicht lang sein und du kannst sie wunderbar individualisieren, indem du ein oder zwei der folgenden Vorschläge integrierst. Sehr erholsam kann eine kleine Fußmassage mit einem guten Massageöl sein. Hier bietet sich ein beruhigendes Öl mit Ashvagandha an. Setze dich auf den geschlossenen Toilettendeckel, lege ein Handtuch unter deine Füße und massiere deine Füße und Zehen ganz intuitiv mit etwas Öl, welches du vorher vielleicht sogar in einem Wasserbad etwas erwärmt hast. Du wirst die entspannende Wirkung lieben lernen. Eine weitere schöne Abendroutine ist es, wenn du dir ein hübsches, kleines Büchlein kaufst, in das du täglich drei Dinge hineinschreibst, auf die du heute stolz bist. Zum einen fördert dies die Selbstliebe und zum anderen hat es eine sehr beruhigende Wirkung.

Wenn du weißt, dass deine Gedanken abends häufig kreisen, kannst du im Bett oder bevor du ins Bett gehst, deinen Tag in Gedanken nochmals durchspielen, manchmal schläfst du dann vielleicht schon ein, während du den Tag Revue passieren lässt. Ein beruhigender Duft wie Lavendelöl kann ebenfalls den Schlaf fördern. Wenn wir von den Sinnen sprechen, ist die Dunkelheit wichtig. Vielleicht hast du selbst schon einmal bemerkt, dass du im Winter oft mehr Schlaf benötigst als im Sommer. Das hängt auch mit dem Licht zusammen, und es ist durchaus sinnvoll, wenn wir uns bis zu einem gewissen Grad an die Natur anpassen. Allerdings sollten wir auch im Sommer nicht weniger als sechs bis sieben Stunden schlafen. Somit ist ein abgedunkelter, ruhiger Raum sehr wichtig für einen erholsamen Schlaf über das gesamte Jahr hinweg.

Wenn wir bei Schlafenszeiten sind: Je nach aktuellem Ist-Zustand kannst du deine Schlafenszeiten anpassen. Ein Mensch mit viel Kapha in der Konstitution oder aggraviertem Kapha kann von einer kürzeren Nachtruhe von sechs bis sieben Stunden profitieren. Wenn Pitta eher vorherrscht, dürfen in der Regel sieben bis acht Stunden eingeplant werden, und bei viel Vata dürfen es circa acht Stunden und gelegentlich auch neun Stunden sein. Länger als neun Stunden und weniger als sechs Stunden sollte in der Regel nicht geschlafen werden.

ROUTINEN

Es gibt unzählige Routinen, und jede hat für sich eine Berechtigung, da sicherlich jede Person etwas Unterschiedliches braucht, um sich gut zu fühlen, und jeder Lebensabschnitt unterschiedliche Routinen fordern kann. Es würde für dieses Buch sicherlich zu weit gehen, 20 verschiedene Routinen vorzustellen, allerdings hoffe ich, dass ich dich mit einigen meiner Lieblinge inspirieren kann.

Eine Morgenroutine muss gar nicht lange dauern, aber selbst zehn Minuten können dich unglaublich zentrieren. Teste es selbst und mache eine kleine 30-Tage-Challenge daraus. Wie fühlst du dich nach den 30 Tagen? Den Morgen beginne ich sehr gerne mit einer kurzen Meditation. Noch heute nutze ich eine App mit geführten Meditationskursen. So erhalte ich immer neue Inspiration, und mir fällt das Fokussieren deutlich leichter.

Danach schabe ich meine Zunge einige Male mit einem Zungenschaber aus Edelstahl, ein Teelöffel funktioniert aber ebenfalls. Das Zungenschaben funktioniert wie folgt: Bevor du etwas gegessen oder getrunken hast, gehst du mit dem Schaber oder dem Löffel vier-, fünfmal über deine Zunge und nimmst so den Belag von dieser. Reinige den Schaber zwischendurch mit warmem Wasser. Überflüssige Bakterien werden so direkt morgens von der Zunge genommen, die Verdauung wird bereits angeregt, und es entsteht ein herrlich frisches Gefühl im Mund. Danach kannst du deinen Mund mit etwas warmem Wasser ausspülen und optional mit dem Ölziehen weitermachen, welches ich liebe.

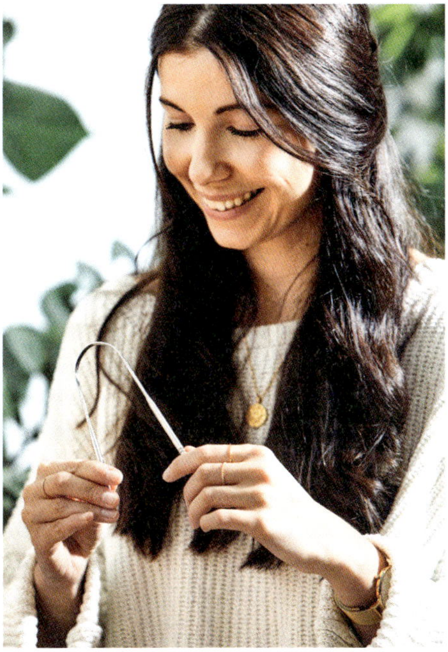

Zungenschaber aus Edelstahl

Das Ölziehen ist eine sehr angenehme Art, die fettlöslichen Stoffe im Mundbereich aufzunehmen und auszuscheiden. Du kannst einfach einen halben bis einen Esslöffel Sesamöl in den Mund nehmen, dieses fünf bis zehn Minuten im Mund hin und her bewegen, dann in ein Tuch spucken und im Müll entsorgen. Es pflegt zudem das Zahnfleisch und löst Verfärbungen der Zähne. Währenddessen kannst du einfach sitzen und etwas entspannen, dich duschen, dein Bett machen oder dein Frühstück vorbereiten. Danach werden die Zähne geputzt, und ich integriere noch eine kurze Bewegungseinheit. Je nachdem, was mein Körper aktuell benötigt, gehe ich auf mein Fitnesstrampolin zu Hause oder mache ein paar Yogaübungen. In beiden Fällen meist nicht länger als 10 Minuten und manchmal werden es auch nur zwei oder drei Yogaübungen, und auch das ist völlig in Ordnung. Auch meine Morgenroutine ändere ich immer mal wieder ab, je nachdem, was sich für mich in dieser Phase meines Lebens gut und richtig anfühlt. Es ist alles nicht in Stein gemeißelt.

Die Routinen sollten nicht am Morgen aufhören. Über den Abend haben wir bereits gesprochen, ebenso wichtig sind allerdings kurze Pausen während des Tages. Mein absoluter Favorit, um mich zwischendurch zu erden und zu entspannen, ist die Wechselatmung Nadi Shodhana. Du platzierst den Zeigefinger und den Mittelfinger der rechten Hand zwischen deinen Augenbrauen, klappst den kleinen Finger und den Ringfinger in Richtung Handballen und hast nun die Möglichkeit, dein rechtes Nasenloch mit dem Daumen zu verschließen und das linke Nasenloch mit dem Ringfinger. Atme einmal durch die Nase tief ein und aus und schließe dann dein rechtes Nasenloch mit dem Daumen, atme durch das linke Nasenloch ein, verschließe das linke Nasenloch und öffne das rechte Nasenloch, atme über rechts aus. Atme nun über rechts wieder ein, schließe dann mit dem Daumen das rechte Nasenloch, öffne das linke und atme über links aus. Wiederhole diese Atmung ein paar Minuten und atme am Ende über links aus, bevor du die Hand sinken lässt und einen Moment nachspürst.

NATURKOSMETIK, FAIR FASHION UND UNSER EINFLUSS AUF DIE UMWELT

Nachhaltigkeit ist mir nicht nur in meiner Ernährung schon sehr lange ein großes Anliegen, das Thema bewegt mich schon seit Jahren. Nachhaltigkeit war in meinem Master-Studium eines der drei wichtigen Säulen. Während des Studiums sind mir so unglaublich viele Aspekte aufgefallen, wie wir die Umwelt beeinflussen und wie schon die kleinsten klimatischen Veränderungen unsere gesamte Welt auf den Kopf stellen können. Ich gebe mir daher selbst Mühe, so nachhaltig wie möglich zu leben, und ich empfinde es als unausweichlich, dass wir alle ein Stück zu mehr Nachhaltigkeit beitragen sollten. Allerdings ist auch hier eine flexible Denkweise wichtig, um sich selbst nicht einem unglaublichen Druck auszusetzten, in Dogmen zu verfallen oder missionieren zu wollen.

Wir sollten uns bewusst sein, dass jeder schon im Kleinen beginnen kann. Eine Ernährung, die eher auf pflanzlichen Produkten basiert beziehungsweise Fleisch und Milchprodukte ganz bewusst einsetzt, ist an und für sich schon eine nachhaltigere Form des Lebens. Beim Einkaufen die eigenen Beutel mitzunehmen, den morgendlichen Kaffee beim Bäcker in einen eigenen Trinkbehälter füllen zu lassen und überwiegend zu unverpackten Lebensmittel zu greifen, sind weitere wertvolle Schritte, die im Alltag leicht umzusetzen sind.

Oft können wir wahrscheinlich auch den Konsum minimieren. Wie wäre es, einen Kleiderschrank zu haben, in dem du nur Lieblingsstücke findest, die qualitativ hochwertig sind, sich gut anfühlen und noch etwas zur Nachhaltigkeit beitragen? Nachhaltige Mode ist meist etwas teurer, dafür überlegt man sich aber auch zweimal, ob man dieses Modestück wirklich braucht. Wenn es dann den Weg zu uns nach Hause schafft, ist die Wahrscheinlichkeit eines Fehlkaufes ziemlich gering. Gelassenheit spielt auch hier eine wichtige Rolle. Das Umstellen des Kleiderschranks ist wohl eine Aufgabe von Jahren, aber das macht es doch irgendwie auch zu so einem schönen Prozess, oder?

Ayurveda ist auch die Lehre des Lebens im Einklang mit der Natur. Für mich passt daher der Ansatz der Naturkosmetik sehr gut zu Ayurveda. Allerdings gibt es zur Kosmetik selbst nicht viele Aussagen aus der ayurvedischen Lehre. Daher können wir an dieser Stelle nicht auf Fakten, sondern nur auf Interpretationen zurückgreifen. Die Idee, nur natürliche Rohstoffe zu verwenden, die unsere Haut pflegen und erstrahlen lassen, finde ich persönlich sehr schön und denke, dass es inzwischen ausreichend Produkte auf dem Markt gibt, sodass jeder die passende Pflege und dekorative Kosmetik für die eigenen Ansprüche findet. Aber auch hier dürfen wir offen bleiben. Naturkosmetik kann bei sensibler Haut teils zu Reaktionen führen, und nicht alles, was aus dem Labor kommt, muss immer schlecht sein. Es geht darum, womit du dich individuell wohlfühlst und was dir guttut.

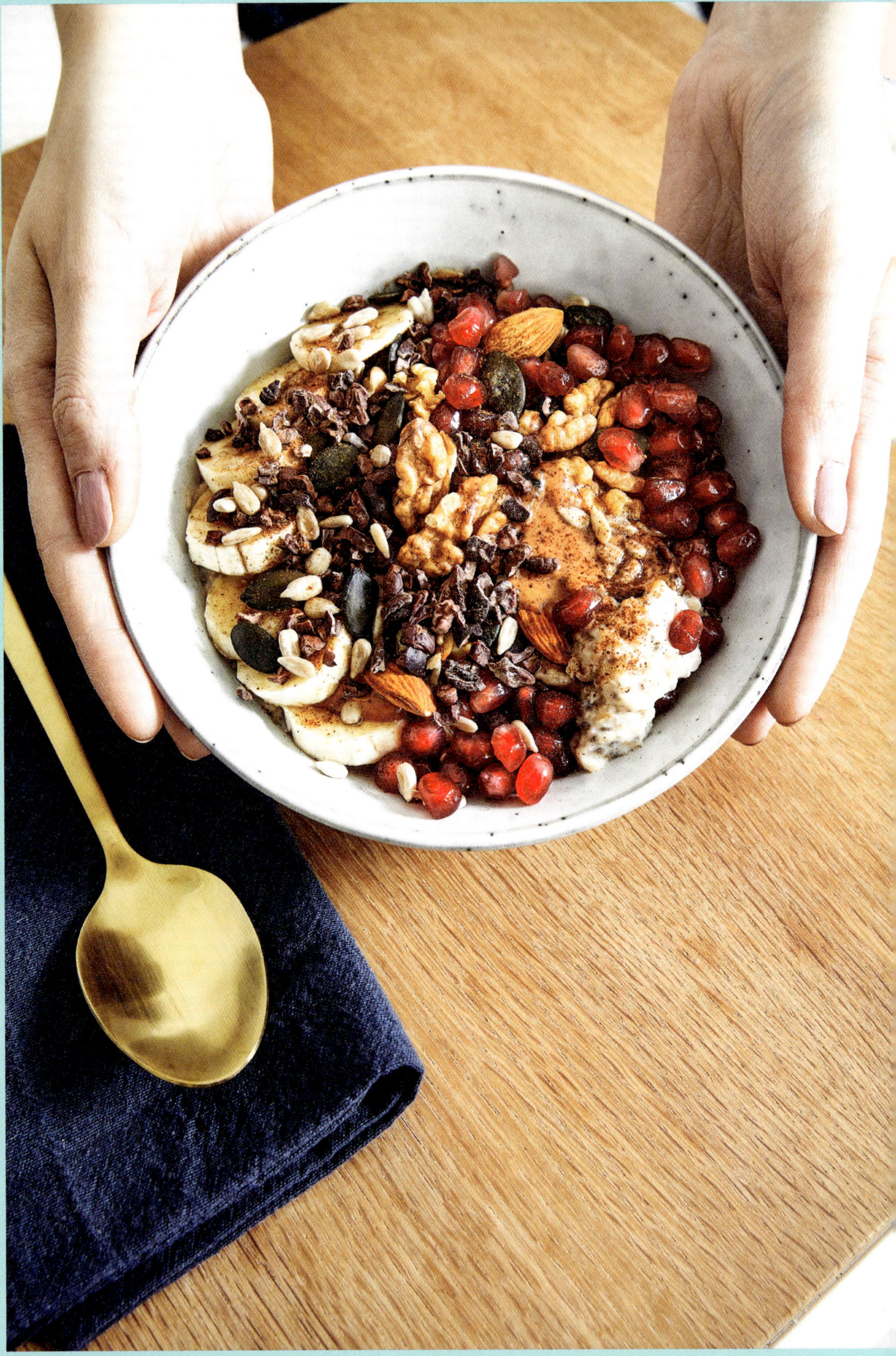

Natürliche Rezepte für den Alltag

Ich hoffe, dir hat der erste Teil dieses Buches gefallen, dir neues Wissen geboten und viel Inspirationen mitgegeben. Kommen wir nun zu dem praktischen Teil: den Rezepten. Zu jedem Rezept findest du eine kleine Einleitung. Teils wird eine bestimmte Zutat etwas genauer erklärt, manchmal wird auf die Doshas eingegangen, du findest einige weitere Aspekte der ayurvedischen Lehre wider oder eine kleine Geschichte, wie ich zu verschiedenen Rezepten gekommen bin.
Du findest immer eine ungefähre Portionsangabe, dabei kommt es natürlich darauf an, wie viel du in der Regel isst. Auch eine Zeitangabe ist bei jedem Rezept vorhanden. Unter »Optionen für den Alltag« erhältst du einige Inspirationen, wie du das Gericht etwas anpassen kannst, am besten mit zur Arbeit nimmst oder was alternative Zubereitungsmethoden sein könnten.
Für mich hat Ayurveda viel mit intuitivem Kochen zu tun. Daher findest du mehrere »Baukästen« zu diversen Gerichten wie einem Porridge-Baukasten, einem Baukasten für Getreidegerichte, einem Suppen-Baukasten und einen Ofengemüse-Baukasten. Ich erkläre dir, wie ich die meisten meiner Gerichte erstelle, du kannst dich daran orientieren und gleichzeitig dein völlig eigenes Gericht kreieren, mit all den Zutaten, die du gerade brauchst.
Ich wünsche dir nun viel Freude beim Experimentieren in der Küche!

Miracle Morning

Das Frühstück – die wichtigste Mahlzeit des Tages. Nun, nicht ganz. Im Ayurveda würden wir wohl am ehesten das Mittagessen als wichtigste Mahlzeit deklarieren. Nichtsdestotrotz ist das Frühstück für viele Menschen, mich eingeschlossen, ein Wohlfühlessen und ein wichtiger Start in den Tag. Oft wird dabei immer wieder zu den gleichen Gerichten gegriffen, dabei bietet das Frühstück genau wie alle anderen Mahlzeiten so viel Potenzial für Abwechslung. Du findest im Folgenden viele Porridge-Rezepte, Varianten von Bircher Müsli oder Granola sowie herzhafte Frühstücksmuffins, aber auch experimentellere Rezepte wie eine warme Smoothie-Bowl oder den sonnengeküssten Dal. Keine Sorge, solltest du Brot lieben – dafür findest du ein eigenes kleines Kapitel.

Pflaumenmus

Für 4 Portionen Zeitbedarf: 5 Minuten

Achte beim Kauf für dieses Rezept auf eine süßliche Pflaumensorten. Ich mag es gerne zu dem Buchweizen-Frühstückspudding auf S. 160.

6 Pflaumen (300–400g)
2 EL Chiasamen

1. Pflaumen waschen, entkernen, in ein längliches Gefäß geben und mit einem Stabmixer pürieren.
2. Chiasamen dazugeben, gut vermengen und in ein Schraubglas umfüllen.
3. Einige Zeit, mindestens aber eine halbe Stunde, in den Kühlschrank stellen. Das Mus ist im Kühlschrank zwei bis drei Tage haltbar.

Optionen für den Alltag

Wenn dir gerade keine Pflaumen zur Verfügung stehen, funktioniert auch anderes Obst, das in etwa den gleichen Wassergehalt hat, wunderbar. Solltest du eine weniger süße Sorte gewählt haben, kannst du das Endergebnis mit einem Esslöffel Ahornsirup optimieren.

Exotisches Kokos-Mango-Granola

Für 8–10 Portionen   Zeitbedarf: 30 Minuten inkl. 20 Minuten Backzeit

Dieses Rezept stellt eine sehr leckere Granola-Variante für den Sommer dar. Die Kokoschips und das Kokosöl haben eine kühlende Wirkung, und die Mangostücke geben eine schöne Fruchtigkeit und Süße ins Granola. Auch wenn es im Sommer warm ist und du Lust auf kalte Speisen hast, erwärme die Milch ein wenig oder lass sie Raumtemperatur annehmen. Zwar ist die Sommerzeit die Pitta-Zeit, allerdings müssen wir hier das Konzept von Agni und Pitta trennen. Unser Körper versucht, im Sommer die Temperatur unserer Mitte konstant zu halten, und gibt daher eher Wärme ab. Das wiederum schwächt unser Verdauungsfeuer. Vielleicht hast du es selbst schon bei heißen Temperaturen im Sommerurlaub erlebt? In der Regel haben wir bei Hitze weniger Appetit und Hunger. Dies ist ein Zeichen unseres Körpers, dass wir unsere Verdauung eher unterstützen dürfen und nicht durch kalte Speisen weiter schwächen sollten.

40 ml Kokosöl
30 g getr. Mango
250 g kernige Haferflocken
100 g Haselnüsse
100 g Kürbiskerne
50 g Kokoschips
50 ml Ahornsirup
1 Prise Salz

1. Kokosöl schmelzen. Die Mangostücke klein schneiden, falls sie zu groß sind. Die Stücke sollten nicht größer als 1x1 cm sein. Alle Zutaten in einer großen Schüssel gut vermengen.
2. Die Masse auf ein Backblech mit Backpapier verteilen. 20 Minuten bei 160 °C Umluft backen. Nach 10 Minuten wenden.
3. Abkühlen lassen und in ein luftdichtes Gefäß füllen. Das Granola ist mehrere Wochen haltbar.

Optionen für den Alltag

Sollte das Mittagessen wegen zahlreicher Termine mal sehr gering ausfallen, kann das Granola eine gute Snackoption sein. Als Snack ohne Milch ist das Granola recht trocken, was für Kapha und Pitta beziehungsweise ausreichend Feuchtigkeit im Körper nicht problematisch ist. Als Vata-Person mit viel Trockenheit im System kannst du dazu 150 ml einer warmen Flüssigkeit trinken.

Carrot-Cake-Porridge

Für 1 Portion Zeitbedarf: 10 Minuten

Mir ist es wichtig, dass in der täglichen Ernährung die Nährstoffe maximiert werden. Warum sollte also nicht direkt morgens Gemüse mit auf dem Speiseplan stehen? Viele Menschen mögen morgens lieber süße Speisen auf dem Frühstückstisch, was es schwierig macht, auf die asiatische Variante von Gemüsesuppen oder Ähnlichem umzusteigen. Wie schön, dass Gemüse auch in Porridges hervorragend funktioniert. Karotten enthalten den natürlichen Farbstoff Betacarotin (Provitamin A), welcher die Vorstufe von Vitamin A ist. Betacarotin wird in unserem Körper zu Vitamin A umgewandelt. Vitamin A ist unter anderem bekannt für die positive Wirkung auf unsere Haut oder auch auf die Augen. Der tägliche Bedarf ist meist mit ein bis zwei Karotten gedeckt. Die Kombination mit Nüssen verbessert durch das Fett die Aufnahme des Vitamins über den Darm. Durch die Nüsse und das Nussmus ist dieses Gericht allerdings auch recht Kapha erhöhend. Wenn du merkst, dass es dir etwas zu schwer ist, reduziere die Menge an Nüssen und ersetze die Hälfte der Hafermilch durch Wasser.

½ TL Ghee
1 TL Zimt
½ TL Ingwerpulver
1 Karotte (ca. 60 g)
20 g Walnüsse
3 EL feine Haferflocken
200 ml Hafermilch
½ EL Sonnenblumenkerne
½ EL gehobelte Mandeln
1 TL Mandelmus
1 TL Ahornsirup
1 Spritzer frischer Zitronensaft

1. Ghee mit den Gewürzen in einen Topf geben.
2. Karotte waschen und raspeln, Walnüsse grob hacken. Zusammen mit den Haferflocken, der Hafermilch, den Sonnenblumenkernen und den gehobelten Mandeln in den Topf zum Gewürz-Ghee geben und kurz aufkochen, dann bis zur gewünschten Konsistenz köcheln lassen, zwischendurch umrühren.
3. Das Mandelmus und den Ahornsirup dazugeben. Die Hitze ausschalten und einen Spritzer Zitronensaft zum Porridge geben.

Optionen für den Alltag

Du kannst das Porridge in deinem Thermobehälter mit zur Arbeit nehmen. Belasse dann die Konsistenz beim Kochen etwas flüssiger, da das Porridge auf dem Weg noch Flüssigkeit ziehen wird.

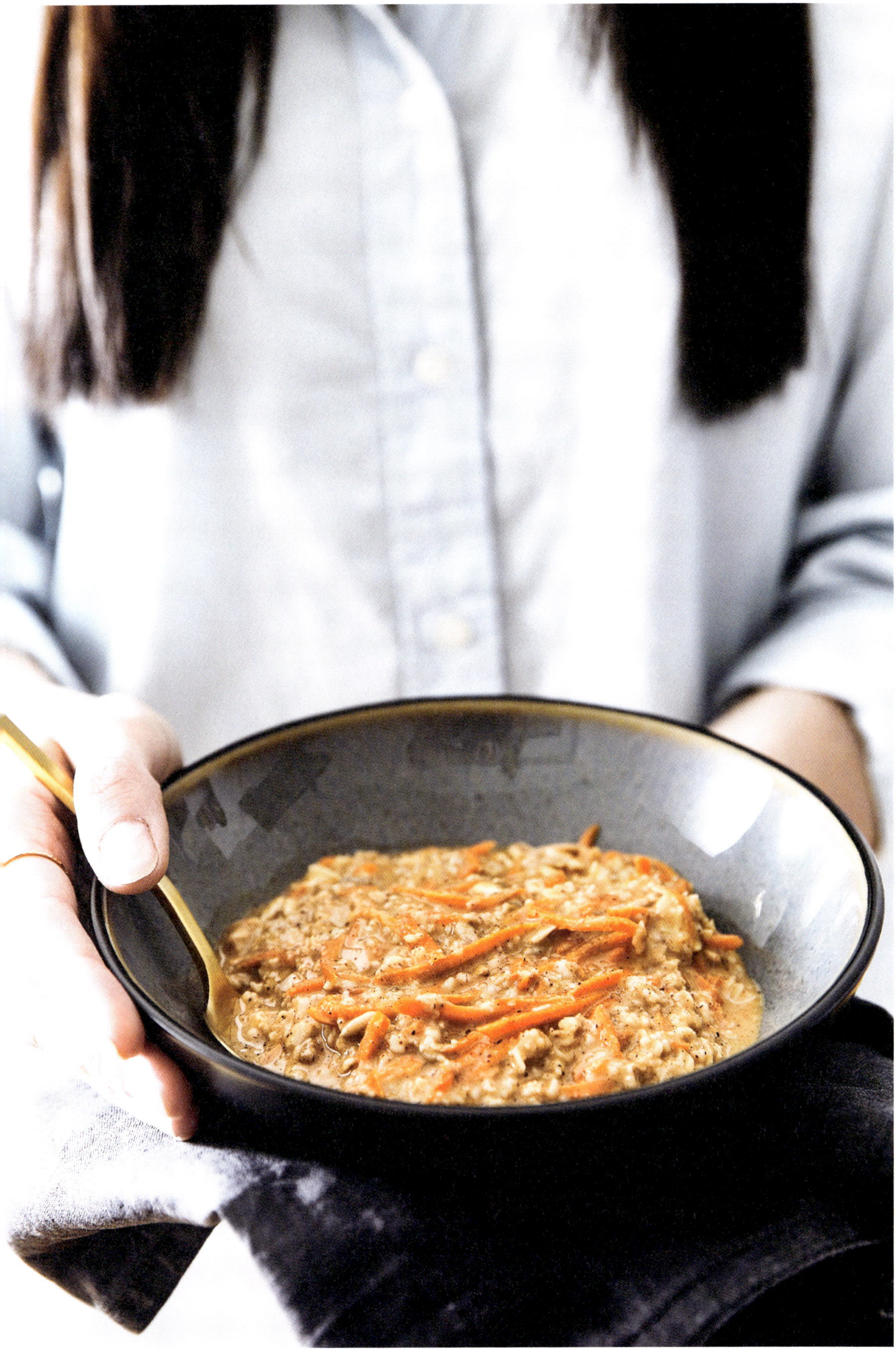

Bircher Müsli

Für 1 Portion Zeitbedarf: 10 Minuten am Abend, plus Einweichen über Nacht

Ein Klassiker ist das geliebte Bircher Müsli. Du findest in diesem Gericht vier von sechs Geschmacksrichtungen. Die Haferflocken sind süß, die Zitrone bringt eine leichte Säure ins Spiel und eine Prise Salz gehört in fast jedes süße Gericht. Ich habe für ein wenig unterschwellige Schärfe und zur Unterstützung der Verdauung etwas Ingwer integriert. Streng genommen verstoßen wir hier nämlich gegen eine Kombinationsregel aus dem Ayurveda. Getreide und frisches Obst sollten nicht direkt in einer Mahlzeit kombiniert werden. Daher ist eine starke Verdauung wichtig. Solltest du diese nicht haben, erwärme das Müsli morgens kurz, sodass das Obst gedünstet ist. Kuhmilch wollen wir, wenn wir sie konsumieren, nur warm und mit Gewürzen konsumieren, zudem kann gerade die Kombination mit sauren Lebensmitteln nicht so gut vertragen werden. Nutze bei diesem Rezept also eine pflanzliche Milch. Zwei der sechs Geschmäcker fehlen diesem Gericht noch, und gerade beim Frühstück ist es schwierig, bittere oder herbe Lebensmittel zu integrieren. Ich trinke daher zwischen den Mahlzeiten einen bitteren Tee mit verschiedenen Kräutern wie Wermut, Schafgarbe, Wacholder, Fenchel und Anis. Je nachdem, welches Dosha gerade präsenter ist, kannst du zwischen einer halben und zwei Tassen pro Tag variieren.

1 Apfel
1 Spritzer Zitronensaft
¼ TL Ingwer
4 EL feine Haferflocken
1 Prise Steinsalz
150 ml Hafermilch
50 ml Wasser
½ EL gehobelte Mandeln
1 TL Ahornsirup

1. Den Apfel waschen und grob reiben. Alle Zutaten in eine Schüssel geben, vermengen und über Nacht im Kühlschrank ziehen lassen.
2. Das Müsli am nächsten Morgen vor dem Verzehren idealerweise kurz in einem Topf erwärmen oder Raumtemperatur annehmen lassen.

Optionen für den Alltag

Birchermüsli ist eines der Rezepte, welches für mich eher besser wird, wenn es etwas länger zieht. Daher kannst du dieses Rezept auch ruhig für zwei oder sogar drei Tage vorbereiten. In dem Fall kannst du darüber nachdenken, die Äpfel frisch oder jeweils am Vorabend in das Müsli zu raspeln. Durch die Zitrone werden sie nicht braun, die Nährstoffe verflüchtigen sich allerdings nach und nach. Entscheide je nach deiner zur Verfügung stehenden Zeit.

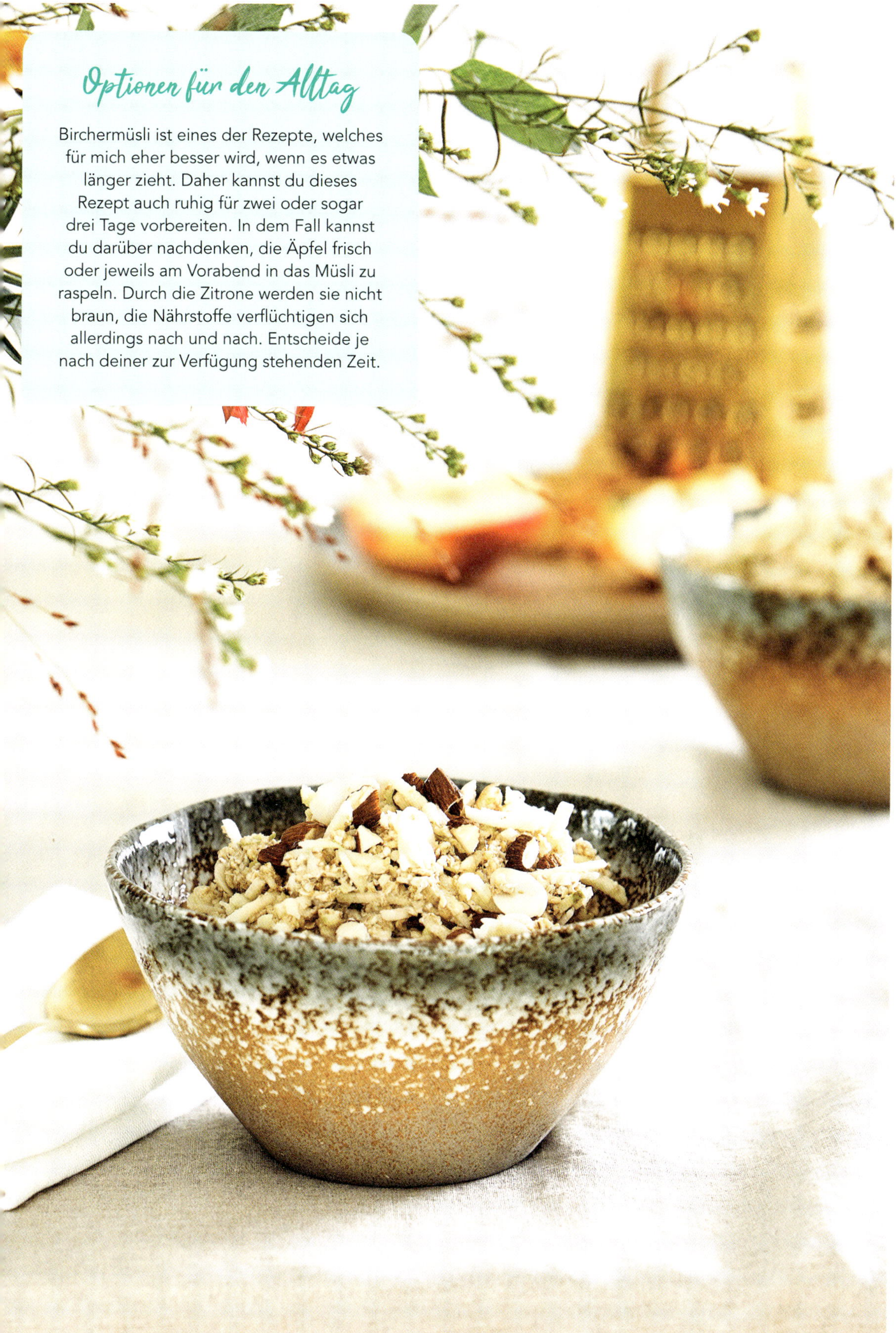

Basic Porridge

Für 1 Portion Zeitbedarf: 10 Minuten

Porridge ist heute aus der modernen vollwertigen Ernährung fast nicht mehr wegzudenken. Auch im Ayurveda haben Haferflocken beziehungsweise Getreide am Morgen eine lange Tradition, allerdings in einer etwas anderen Form, als wir sie kennen. Es wurde eine Art Hafersuppe ohne Toppings und mit Milch statt Wasser konsumiert. Diese Variante können wir eher als Schonkost betrachten, da sie unsere Verdauung weniger fordert als unsere komplexeren Porridge-Varianten heute. Dieses Rezept ist sicherlich reichhaltiger als die klassischen Reis- oder Hafersuppen der ayurvedischen Schonkost während Panchakarma-Kuren. Durch die Mischung von Wasser und Milch und das Reduzieren von Toppings ist es im Vergleich zu anderen Porridge-Gerichten jedoch weniger komplex. Du kannst das Porridge weiter individualisieren, indem du mit dem Mengenverhältnis von Wasser und Milch experimentierst und nach dem Essen hineinspürst, mit welcher Mischung du dich am besten fühlst.

½ TL Ghee oder Kokosöl
½ TL Zimt
4 EL feine Haferflocken
100 ml Mandelmilch
100 ml Wasser
1 Banane
1 TL Ahornsirup
1 Prise Salz

1. Ghee oder Kokosöl zusammen mit dem Zimt in einen kleinen Topf geben, auf mittlerer Hitze schmelzen lassen.
2. Haferflocken, Milch und Wasser in den Topf geben und zum Kochen bringen. Die Hitze reduzieren und sanft köcheln lassen, bis die gewünschte Konsistenz erreicht ist, gelegentlich umrühren.
3. Währenddessen die Banane schälen und in Scheiben schneiden.
4. Sobald die gewünschte Konsistenz erreicht ist, Banane, Ahornsirup und Salz zum Porridge geben und kurz mit erwärmen.

Optionen für den Alltag

Du kannst das Porridge direkt zu Hause genießen oder in einen Thermobehälter füllen. Diesen solltest du dann zunächst mit heißem Wasser vorwärmen, dann das Porridge in den leeren Behälter füllen und mit zur Arbeit nehmen. Dort kannst du gegebenenfalls noch etwas (heißes) Wasser dazugeben.

On-the-go-Porridge

Für 1 Portion Zeitbedarf: 5 Minuten

An besonders stressigen Tagen ist manchmal eine Notlösung gefragt, was das Essen angeht. Dieses Rezept ähnelt dem Basic Porridge-Rezept, allerdings kommt es komplett ohne Kochen aus. Okay, Wasser und Milch müssen erhitzt werden, aber das zählt ja irgendwie nicht so richtig als Kochen. Die geschroteten Leinsamen verhelfen dem Porridge zu einer Konsistenz, die es sonst nur durch das Kochen erreichen würde. Leinsamen enthalten viel Alpha-Linolsäure, eine essenzielle Omega-3-Fettsäure sowie viele Ballaststoffe. Die ebenfalls enthaltenen Lignane sind sekundäre Pflanzenstoffe, welche unter anderem entzündungshemmende, antioxidative und neuroprotektive Wirkungen haben. Leinsamen sind also ein echtes Superfood. Die Nährstoffe aus den ganzen Körnern kann unser Körper allerdings nur schwierig verwerten. Daher sollten die Leinsamen vor dem Verzehr geschrotet werden. Die ganzen Leinsamen schützen die Inhaltsstoffe, sodass du idealerweise die ganzen Samen kaufst und sie dann zu Hause in einem kleinen Mixer aufbrichst. Die Lagerung erfolgt idealerweise im Kühlschrank.

50 ml Wasser
100 ml Hafermilch
1 Banane
3 EL feine Haferflocken
1 EL geschrotete Leinsamen
1 TL Ahornsirup
¼ TL Zimt
1 Prise Salz

1. Das Wasser und die Milch erwärmen.
2. Die Banane schälen und in Scheiben schneiden.
3. Alle Zutaten miteinander vermischen und vor dem Verzehr kurz quellen lassen.

Optionen für den Alltag

Du kannst die Zutaten direkt in einem Thermobehälter vermengen, mit zur Arbeit nehmen und auf dem Weg durchziehen lassen.

Ich habe dieses Rezept auch schon oft als einen Ersatz für mein Mittagessen genutzt, wenn ich wusste, dass für ein gesundes Mittagessen unterwegs keine Zeit bleibt. Je nachdem, wie lange das Porridge zieht, kann gegebenenfalls noch etwas heißes Wasser dazugegeben werden, bis die gewünschte Konsistenz erreicht ist.

Warme Smoothie-Bowl

Für 1 Portion Zeitbedarf: 10 Minuten

Oft wird gesagt, dass die ayurvedische Lehre nicht unbedingt so sehr zu Smoothies tendiert. Das liegt daran, dass sie oft sehr kalt sind, teils sogar mit Eis zubereitet werden und meist eine Vielzahl an rohen Zutaten genutzt wird. Ab und zu ist ein Smoothie auch aus ayurvedischer Sicht in Ordnung, wir sollten unseren Körper nicht unterschätzen. Aber je nach Zustand der Verdauung, nach Häufigkeit des Konsums und der Kombinationen kann so ein klassischer Smoothie für unsere Verdauung eine Herausforderung darstellen. Diese warme Variante ist sehr nährend, süß und besänftigt Vata und auch Pitta. Solltest du in einem Zustand von Kapha sein, kannst du die Hälfte der Mandelmilch durch Wasser ersetzen und den Ahornsirup weglassen. Mit den Toppings können wir zusätzliche Nährstoffe und Geschmacksrichtungen integrieren. Ein leckeres Granola (S. 141) oder eine Samenvariation dienen dazu, etwas zu Beißen zu haben, und enthalten gesunde Fette, Kakaonibs sind recht bitter und können Pitta ausgleichen. So kannst du die Smoothie-Bowl ganz einfach nach deinen individuellen Bedürfnissen anpassen.

1 Karotte (ca. 50–70 g)
150 ml Mandelmilch
1 Banane
2 EL feine Haferflocken
1 TL Tahin
1 Prise Kardamom
½ TL Zimt
1 EL Ahornsirup
Granola, verschiedene Samen, Kakaonibs als Toppings (optional)

1. Karotte waschen und durch den Raspelaufsatz der Küchenmaschine geben. Den Aufsatz der Küchenmaschine wechseln und den Schneideaufsatz für das weitere Rezept nutzen.
2. Alle Zutaten, außer den Toppings, zu der geraspelten Karotte geben und mit dem Schneideaufsatz zu einer homogenen Masse verarbeiten.
3. In einen Topf geben und unter ständigem Rühren etwas erwärmen, gegebenenfalls noch einen Schuss Milch dazugeben.
4. In eine Schale geben und mit Toppings nach Belieben dekorieren.

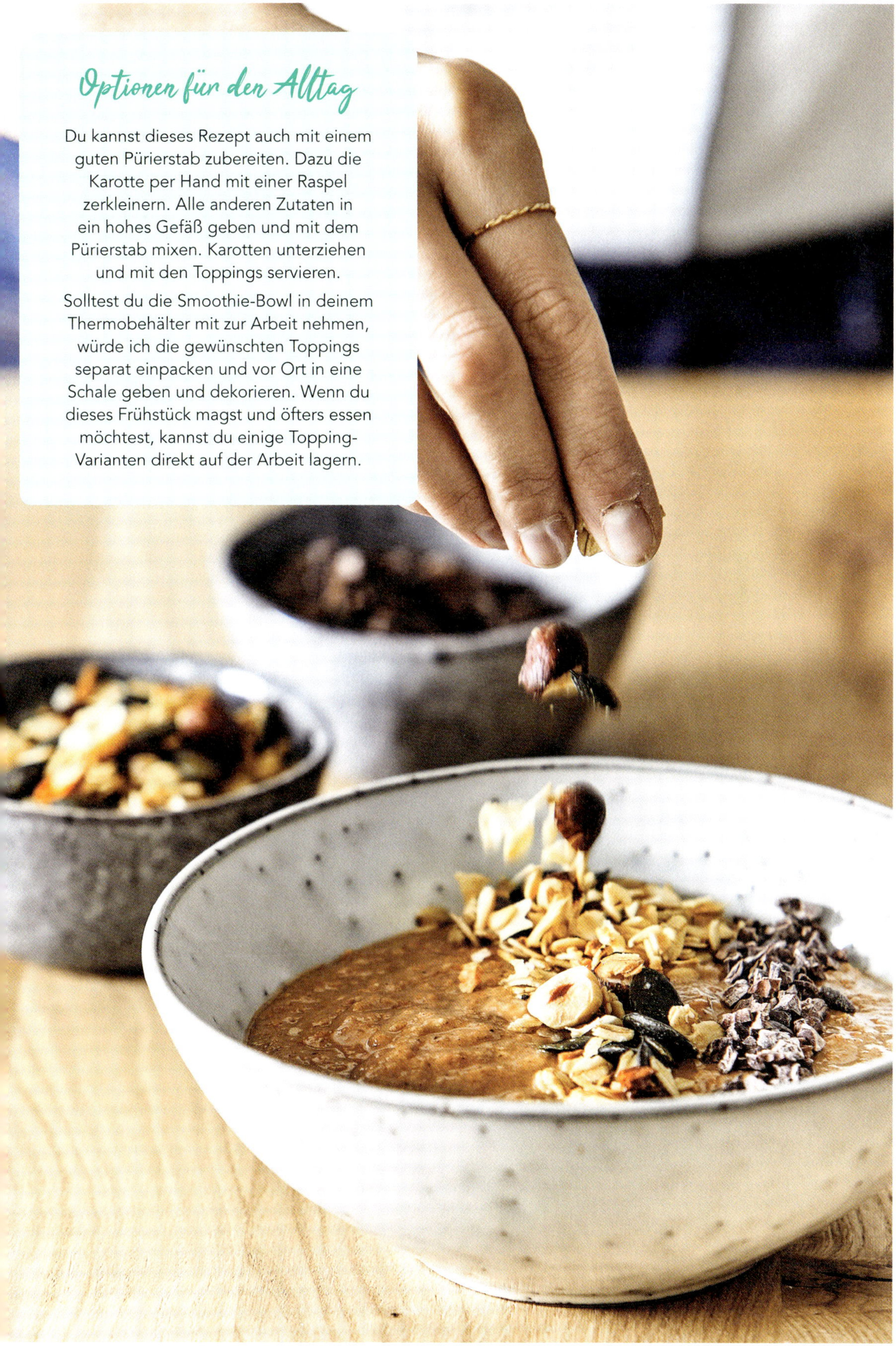

Optionen für den Alltag

Du kannst dieses Rezept auch mit einem guten Pürierstab zubereiten. Dazu die Karotte per Hand mit einer Raspel zerkleinern. Alle anderen Zutaten in ein hohes Gefäß geben und mit dem Pürierstab mixen. Karotten unterziehen und mit den Toppings servieren.

Solltest du die Smoothie-Bowl in deinem Thermobehälter mit zur Arbeit nehmen, würde ich die gewünschten Toppings separat einpacken und vor Ort in eine Schale geben und dekorieren. Wenn du dieses Frühstück magst und öfters essen möchtest, kannst du einige Topping-Varianten direkt auf der Arbeit lagern.

Herzhafte Frühstücksmuffins

Für 12 Muffins Zeitbedarf: 40 Minuten, inkl. 25 Minuten Backzeit

Kichererbsenmehl ist unglaublich vielseitig einsetzbar und verleiht einem Gericht sowohl Substanz als auch eine besondere Geschmacksnote. Ich backe sehr gerne Pfannkuchen mit Kichererbsenmehl, die sich allerdings nicht sehr gut zum Mitnehmen eignen Die Muffins sind die perfekte Alternative.

200 g Kichererbsenmehl
1 TL Backpulver
1 TL Salz
1 Zucchini (250–300 g)
9 getr. Tomaten in Öl
1 EL Apfelessig
250 ml Mandelmilch
3 EL des Öls von den getr. Tomaten
1 EL Pesto (S. 176) oder Bio-Pesto aus dem Glas
2 EL gehobelte Mandeln

1. Kichererbsenmehl, Backpulver und Salz vermengen.
2. Die Zucchini waschen, trocken tupfen und quer halbieren. Eine Hälfte raspeln, die andere Hälfte in kleine Stücke schneiden. Die Tomaten ebenfalls in kleine Stücke schneiden, die Stücke von einer Tomate zur Dekoration beiseite stellen.
3. Apfelessig, Mandelmilch und Tomatenöl zur Mehlmischung geben und vermengen. Die Zucchini und die Tomatenstücke unterheben. Die Masse mit dem Pesto vermengen.
4. Eine Muffinform mit kleinen Backpapierstücken auslegen und den Teig in zwölf Förmchen verteilen. Mit den zurückbehaltenen Tomatenstückchen und den gehobelten Mandeln dekorieren.
5. Bei 180 °C Umluft 25 Minuten auf mittlerer Schiene backen. Vor dem Verzehr etwas abkühlen lassen.

Optionen für den Alltag

Wenn du morgens lieber etwas Herzhaftes essen möchtest und dich daher nicht immer mit einem Porridge anfreunden kannst, sind diese Muffins sicherlich etwas für dich. Sie eignen sich allerdings nicht nur zum Frühstück. Sie sind ein leckerer Snack oder können mittags als Beilage für ein Hauptgericht dienen. Wenn du eine Kantine zur Verfügung stehen hast, kannst du sie mit Gemüse oder einem Beilagensalat kombinieren.

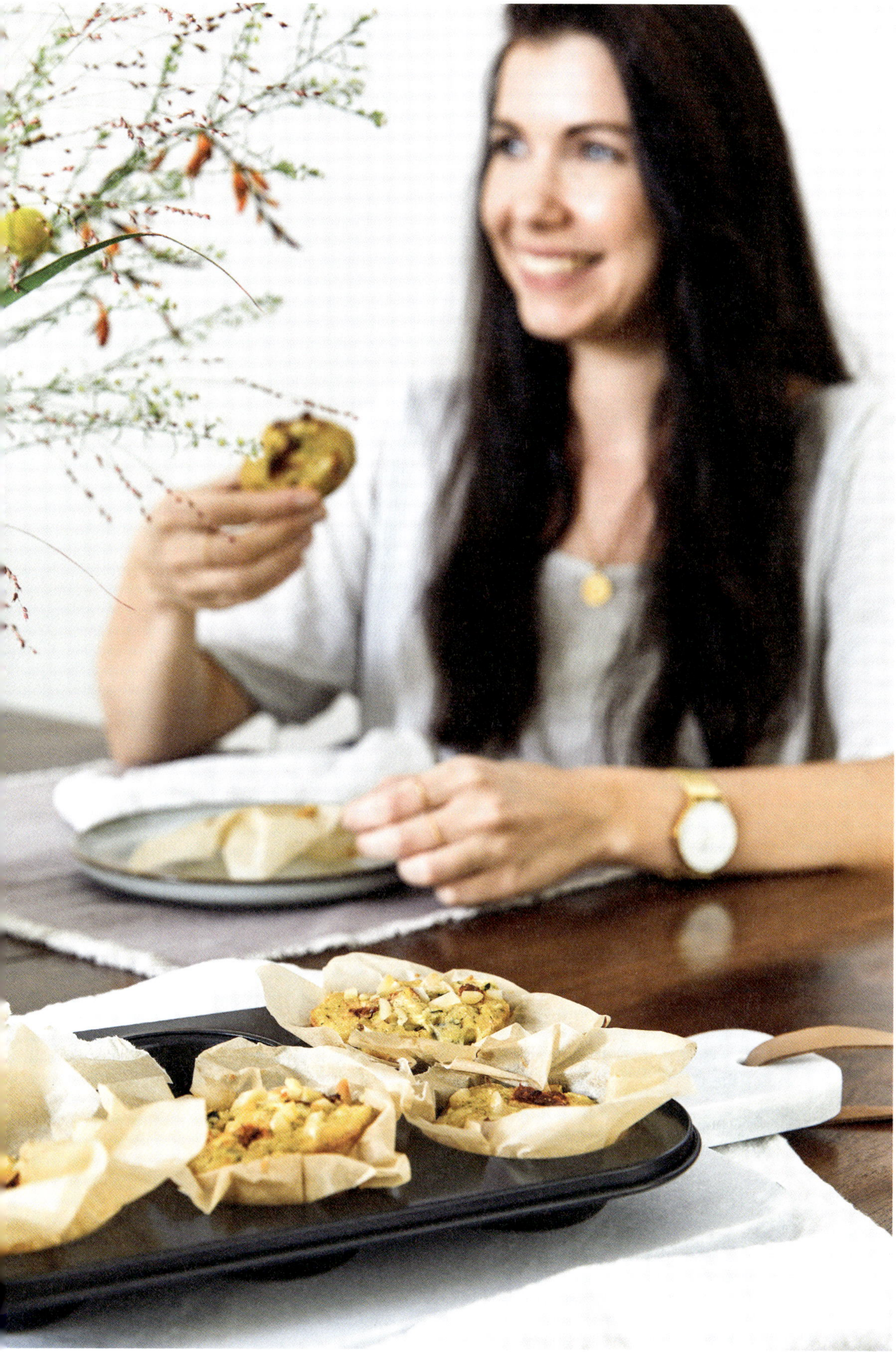

Chia-Porridge mit Rhabarberkompott

Für 1 Portion Zeitbedarf: 10 Minuten am Abend, über Nacht ziehen lassen

Wegen der Regionalität greife ich meist lieber zu Leinsamen. In diesem Rezept möchte ich aber die Wasserspeicherfähigkeit und somit die besondere Konsistenz der Chiasamen nutzen. Die Ballaststoffe, welche wir uns auch bei den ganzen Samen zunutze machen können, sättigen zudem gut und regen die Peristaltik an. Gerade eine von Vata oder Kapha dominierte Verdauung kann so unterstützt werden. Achte allerdings darauf, bei dem Verzehr von Chiasamen immer ausreichend Flüssigkeit zu dir zu nehmen.

Für das Rhabarberkompott
3 Stangen Rhabarber
4 EL Ahornsirup
¼ TL Kardamom
1 TL Speisestärke

Für das Porridge
¼ TL Kardamom
1 Msp. Ingwerpulver
3 EL feine Haferflocken
1 EL Chiasamen
150 ml Hafermilch
1 EL Kürbiskerne
1 TL Ahornsirup
1 Prise Salz

1. Für das Rhabarberkompott den Rhabarber waschen und in 4 cm große Stücke schneiden. Mit dem Ahornsirup und Kardamom in einen Topf geben, auf mittlerer Hitze mit geschlossenem Deckel 8–10 Minuten erwärmen.
2. Speisestärke mit 1 TL Wasser glatt rühren und zum Rhabarber geben. Vorsichtig unterrühren, damit der Rhabarber nicht komplett zerfällt. Das Kompott in ein Glas füllen und abkühlen lassen.
3. Das Kompott ist bis zu 3 Tage im Kühlschrank haltbar.
4. Während das Kompott kocht, alle Zutaten für das Porridge in einen Behälter füllen und über Nacht im Kühlschrank ziehen lassen.
5. Am nächsten Morgen kann das Porridge zimmertemperiert als Overnight Oats oder erwärmt gegessen werden. Im zweiten Fall circa 50 ml Wasser dazugeben und in einem Topf kurz aufkochen.
6. Mit dem Rhabarberkompott servieren.

Optionen für den Alltag

Wenn du das Porridge unterwegs oder auf der Arbeit essen möchtest, kannst du es am Abend vorher direkt in den entsprechenden Behälter füllen und dir so das Spülen sparen. Wenn du es warm essen möchtest, nutze den Thermobehälter. Wenn du dich für die zimmertemperierte Variante entscheidest, kannst du auch einen Glasbehälter verwenden.

Sonnengeküsster Dal

Für 1 Portion   Zeitbedarf: 20 Minuten

Dal, also Linsen, zum Frühstück ist nicht unbedingt ein europäisches Gericht. Allerdings sind viele meiner KlientInnen vegan oder vegetarisch orientiert, und wir achten daher darauf, dass genug Aminosäuren auf dem Ernährungsplan stehen. Dal am Morgen ist eine hervorragende Option, wenn du weißt, dass du im Verlaufe des Tages nur wenig andere Proteinquellen zu dir nehmen wirst. Der Dal ist süß und erinnert eher an ein Porridge als an einen Linseneintopf. Vielleicht ist es für dich Zeit, mal etwas Neues zu testen? Ich bin gespannt, ob der Dal Einzug in deine Frühstücksroutine hält. Eine Anmerkung noch zum Thema Verdauung. Bei diesem Frühstück solltest du ein gutes Agni haben oder es als eine Art Brunch sehen und etwas später frühstücken. Du kannst dich auch an dieses Gericht gewöhnen, indem du es als Mittagessen einplanst, wenn dein Agni am stärksten ist. Teste, was für dich ideal ist und womit deine Verdauung gut zurechtkommt.

80 g Mung Dal
1 TL Kurkuma
¼ TL Ingwerpulver
1 gute Prise Kardamom
150 ml Wasser
250 ml Mandelmilch
1 EL Ahornsirup
1 EL gehobelte Mandeln
2 Datteln
1 EL Granola (optional)

1. Mung Dal mit warmem Wasser gut waschen. Zusammen mit den Gewürzen, dem Wasser und der Mandelmilch in einen Topf geben und kurz aufkochen. Dann den Ahornsirup dazugeben und 15 Minuten ohne Deckel köcheln lassen. Gelegentlich umrühren.
2. Den Dal mit einem Pürierstab pürieren, in eine Schale geben und mit den Mandeln und Datteln und optional dem Granola toppen.

Optionen für den Alltag

Der Dal eignet sich wie die meisten anderen Gerichte auch zum Mitnehmen im Thermobehälter. Die Linsen ziehen allerdings Wasser, und du kannst demnach noch etwas Milch hinzugeben, wenn du ihn nicht sofort verzehrst. Die Toppings würde ich erst beim Servieren dazugeben. Gerade mit dem Schokoladen-Granola mag ich dieses Gericht sehr gerne.

Golden-Hirse-Porridge

Für 2 Portionen   Zeitbedarf: 20 Minuten

Die Experimentierfreudigen werden bei diesem Gericht sicherlich eine überaus positive Überraschung erleben. Ich habe mich selbst lange geweigert, ein anderes Getreide als Haferflocken für mein Porridge zu verwenden. Eines Tages im Frühling habe ich mich nach einem etwas »trockeneren« Gericht gesehnt – so ist diese Variante entstanden und seither eine lieb gewonnene Alternative. Hirse enthält weniger Fett als Hafer, wodurch es etwas trockenere Eigenschaften aufweist und sich im Frühling oder, wenn du gerade viel Kapha in dir spürst, als Frühstück anbietet. Hirse ist reich an Eisen, das gerade für Frauen vor den Wechseljahren wichtig ist. Eisen wird besser in Kombination mit Vitamin C aufgenommen, welches in diesem Rezept die Mango enthält.

100 g Hirse
200 ml Wasser
200 ml Hafermilch
½ Mango
1 EL Ahornsirup
1 EL gehackte Mandeln
½ TL Kurkuma
1 Prise Pippali oder schwarzer Pfeffer

1. Hirse waschen, mit Wasser und Hafermilch in einen Topf geben. Kurz aufkochen, dann bei geringer bis mittlerer Hitze und geschlossenem Deckel circa 15 Minuten köcheln lassen. Gelegentlich umrühren und achtgeben, dass es nicht überkocht.
2. Währenddessen die Mango schälen und in mundgerechte Stücke schneiden.
3. Während der letzten zwei Minuten des Kochens die Mango, den Ahornsirup, die gehackten Mandeln, Kurkuma und Pippali dazugeben und unterrühren.

Optionen für den Alltag

Wenn du das Gericht in deinem Thermobehälter mit zur Arbeit nehmen möchtest, würde ich 50 ml des Wassers durch Milch ersetzen. Auf der Arbeit kannst du dann gegebenenfalls noch etwas Wasser hinzufügen, um die gewünschte Konsistenz zu erhalten. Für eine Portion kannst du genau die Hälfte der Zutaten nutzen.

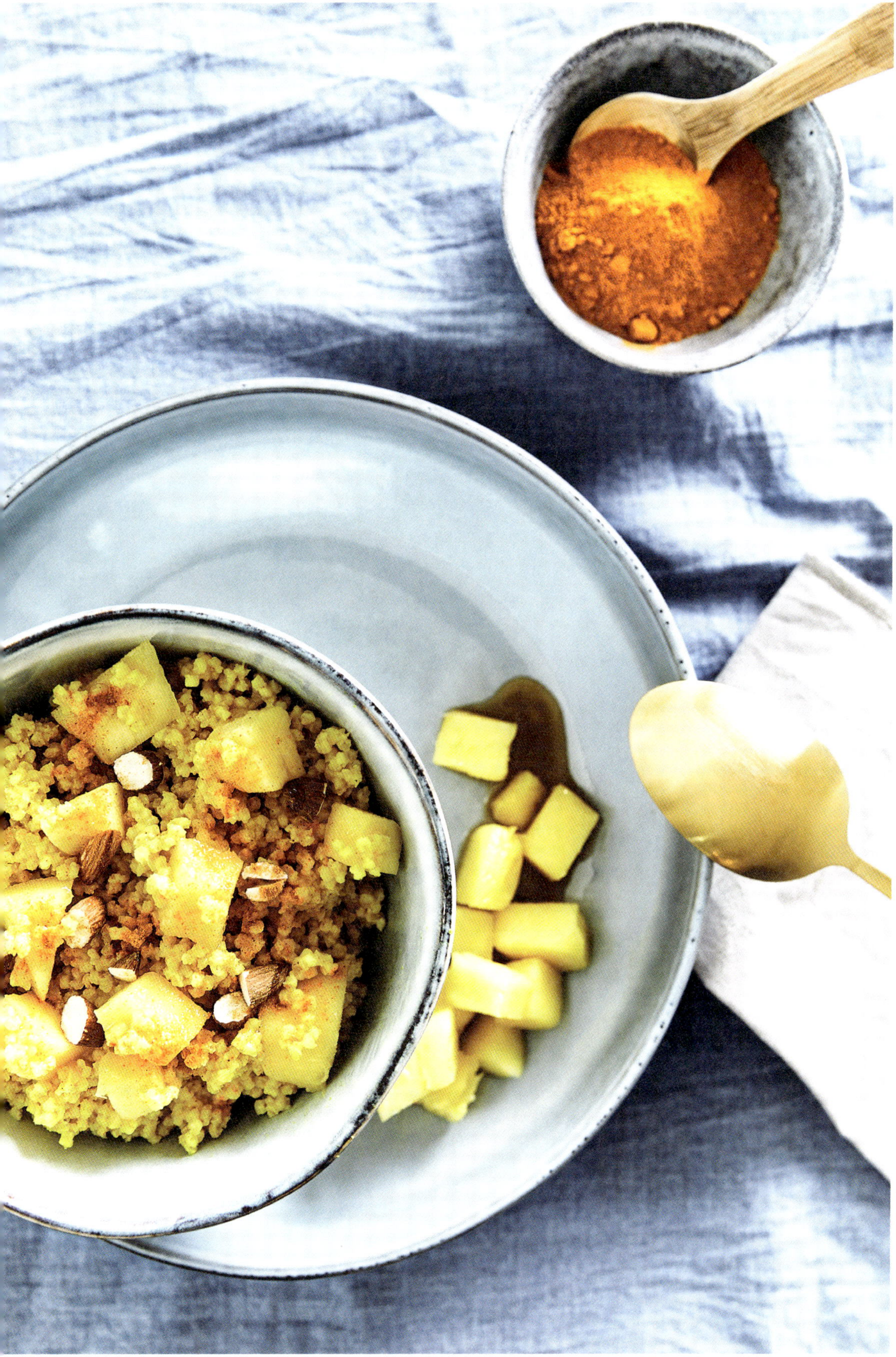

Obst mit Mandelmus-Dressing

Für 1 Portion Zeitbedarf: 10 Minuten

Die allgemeine Ernährungsempfehlung ist es, zwei Portionen Obst am Tag zu essen. Wenn wir bedenken, dass im Ayurveda Obst eher getrennt von den Mahlzeiten konsumiert werden sollte und das Snacken gerne minimiert werden darf, ist es nicht immer so einfach, dieser Empfehlung gerecht zu werden. Daher schafft dieses Obstfrühstück Abhilfe. Die Idee, die Verdauung zu entlasten, wenn das Obst getrennt von den Mahlzeiten konsumiert wird, funktioniert allerdings nur, wenn aus diesem Frühstück kein Obstsalat mit zehn verschiedenen Sorten erstellt wird. Suche dir zwei Lieblingssorten aus und wechsle lieber an verschiedenen Tagen etwas durch. Solltest du keine starke Verdauung haben, kannst du das Obst auch andünsten und lauwarm essen. Das Dressing in diesem Rezept macht das Gericht etwas reichhaltiger, trotzdem ist es, je nach Obstsorte, eine der leichteren Frühstücksvarianten.

1 EL Mandelmus
½ reife Banane
4 EL Mandelmilch
Obst nach Wahl, z. B. Nektarinen, Blaubeeren, Aprikosen, Pflaumen, Birnen

1. Mandelmus, Banane und Mandelmilch in ein großes Gefäß geben und mit dem Pürierstab pürieren, bis eine homogene Masse entsteht.
2. Ausgewähltes Obst waschen und in mundgerechte Stücke schneiden, gegebenenfalls kurz andünsten.
3. Obst mit dem Dressing servieren und genießen.

Optionen für den Alltag

Wenn du die Option hast, auf der Arbeit das Obst zu schneiden, würde ich das Obst erst kurz vor dem Verzehr schneiden. Das Dressing kannst du auch für zwei Tage vorbereiten und im Kühlschrank lagern. So sparst du den Aufwand für ein weiteres Frühstück.

Sonnenblumenkernmus

Für 1 Glas   Zeitbedarf: 15 Minuten

Ich liebe alle Arten von Nusscremes und esse sie in irgendeiner Variation fast täglich. Ob auf Brot, in Dressings oder Dips. Diese Variation ist allerdings eine, die es nicht immer im Laden zu kaufen gibt. Zwar sind nur zwei Zutaten nötig, aber die Sonnenblumenkerne haben es als Nussmus noch nicht in jeden Supermarkt geschafft. Sie haben einen spezielleren Geschmack als einige andere Sorten. Ich mag diese Variante sehr gerne auf einem selbst gebackenen Brot (S. 170) mit etwas Honig oder einer leckeren Marmelade. Jede Art von Nussmus ist recht schwer, daher kann es besänftigend wirken und etwas Schwere in dein System bringen, sollte davon zu wenig vorhanden sein. Wenn du allerdings viele schwere Eigenschaften an dir feststellst, reduziere die Menge ein wenig. Auf Brot sind bei viel Schwere im Körper eine etwas pikante Oliven-Tapenade wie auf S. 223, Hummus auf S. 224 oder auch Tomatenscheiben mit etwas Knoblauch eine leckere Alternative.

250 g Sonnenblumenkerne
1 Prise Meersalz

1. Sonnenblumenkerne und Meersalz in eine Küchenmaschine geben und auf höchster Stufe die Sonnenblumenkerne zu Mus verarbeiten. In kurzen Zeitabständen kleine Pausen machen, damit der Mixer nicht überhitzt und du die Samen von den Seiten des Mixers schaben kannst.
2. Zunächst wird aus den Samen ein feines Mehl, dann eine etwas krümelige Paste und nach 10–15 Minuten das erwünschte Mus.

Optionen für den Alltag

Du kannst von diesem Mus direkt die doppelte Menge herstellen und so etwas Zeit sparen, da die Herstellung zugegebenermaßen aufwendiger ist. Im Kühlschank hält es sich circa zwei Wochen.

Schokoladen-Granola

Für 8–10 Portionen Zeitbedarf: 25 Minuten inkl. 20 Minuten Backzeit

Wer liebt Granola nicht? Selbst gemacht ist es nährstoffreich, knackig, ein wunderbares Topping und durch den süßen Geschmack ayurvedisch gesehen sehr beruhigend. Gerade Menschen mit viel Pitta mögen oft gerne Nahrung mit etwas Biss. Die Schokolade bringt eine leicht bittere Note mit in das Granola und macht es für Pitta noch idealer. Der süße Geschmack ist auch für Vata vorteilhaft. Du kannst das Granola entweder als Topping für dein Porridge nutzen, es als Müsli genießen oder mit etwas Kokosjoghurt essen. Für Vata-Konstitutionen oder Ist-Zustände würde ich drei Esslöffel Granola mit zwei Esslöffeln feinen Haferflocken zu einem Müsli kombinieren, da das Granola durch den Backprozess an Feuchtigkeit verloren hat. Als Kapha-Konstitution kann durch Ingwer etwas Schärfe integriert werden.

20 ml Ghee
200 g kernige Haferflocken
100 g Sonnenblumenkerne
100 g Kürbiskerne
70 g Mandeln (grob gehackt)
20 g Sesamsamen
50 g Schokolade 70 %
60 ml Ahornsirup

1. Ghee schmelzen. Alle Zutaten in einer großen Schüssel mit dem Ghee gut vermengen.
2. Die Masse auf ein Backblech mit Backpapier verteilen. 20 Minuten bei 160 °C Umluft backen. Nach 10 Minuten wenden.
3. Abkühlen lassen und in ein luftdichtes Gefäß füllen.

Optionen für den Alltag

Müsli ist wegen der kalten Milch aus dem Kühlschrank und den fertigen Müslimischungen mit viel Zucker und Zusatzstoffen nicht sehr populär im Ayurveda. Wenn du eine Pflanzenmilch allerdings etwas erwärmst oder sie Raumtemperatur annehmen lässt, ist Müsli mit diesem Granola ein gutes, schnelles Frühstück. Du kannst das Granola in größerer Menge vorbereiten, da es luftdicht verschlossen einige Wochen haltbar ist. Wenn du Pflanzenmilch und das Granola auf der Arbeit lagern kannst, bist du immer bestens versorgt.

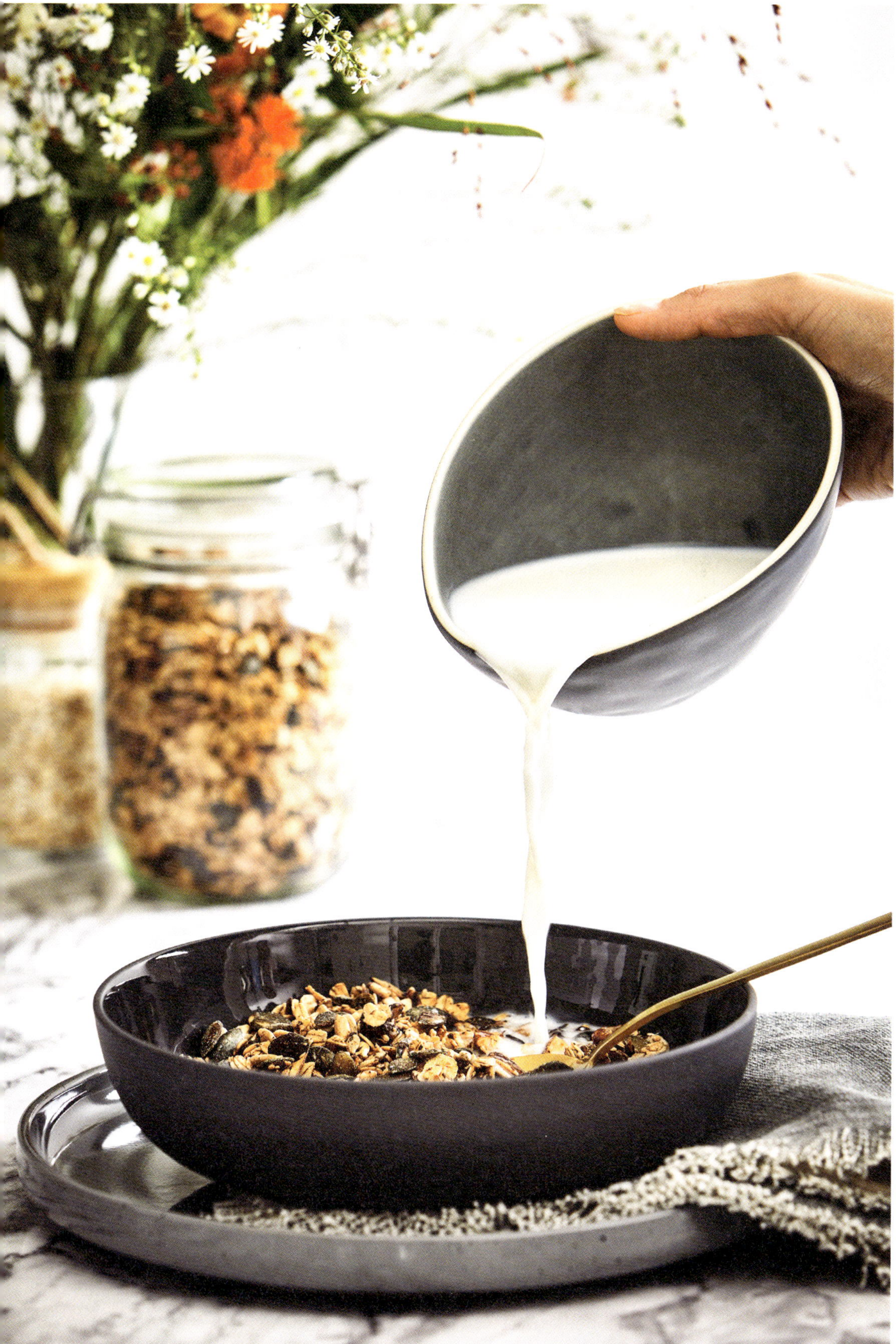

Buchweizen-Frühstückspudding

Für 1 Portion Zeitbedarf: 10 Minuten am Morgen und Einweichzeit über Nacht

Buchweizen bringt eine schöne Abwechslung auf den Frühstückstisch. Er ist glutenfrei, was im Ayurveda bedeutet, dass er leichter ist als glutenhaltige Getreidesorten. Buchweizen ist kein Getreide, obwohl es wie eines eingesetzt werden kann. Es ist ein Knöterichgewächs und keine Süßgräserart wie andere Getreidesorten. Im Gegensatz zu Hafer enthält Buchweizen weniger Fett, was ihn verträglicher für Kapha macht. Ich nutze Buchweizen schon länger als eine Alternative zum klassischen Haferporridge, allerdings hat mich die Kochdauer immer etwas abgeschreckt, sodass ich nach einer kreativen Lösung gesucht habe. Der Buchweizen wird über Nacht in Wasser eingeweicht und am nächsten Tag püriert und kurz erwärmt, sodass ein Pudding entsteht und du dir 20 bis 25 Minuten Kochzeit sparen kannst.

4 EL Buchweizen
1 TL Apfelessig
½ Banane
100 ml Hafermilch
½ EL Ahornsirup
1 Prise Kardamom
1 Prise Salz

Als Topping
Pflaumenmus S. 140
(optional)
oder
½ Banane
½ TL Ghee
1 Prise Kardamom
einige Cashewkerne

1. Buchweizen waschen und mit reichlich Wasser und einem Spritzer Apfelessig über Nacht ziehen lassen.
2. Am nächsten Morgen das Wasser vom Buchweizen abschütten, nochmals waschen und in einen Topf geben.
3. Eine halbe Banane klein schneiden und mit Hafermilch, Ahornsirup, Kardamom und Salz zum Buchweizen geben und mit einem Pürierstab gut durchpürieren, bis eine Art Pudding entsteht.
4. Den Pudding bei niedriger Hitze und unter ständigem Rühren mit dem Rührbesen leicht erwärmen, er sollte nicht kochen. Nicht ansetzen lassen, da sich sonst Klumpen bilden.
5. Der Pudding kann optional mit dem Pflaumenmus (S. 140) oder der andern Bananenhälfte serviert werden. Für die Bananenvariante die andere Bananenhälfte mit ½ TL Ghee und einer Prise Kardamom kurz andünsten.
6. Pudding mit der Banane oder dem Pflaumenmus und einigen Cashewkernen servieren.

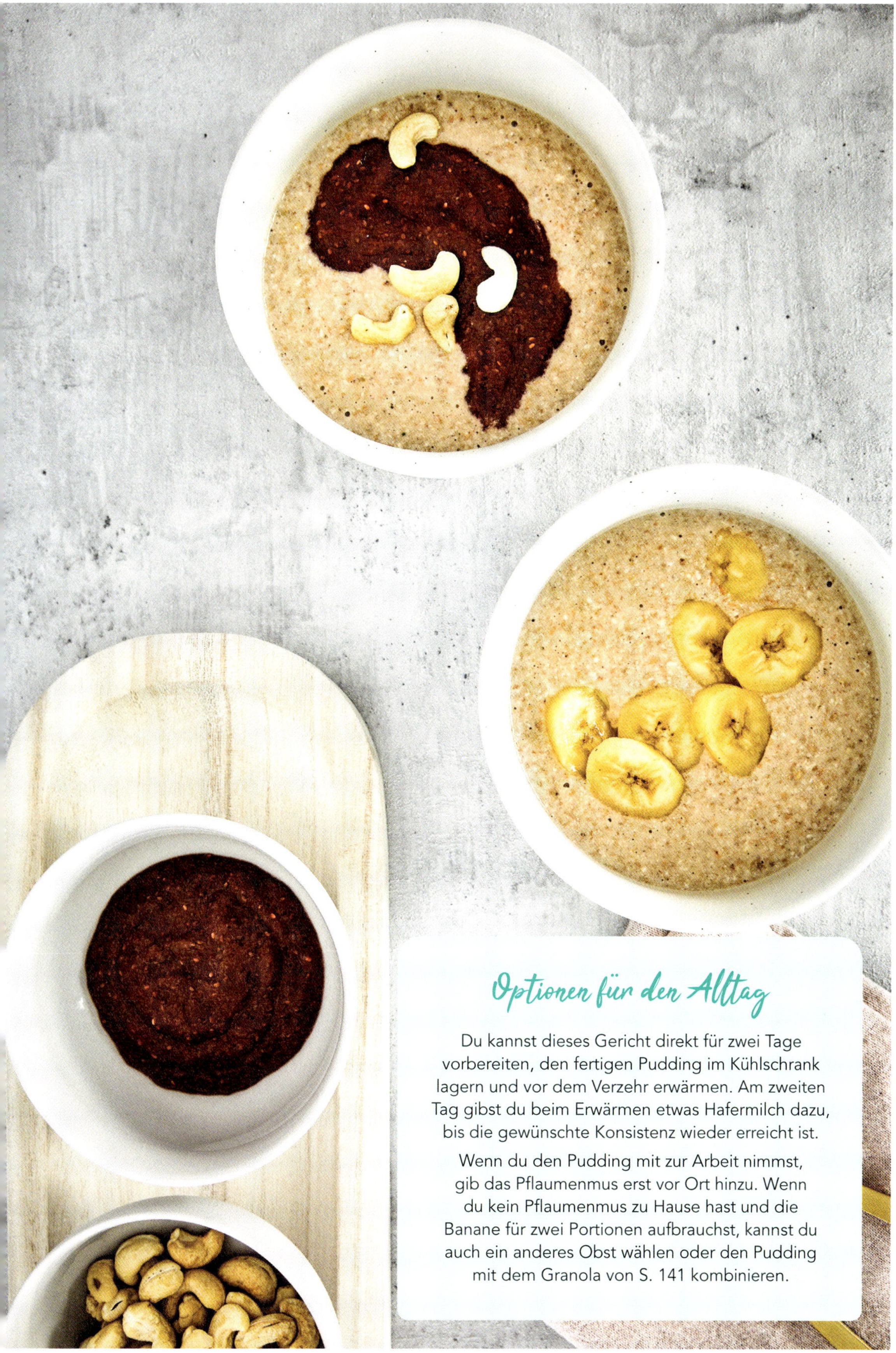

Optionen für den Alltag

Du kannst dieses Gericht direkt für zwei Tage vorbereiten, den fertigen Pudding im Kühlschrank lagern und vor dem Verzehr erwärmen. Am zweiten Tag gibst du beim Erwärmen etwas Hafermilch dazu, bis die gewünschte Konsistenz wieder erreicht ist.

Wenn du den Pudding mit zur Arbeit nimmst, gib das Pflaumenmus erst vor Ort hinzu. Wenn du kein Pflaumenmus zu Hause hast und die Banane für zwei Portionen aufbrauchst, kannst du auch ein anderes Obst wählen oder den Pudding mit dem Granola von S. 141 kombinieren.

Gewürz-Mandelmus

Für 200 Gramm Zeitbedarf: 20 Minuten, plus Abkühlzeit

Nüsse haben einen sehr nährenden Effekt und gleichen somit zahlreiche Vata-Eigenschaften aus. Wie bereits beschrieben, dürfen Nüsse jedoch in jeder ausgewogenen Ernährung Bestandteil sein. Es kommt auf die Menge an. Mandeln sind eine hervorragende Quelle für gesunde Fette, Ballaststoffe sowie pflanzliches Protein. Mandeln enthalten Mikronährstoffe wie Magnesium, Vitamin E, einige B-Vitamine und zudem diverse Antioxidantien. Hinzu kommt, dass Mandeln und das aus ihnen hergestellte Mus einfach unglaublich lecker schmecken. Ich esse dieses Mus auf einem leckeren selbst gebackenen Brot, gebe es in mein Porridge oder nutze es in süßen Dressings für Obst oder Bananenbrot. Für dieses Mus ist ein recht guter Mixer erforderlich. Meine Küchenmaschine hat 650 Watt.

200 g Mandeln
¼ TL Zimt
1 Prise Kardamom
1 Prise Steinsalz
1 TL Ahornsirup

1. Mandeln auf einem Backblech verteilen und circa 8 Minuten bei 160 °C Umluft im Backofen backen.
2. Die Mandeln vollkommen abkühlen lassen, da sich das Öl während des Mixens sonst schlechter trennt und das Mus gegebenenfalls misslingt.
3. Alle Zutaten in eine Küchenmaschine geben und auf höchster Stufe zu einem Mus verarbeiten. Je nach Mixer ab und zu oder etwas häufiger eine kurze Pause machen, damit der Mixer nicht überhitzt. Währenddessen, falls nötig, die Zutaten von den Seiten der Küchenmaschine herunterschaben. Zunächst wird aus den Samen ein feines Mehl, dann eine etwas krümelige Paste und je nach Mixer nach fünf bis zehn Minuten das erwünschte Mus.

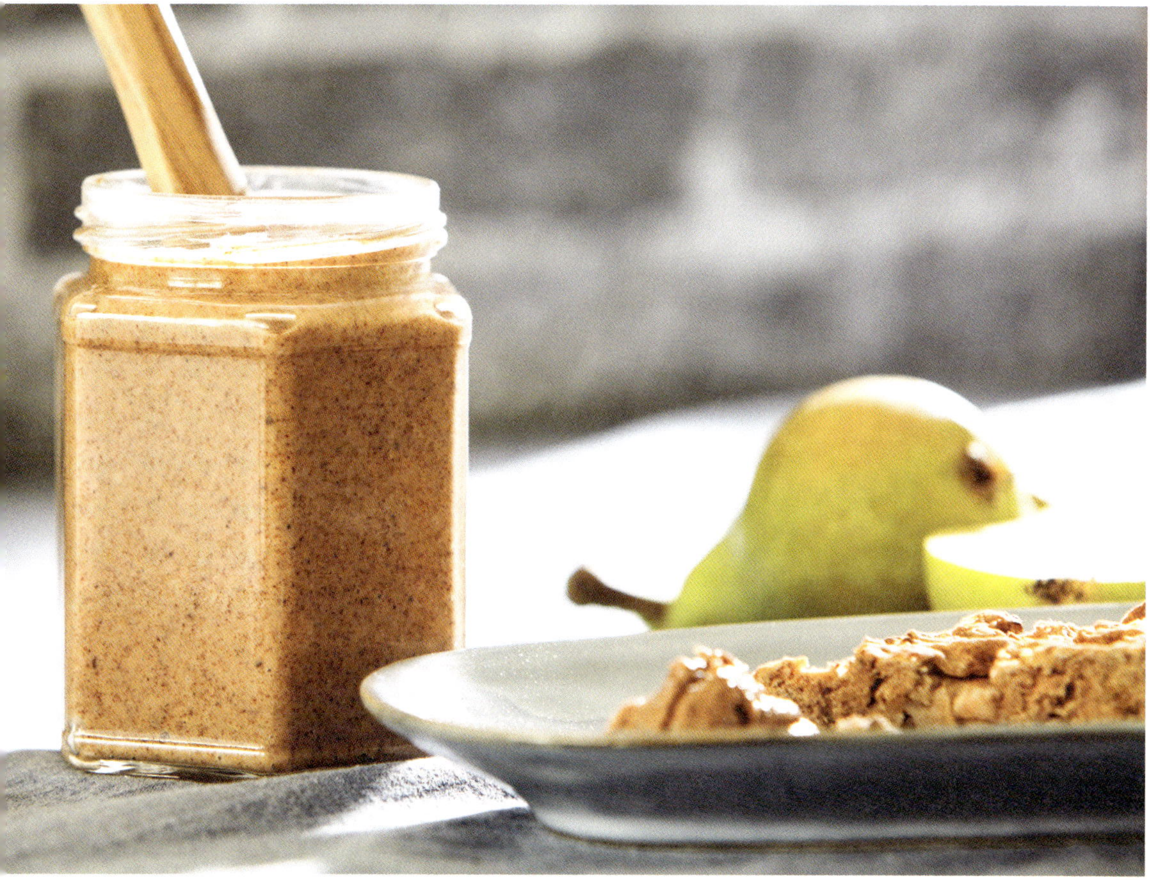

Optionen für den Alltag

Du kannst von diesem Mus die doppelte Menge herstellen und so etwas Zeit sparen. Schmecke am Ende dann gegebenenfalls mit etwas mehr Zimt und Steinsalz ab. Im Kühlschank hält es sich circa zwei Wochen. Wenn du die Möglichkeit hast, kannst du es auf der Arbeit lagern und dein Porridge damit toppen oder einen Teelöffel bei süßen Gelüsten naschen.

Porridge-Baukasten

Kochen hat etwas mit Kreativität zu tun, mit Ausprobieren, Abändern und an den eigenen Geschmack anpassen. Wir alle haben einen unterschiedlichen Geschmack, und das ist auch gut so. Ich möchte dich einladen, deinen Geschmack besser kennenzulernen. Experimentiere in der Küche ein wenig. Dieser Baukasten soll dir dabei etwas Inspiration liefern. Viel Freude damit!

Zunächst überlegst du dir, ob du eine Fettquelle nutzen möchtest und die Gewürze darin kurz bei niedriger Temperatur anbrätst oder ob die Fettquelle nicht einsetzt und die Gewürze einfach zwischendurch zum Porridge gibst. Wähle circa ein bis drei Gewürze aus.

Daraufhin suchst du dir ein Getreide deiner Wahl aus oder mischst feine und grobe Haferflocken.

Wähle eine oder zwei Flüssigkeiten für dein Rezept. Ich kombiniere gerne eine Pflanzenmilch und Wasser, hier kannst du je nach Mischverhältnis wunderbar mit verschiedenen Konsistenzen spielen und das Porridge bei Bedarf durch mehr Wasser etwas leichter gestalten. Reismilch ist etwas dünner und braucht meist kein Wasser.

Du kannst bei den Extras keines, eines, zwei oder drei auswählen und dein Porridge somit abwechslungsreicher gestalten. Manche Extras geben etwas mehr Biss, andere eine besondere Geschmacksnote und wieder andere machen das Porridge herrlich cremig.

Wenn du noch keine Gewürze zum Porridge gegeben hast, kannst du dies nun machen.

Beim Obst kannst du gut bei einer Sorte bleiben. Je nach deiner Verträglichkeit kannst du das Obst kurz vor Ende der Kochzeit mit dünsten oder es als Topping nutzen.

Bei den Toppings kannst du dich austoben. Achte allerdings darauf, dass das Porridge nicht zu schwer wird und du dich morgens nach dem Verzehr energiegeladen, wach und wohlig genährt fühlst. Als Orientierung bezüglich der Mengenverhältnisse kannst du dich gut an den Porridgerezepten dieses Buches orientieren.

Fett (optional)

- Ghee
- Kokosöl

Gewürze

- Zimt
- Kardamom
- Kurkuma
- Ingwer
- Nelke

Getreide

- Feine Haferflocken
- Grobe Haferflocken
- Hirse
- Buchweizen
- Amaranth
- Quinoa

Flüssigkeit

- Hafermilch
- Mandelmilch
- Kokosmilch
- Reismilch
- Wasser

Extra

- Chiasamen
- Sonnenblumenkerne
- Kürbiskerne
- Mandeln
- Mandelmus
- Erdnussmus
- Rohes Kakaopulver

Obst

- Banane
- Mango
- Apfel
- Birne
- Granatapfelkerne

Toppings

- Mandelmus
- Kürbiskerne
- Sonnenblumenkerne
- Sesamsamen
- Walnüsse
- Mandeln
- Schokolade 70 %
- Geschrotete Leinsamen
- Honig
- Ahornsirup

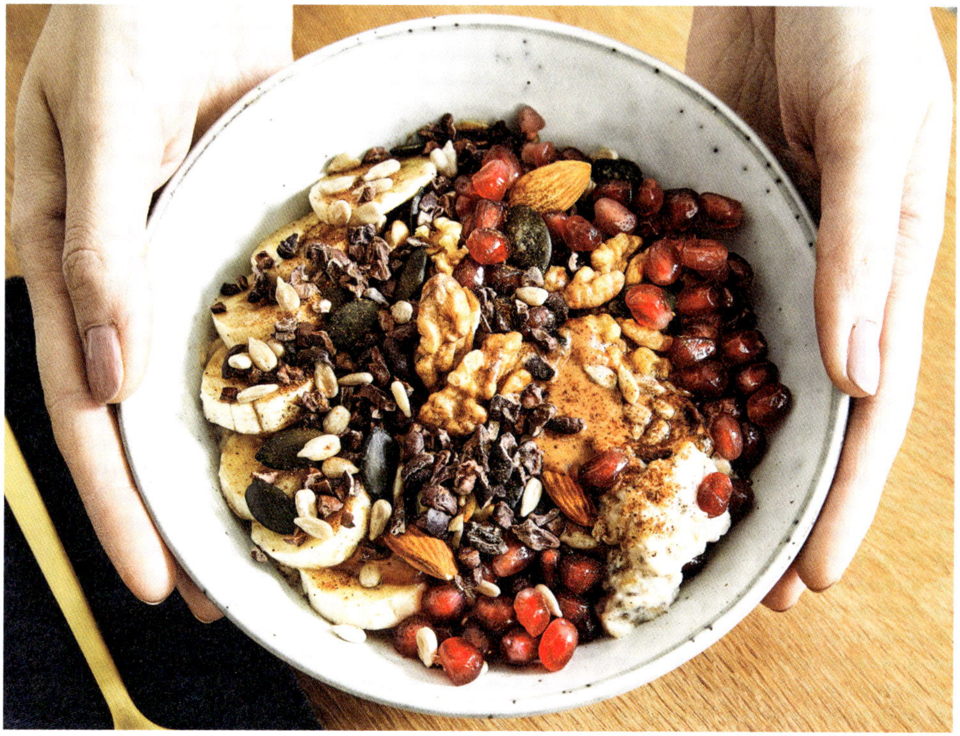

Brote, Brötchen und mehr

Ich kenne kaum jemanden, der Brot oder Brötchen nicht liebt, und die meisten Menschen können nur schwer darauf verzichten. Für viele ist es ein Bestandteil des täglichen Ernährungsalltags. Während meiner Coachings bin ich immer wieder überrascht, wie viele meiner KlientInnen beginnen, Brot und Brötchen selbst zu backen. Vielleicht wirst ja auch du zum Brotback-Fan.

Vollkorn-Pfannen-Naan

Für 7 mittelgroße Naanbrote — Zeitbedarf: 25 Minuten

Das Naan ist sehr schnell vorbereitet und passt zu jedem Curry oder Dal. Normalerweise bereitet man das Naan mit Hefe vor, so wird es etwas fluffiger. Um die Gehzeit zu sparen und es etwas leichter verdaulich zu machen, verzichte ich auf die Hefe auch ganz gerne mal. Ein Bild findest du auf S. 207.

140 g Dinkelvollkornmehl
130 g Roggenvollkornmehl
½ TL Steinsalz
70 ml Wasser
2 EL Hafermilch
1 EL Olivenöl
1 TL Ahornsirup
50 g Kokosjoghurt
ca. 3 TL Kokosöl

1. Beide Mehlsorten und Salz vermengen. Dann alle flüssigen Zutaten dazugeben und gut vermengen.
2. 7 Teigbällchen formen und diese mit den Händen auf einem Holzbrett zu Fladen formen.
3. 1 TL Kokosöl in der Pfanne schmelzen und darin zwei bis drei Fladen bei mittlerer Hitze für 2–3 Minuten pro Seite gleichzeitig ausbacken. Naanbrote herausnehmen, erneut 1 TL Öl in die Pfanne geben und die Fladen backen, bis alle Naanbrote fertig sind.

Optionen für den Alltag

Bereite gerne mehr Fladen zu und friere die übrig gebliebenen Naanbrote sofort ein.

Walnuss-Cranberry-Fenchel-Brot

Für 1 Laib Brot Zeitbedarf: 45 Minuten, inkl. 35 Minuten Backzeit

Die Idee einer süßen Komponente im Brot habe ich bei einem Kochkurs vor ein paar Jahren erhalten. Dort haben wir ein Baguette mit Zwiebeln und Cranberrys zubereitet, in dem Hefe enthalten war. Dies ist die etwas vollwertigere und bekömmlichere Alternative, die ich seit Jahren auch für Gäste an einem geselligen Abend backe. Nur mit etwas Olivenöl und Salz ist es köstlich und eines unserer Lieblingsbrote. Ein Brot aus Sauerteig wäre theoretisch auch eine verdauungsfreundlichere Option, allerdings ist dieser recht aufwendig und nicht immer optimal mit dem Alltag zu vereinen.

100 g Haferflocken
200 g Dinkelvollkornmehl
60 g Walnüsse
40 g Cranberrys
1 TL Natron
1 TL Salz
2 TL Fenchelsamen
150 ml lauwarmes Wasser
1 EL Apfelessig
1 TL Ahornsirup

1. Haferflocken in einem hohen Gefäß mit dem Pürierstab oder in einer Küchenmaschine zu Mehl verarbeiten.
2. Gemahlene Haferflocken, Dinkelvollkornmehl, Walnüsse, Cranberrys, Natron, Salz und 1 TL Fenchelsamen in einer Schüssel vermengen.
3. In einem weiteren Behälter Wasser, Apfelessig und Ahornsirup vermengen und zu den trockenen Zutaten geben. Mit den Händen zu einem Teig kneten.
4. Einen Brotlaib formen, mit den restlichen Fenchelsamen bestreuen, längs einschneiden und diesen bei 180 °C Umluft für 35 Minuten backen.

Optionen für den Alltag

Ab und zu kann eine Brotzeit auch eine warme Mahlzeit am Mittag ersetzen. Zugegeben ist dies nicht die ayurvedischste Aussage, allerdings eine moderne und auch realistische. Durch das Brot erhältst du viele Ballaststoffe und zugleich Fenchel, der die Verdauung fördert. Mit der mallorquinischen Gemüsecreme von S. 228 oder der Oliven-Tapenade von S. 223 macht das Brot auf jeden Fall glücklich. Als Beilage zu Suppen und Eintöpfen ist es auch eine gute Wahl. Wenn du zwei Brote zubereitest, kannst du eins direkt nach dem Backen in Scheiben schneiden, einfrieren und später im Toaster schnell wieder auftauen.

Vollkornbrötchen

Für 6 Brötchen Zeitbedarf: 35 Minuten, inkl. 20 Minuten Backzeit

Die Unterteilung in ayurvedische und nicht ayurvedische Lebensmittel ist so eine Sache. In der Präventivdiät und auch im Ayurveda verfolge ich die Idee, die Nährstoffdichte so hoch wie möglich anzusetzen bei gleichzeitig optimaler Verdauung. Hefebrote können bei manchen Personen zu Meteorismus und anderen Verdauungsproblemen führen, andere Personen können Brot und Brötchen essen, so viel sie wollen, und haben keinerlei Probleme. Es ist immer eine Frage von wie viel, wie oft und der individuellen Verträglichkeit. Achtung allerdings bei der Wahl des Aufstrichs. Ein Brötchen besteht aus viel Getreide, welches eher schwer ist. Ein schwerer Käse ist daher nicht die ideale Lösung. Klasse sind Fruchtaufstriche von guter Qualität mit wenig Zucker, selbst gemachte Gemüseaufstriche, Oliven-Tapenade (S. 223), wenn es vertragen wird auch ein paar Tomatenscheiben mit etwas Knoblauch, Avocado und für die gute Laune sicherlich auch das selbst gemachte Mandelmus (S. 162), welches du auch auf dem Bild sehen kannst.

1 EL Chiasamen
3 EL Wasser
200 g Dinkelvollkornmehl
170 g Roggenvollkornmehl
1 TL Natron
2 gestr. TL Steinsalz
1 EL Sonnenblumenkerne
50 g Haferflocken
2 EL Kürbiskerne
2 EL Kokosjoghurt (ca. 80 g)
150 ml Mandelmilch
1 EL Apfelessig
1 EL Leinsamen

1. Chiasamen mit Wasser vermischen und beiseite stellen.
2. Beide Mehlsorten mit dem Natron, dem Salz, den Sonnenblumenkernen, den Haferflocken und 1 EL Kürbiskerne vermengen.
3. Kokosjoghurt und Mandelmilch mit den gequollenen Chiasamen sowie dem Apfelessig in einem anderen Gefäß vermischen. Dann trockene und feuchte Zutaten gut vermengen.
4. Hände anfeuchten. Mit den Händen 6 Brötchen formen und diese mit den Leinsamen und den restlichen Kürbiskernen bestreuen. Brötchen mit einem Messer leicht längs einschneiden.
5. Den Ofen auf 180 °C Umluft stellen und die Brötchen für 20 Minuten backen.

Optionen für den Alltag

Die Brötchen kannst du gut am Abend backen und am nächsten Tag mit dem Belag deiner Wahl mit zur Arbeit nehmen. Gelegentlich können sie auch einen Ersatz für ein Mittagessen darstellen.

Sie bleiben recht klein und sind sehr kompakt. Sie sättigen dabei aber besser als jedes gekaufte Brötchen. Möchtest du sie als Beilage zu einer Suppe essen, würde ein halbes Brötchen in Scheiben aufgeschnitten wahrscheinlich ausreichen.

Du kannst einige der Brötchen gut einfrieren und bei Bedarf am Abend vor dem geplanten Verzehr auftauen oder am Morgen im Backofen auftauen lassen und so eine Last-Minute-Lösung für Tage mit wenig Zeit parat haben.

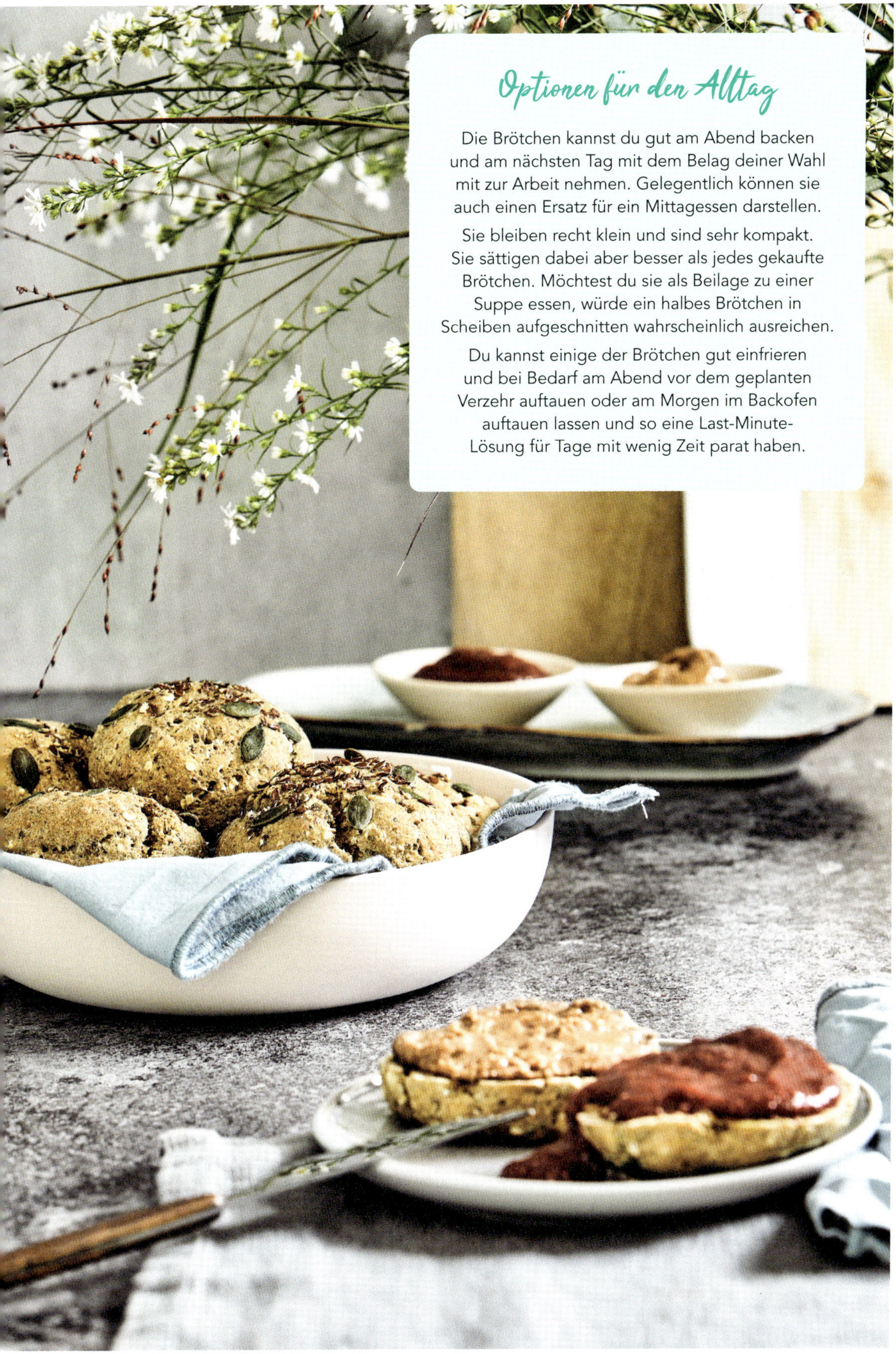

Kümmel-Karotten-Brot

Für 2 Laibe Brot Zeitbedarf: 45 Minuten, inkl. 35 Minuten Backzeit

Wenn ich Brot backe, dann fast immer mit einigen verdauungsfördernden Gewürzen. Zum einen verleihen sie den Broten einen ganz besonderen Geschmack und zum anderen werden die Brote dann meist besser vertragen. In diesem Rezept sind außerdem Karotten zu finden. Zwar zählen Karotten eher zu den schwereren Gemüsesorten, allerdings lassen sie das Brot trotzdem leichter werden als eine reine Getreidevariante. Zudem bleibt das Brot so saftiger. Zu diesem Brot passen herzhafte Aufstriche wie der Hummus (S. 224) oder die Weiße-Bohnen-Kurkuma-Paste (S. 231) hervorragend.

3 Karotten (ca. 150 g)
500 g Dinkelvollkornmehl
1 TL Natron
1 TL Salz
2 TL Kümmelsamen, plus etwas mehr zum Bestreuen
300 ml lauwarmes Wasser
2 EL Apfelessig
1 TL Ahornsirup

1. Karotten waschen und grob reiben.
2. Dinkelvollkornmehl mit Natron, Salz und Kümmelsamen vermischen. Karotten dazugeben und ebenfalls vermengen.
3. Wasser mit Apfelessig und Ahornsirup vermischen und zu den trockenen Zutaten geben. Alles gut vermengen.
4. Mit den Händen zwei Brotlaibe formen, die in etwa so groß wie eine Hand sind. Mit einigen Kümmelsamen bestreuen, die Brote längs leicht einschneiden.
5. Bei 180 °C Umluft ca. 35 Minuten backen. Die Unterseite des Brotes sollte sich hohl anhören, wenn darauf geklopft wird – dann ist das Brot fertig.

Optionen für den Alltag

Wenn du eine Kantine zur Verfügung hast, hier ein Vorschlag für ein ausgewogenes Mittagessen: Nimm zwei Scheiben dieses Brotes und den Hummus auf S. 224 mit. Dazu kannst du dir auf der Arbeit Gemüse bestellen und dieses mit einigen Kräutern, Nüssen oder Samen aufwerten. Der Hummus kann sowohl als Dip für das Gemüse als auch für das Brot dienen. Durch das Brot erhältst du vollwertige Kohlenhydrate, durch den Hummus pflanzliches Eiweiß, durch einige Nüsse oder Samen eine gesunde Fettquelle und durch das Gemüse sekundäre Pflanzenstoffe und Vitamine.

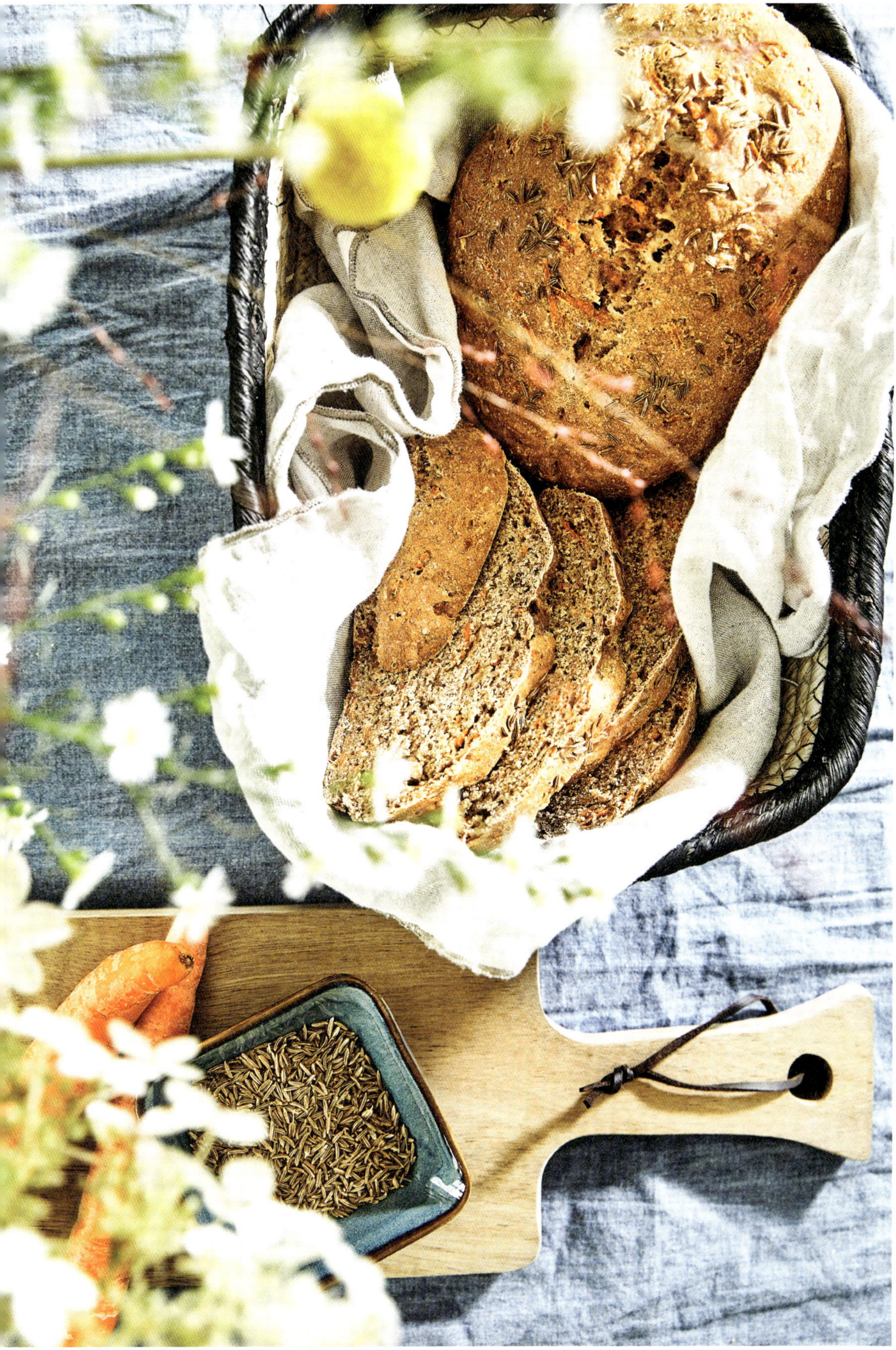

Galette-Kuchen

Für 8 Portionen · Zeitbedarf: 45 Minuten, inkl. 30 Minuten Backzeit

Viele Jahre war Frankreich das von meiner Familie und mir favorisierte Reiseziel. Während des Studiums habe ich einige Monate in Paris und La Rochelle gelebt und mag nicht nur die Kultur, sondern weiß auch das Essen in Frankreich sehr zu schätzen. Galette, die typischen herzhaften Crêpes in Frankreich, haben mich zu diesem Rezept inspiriert. Es ist eine süß-herzhafte Variante mit Buchweizenmehl. Für dieses Rezept solltest du den besonderen Geschmack von Buchweizen mögen. Dann wirst du dieses Rezept sicher lieben.

1 EL Chiasamen
3 EL Wasser
2 EL Mandeln
3 TL frischer Rosmarin
4 Birnen (ca. 650 g)
200 g Buchweizenmehl
1 TL Natron
1 Prise Kardamom
1 gute Prise Steinsalz
1 kleine Orange
3 EL Kokosjoghurt (ca. 60 g)
4 EL Ahornsirup

1. Chiasamen mit dem Wasser vermengen.
2. Mandeln grob hacken. Rosmarin fein hacken. Birnen waschen, entkernen, zwei Birnen grob raspeln, zwei Birnen in mundgerechte Stücke schneiden.
3. Eine Kuchenform (Ø 26 cm) mit Backpapier auslegen.
4. Buchweizenmehl, Natron, Mandeln, Rosmarin, Kardamom und Salz vermengen. Die geraspelten Birnen unterheben.
5. Orange waschen und Schale mit einer Reibe abreiben. Chiamischung, Kokosjoghurt, Ahornsirup und Orangenschale vermengen. Zu den trockenen Zutaten geben und mit den Händen kneten.
6. Teig in der Springform verteilen. Mit der geschnittenen Birne belegen und diese leicht eindrücken.
7. Bei 180 °C Umluft 30 Minuten backen. Abgekühlt oder warm genießen.

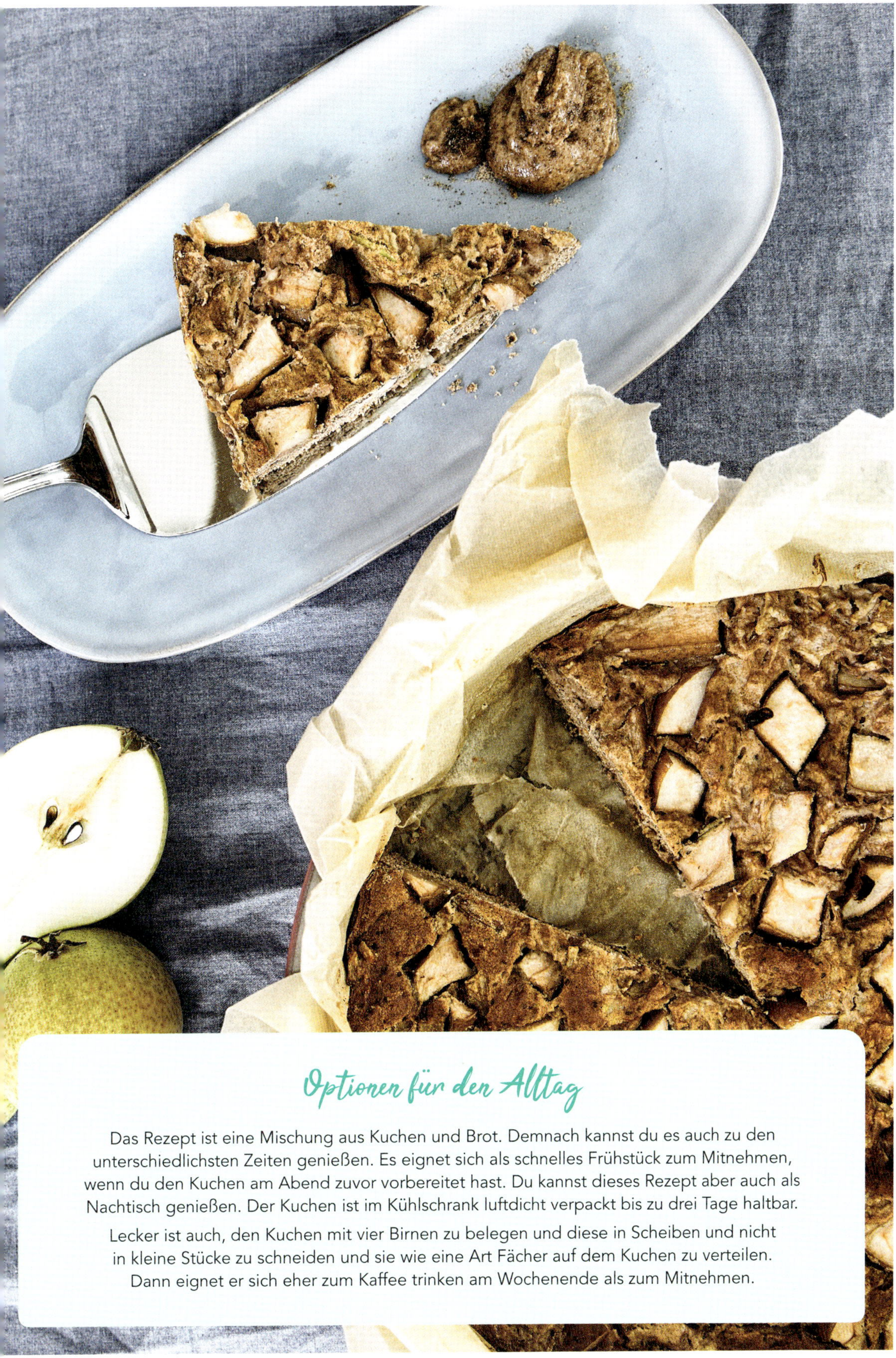

Optionen für den Alltag

Das Rezept ist eine Mischung aus Kuchen und Brot. Demnach kannst du es auch zu den unterschiedlichsten Zeiten genießen. Es eignet sich als schnelles Frühstück zum Mitnehmen, wenn du den Kuchen am Abend zuvor vorbereitet hast. Du kannst dieses Rezept aber auch als Nachtisch genießen. Der Kuchen ist im Kühlschrank luftdicht verpackt bis zu drei Tage haltbar.

Lecker ist auch, den Kuchen mit vier Birnen zu belegen und diese in Scheiben und nicht in kleine Stücke zu schneiden und sie wie eine Art Fächer auf dem Kuchen zu verteilen. Dann eignet er sich eher zum Kaffee trinken am Wochenende als zum Mitnehmen.

Bowls und nährende Salate

In diesem Kapitel geht es nicht um Blattsalate mit Rohkost, von denen ich, um ehrlich zu sein, selbst noch nie ein großer Anhänger war. Trotzdem habe ich sie früher sehr oft als Hauptmahlzeit verzehrt, da ich auf die Nährstoffe fokussiert war und nicht gespürt habe, was mir wirklich guttut. In diesem Kapitel geht es um nährende Bowls, leckere Gemüsevariationen und einfache Blechgerichte mit fruchtig-spritzigen oder cremigen Dressings. Blattsalate sind bei mir heute in Form von kleinen Beilagensalaten in meinem Speiseplan zu finden, die Hauptrolle spielen Rezepte wie die folgenden.

Grüne Naturreis-Pfanne

Für 2–3 Portionen Zeitbedarf: 35 Minuten

Nachhaltigkeit war und ist mir schon lange ein großes Anliegen, und ich bin noch heute froh, meinen Master in Sustainable Marketing und Leadership absolviert zu haben. Daher versuche ich, auch in der Küche so nachhaltig wie möglich zu agieren und so selten wie möglich Nahrung entsorgen zu müssen. In diesem Rezept nutze ich aus diesem Grund einen Teil des Brokkolis, der oft weggeschmissen wird: den Strunk. Ich hatte die Röschen bei einem anderen Gericht bereits verwendet und den Strunk aufgehoben. So ist mir die Idee gekommen den Reis durch den Brokkolistrunk etwas zu »verlängern«. Das hat wunderbar funktioniert und passt zu den meisten Getreidegerichten. Gerade wenn du viel Schwere in dir spürst, kannst du durch den Brokkoli etwas weniger Reis ins Gericht integrieren. Durch das leichtere Gemüse ist dies dann auch eine gute Variante, sollte deine Vikriti eine Kapha-Tendenz haben.

200 g Naturreis
1 übrig gebliebener Brokkolistrunk (optional)
½ Zucchini
2 EL Olivenöl
4 Stängel frischer Koriander
1 Frühlingszwiebel
100 g TK-Erbsen
1 TL gem. Koriandersamen
Salz
Pfeffer
2 EL Cranberrys

Für das Dressing
4 EL Sesamöl
1 EL Apfelessig
2 EL Tahin
½ EL Honig
2 EL Wasser

1. Reis waschen und mit ca. 1 l Wasser zum Kochen bringen. Timer auf 30 Minuten stellen.
2. Brokkolistrunk (optional) in kleine Stücke schneiden, zum Reis geben und 20 Minuten mit kochen.
3. Zucchini, waschen, Enden abschneiden, dann halbieren und in 2 cm dicke Scheiben schneiden. Zusammen mit dem Olivenöl 4 Minuten in der Pfanne bei mittlerer Hitze braten, beiseite stellen.
4. Koriander von den Stängeln befreien und grob hacken. Frühlingszwiebel waschen, Wurzel sowie das letzte Drittel des Grüns abschneiden und in Ringe schneiden.
5. Alle Zutaten für das Dressing in ein Schraubglas füllen und schütteln.
6. Das Reiswasser nach der Kochzeit abschütten, den Reis zu den Zucchinistücken geben. Erbsen und einen Großteil der Frühlingszwiebel sowie den gemahlenen Koriander und nach Geschmack circa 1 gestrichenen TL Salz und nach Belieben Pfeffer dazugeben. Alles erwärmen, bis der Reis nicht mehr so feucht ist.
7. Hitze ausschalten, Cranberrys, frischen Koriander und Dressing dazugeben und gut vermengen.

Optionen für den Alltag

Reis ist gekocht nicht sehr lange haltbar. Daher würde ich dir dieses Rezept als Abendessen empfehlen, wenn du noch Reis vom Vortrag oder Lust auf frisch gekochten Reis hast. Zum Mitnehmen kannst du den Reis mit Quinoa oder Bulgur austauschen, welchen du vielleicht schon vorgekocht hast. Vermenge dann nur die Hälfte des Gemüses mit dem Reis am Abend und erwärme die andere Hälfte am nächsten Tag mit dem Quinoa und nimm es in deinem Thermobehälter oder als zimmertemperiertes Gericht mit. Cranberrys, frischen Koriander und das Dressing solltest du erst unmittelbar vor dem Servieren zum Gericht geben.

Sommerlicher Nudelsalat

Für 2 Portionen Zeitbedarf: 15 Minuten

Ich bin ein sehr großer Freund von Pasta-Gerichten. Sie sind schnell zubereitet, schmecken fast jedem, und sie lassen sich wunderbar mit Gemüse und Kräutern ergänzen. Das Pesto ist eine kleine Nährstoffbombe und insbesondere für Vata ausgleichend. Basilikum wirkt belebend, entzündungshemmend, hat eine antiblähende Wirkung und kann bei Erschöpfungszuständen eingesetzt werden. Die grüne Paprika bringt eine bittere Note mit in dieses Rezept, eine Geschmacksrichtung, welche Pitta und Kapha ausgleicht. Wenn du etwas mehr Kapha-Eigenschaften in dir spürst, kannst du das Gericht optimal mit ein paar Chiliflocken ergänzen.

½ rote Zwiebel
1 grüne Paprikaschote
1 orange Paprikaschote
160 g Vollkornnudeln (z. B. Fusilli)
1 EL Olivenöl
Salz (nach Belieben)

Für das Pesto
50 g Sonnenblumenkerne
1 Bund frisches Basilikum (20 g)
Saft von ½ Limette
6 EL Olivenöl
⅓ TL Salz
1–2 EL Wasser

1. Zwiebel schälen und fein hacken. Paprikaschoten in kleine Stücke schneiden, nicht größer als 1x1 cm.
2. Nudeln nach Packungsanleitung in Salzwasser kochen.
3. Währenddessen Olivenöl in eine große Pfanne oder einen mittelgroßen Topf geben und die Zwiebel und das Gemüse darin auf mittlerer Temperatur ca. 10 Minuten andünsten.
4. Währenddessen das Pesto in der Küchenmaschine oder mit dem Pürierstab zubereiten. Alle Zutaten außer dem Wasser in das entsprechende Gefäß geben und mixen. Wasser je nach gewünschter Konsistenz dazugeben.
5. Nudeln abschütten, zum Gemüse geben und mit dem Pesto vermengen.

Optionen für den Alltag

Pasta-Gerichte eigenen sich leider nicht besonders gut, um sie mit auf die Arbeit zu nehmen, wenn vor Ort kein Herd zur Verfügung steht, um sie aufzuwärmen. Als Nudelsalat sieht das aber anders aus. Dieses Gericht kannst du am Abend warm essen und am nächsten Tag als Nudelsalat mitnehmen. Wenn du die Möglichkeit hast, kannst du am nächsten Tag noch etwas frisches Basilikum oder ein paar Samen wie Pinienkerne dazugeben.

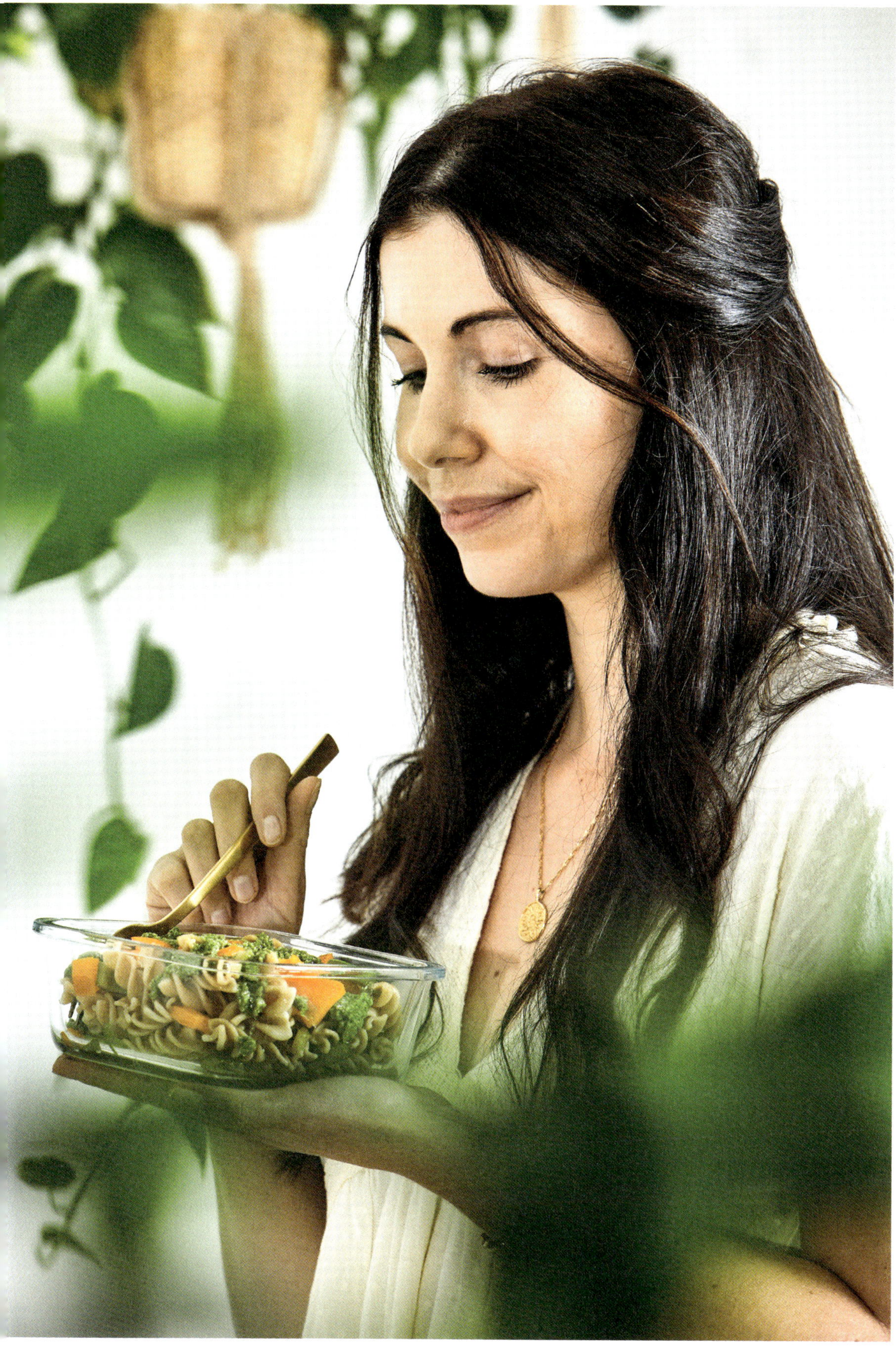

Vietnamesische Reisnudel-Bowl

Für 1 Portion Zeitbedarf: 10 Minuten

Manchmal sind die Reisnudeln in den Supermärkten nur in 100- oder 50-Gramm-Paketen verfügbar. Mir sind die 100-Gramm-Packungen Reisnudeln meist etwas zu viel und die 50-Gramm-Packungen etwas zu wenig. Wenn du 100 Gramm zubereitest und weniger verzehrst, kannst du den Rest der fertigen Nudeln in einem luftdichten Glasgefäß im Kühlschrank lagern und die Reisnudeln später als Suppeneinlange verwenden. Dafür die Nudeln gegebenenfalls mit einer sauberen Küchenschere einige Male durchschneiden. Bei einer Kapha-Aggravation ist dieses Gericht etwas schwer, und es ist etwas viel Öligkeit enthalten. Lasse daher die Erdnüsse weg und iss nur ¼ Avocado.

70 g Reisnudeln
1 große Karotte
½ Avocado
½ Bund Minze
½ Bund Koriander
20 g geröstete, gesalzene Erdnüsse

Dressing
2 EL Erdnussmus
1 EL Tamari
2 TL Ahornsirup
2 EL Sesamöl
Saft von 1 saftigen Limette
1 EL Wasser

1. Circa 1,5 l Wasser im Wasserkocher kochen. Reisnudeln in einen Topf geben und mit dem kochenden Wasser übergießen.
2. Karotte grob raspeln. Optional auch die geraspelte Karotte mit Wasser übergießen, sodass diese warm verspeist werden kann.
3. Die halbe Avocado in mundgerechte Stücke schneiden. Minze und Korianderblätter von den Stängeln zupfen und waschen.
4. Alle Zutaten für das Dressing in ein Schraubglas füllen und gut schütteln.
5. Nudeln und gegebenenfalls Karotte separat voneinander abschütten. Nudeln in einer Schale platzieren, mit dem Dressing vermengen. Karotte und Avocado darauf anrichten. Mit den Kräutern und den Erdnüssen servieren.

Optionen für den Alltag

Dieses Rezept kannst du morgens innerhalb von 10 Minuten vorbereiten, indem du das Dressing zubereitest, die Kräuter von den Stängeln zupfst und wäschst, die Karotte raspelst und die Avocado schneidest. Mittags benötigst du dann nur einen Wasserkocher und ein Sieb, um die Nudeln abzuschütten.

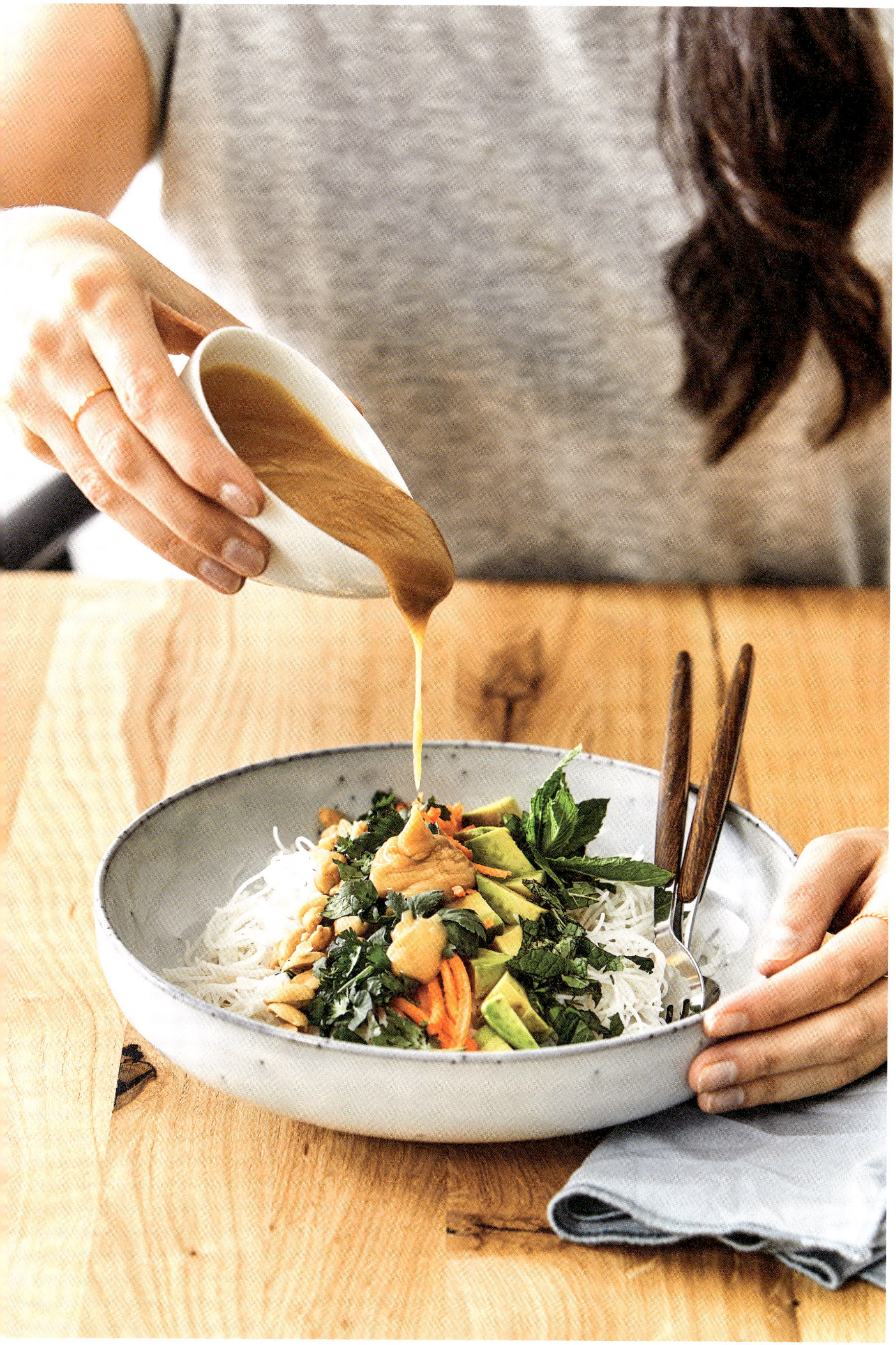

Rote-Bete-Karotten-Erbsen-Salat

Für 2 Portionen Zeitbedarf: 15 Minuten

Du findest in diesem Buch nicht allzu viele Rezepte mit Knoblauch, da er sich nicht unbedingt dazu eignet, ihn auf der Arbeit zu verzehren. Ich koche zu Hause sehr gerne mit Knoblauch – zum einen wegen des Geschmacks und zum anderen wegen der positiven Wirkungen. Knoblauch gilt gekocht als Vata-Besänftiger, da er unter anderem eine entblähende Wirkung hat. Auch für Kapha ist Knoblauch eine gute Wahl, wenn es vertragen wird, sogar in roher Form. Bei viel Pitta im System sollte der Knoblauch ebenfalls nur gekocht und in kleineren Mengen verzehrt werden. Er hat unter anderem eine immunisierende, entzündungshemmende und antibakterielle Wirkung. Knoblauch wird in der yogischen Küche eher weniger verwendet, dies würde ich allerdings vom Ayurveda trennen. Er gilt als zu aktivierend für den Geist und würde somit die Yogapraxis stören.

1 EL Olivenöl
1 Knoblauchzehe
3 Karotten
3 vorgegarte Rote Bete
150 g TK-Erbsen
Cashewkerne
etwas frische Petersilie

Dressing
2 EL Olivenöl
4 EL Orangensaft
1 gute Prise Steinsalz

1. Olivenöl in eine große Pfanne oder einen mittelgroßen Topf geben. Knoblauch schälen und durch die Knoblauchpresse zum Olivenöl geben. Auf mittlerer Hitze leicht anbraten.
2. Währenddessen die Karotten waschen und mit der Roten Bete raspeln, dann zum Knoblauch geben. Erbsen ebenfalls dazugeben.
3. Cashewkerne in einem kleinen Topf auf kleiner bis mittlerer Hitze einige Minuten anrösten, dabei nicht zu braun werden lassen.
4. Alle Zutaten für das Dressing vermengen. Herd ausschalten, Dressing zu der Rote-Bete-Karotten-Mischung geben und mit den Cashewkernen servieren.

Optionen für den Alltag

Wenn du dieses Gericht zubereitest, kannst du den Salat lauwarm essen. Auf der Arbeit kann er auch zimmertemperiert gegessen werden. Gib das Dressing immer erst frisch vor dem Verzehr dazu und nimm auch die Cashewkerne separat mit.

Burrito-Bowl

Für 2–3 Portionen Zeitbedarf: 30 Minuten / 10–15 Minuten ohne Reis

Dieses Gericht kannst du je nach Zeit abwandeln. Ich mag es gerne mit etwas Limetten-Koriander-Reis. Allerdings benötigt Naturreis recht lange, bis er gekocht ist. Du kannst auch eine andere Getreidesorte alternativ am Wochenende vorkochen und dir so unter der Woche Zeit sparen. Zu der Bowl passt auch gut ein Beilagensalat aus Romanaherzen mit einem Dressing aus Balsamicoessig und Olivenöl in einem Verhältnis von eins zu zwei. Für die Hülsenfrüchte-Salat-Kombination solltest du allerdings ein starkes Agni haben.

Für den Reis
100 g Naturreis
½ Bund Koriander
1 Limette

Für die Burrito-Bowl
1 rote Zwiebel
1 EL Kokosöl
1 EL Paprikapulver, edelsüß
1 TL Kreuzkümmel
1 Tomate
1 Glas Kidneybohnen (250 g Abtropfgewicht)
1 Glas Mais (285 g Abtropfgewicht)
1 TL Gemüsebrühenpaste (oder ½ TL Bio-Gemüsebrühe)
1 EL Tomatenmark
1 TL Ahornsirup

1. Den Reis gründlich waschen, mit der vierfachen Menge Wasser circa 30 Minuten bei geöffnetem Deckel kochen.
2. Zwiebel schälen, in kleine Stücke schneiden und mit dem Kokosöl, dem Paprikapulver und dem Kreuzkümmelpulver in eine große Pfanne geben. Bei geringer Temperatur anbraten, damit die Gewürze nicht anbrennen.
3. Die Tomate in mundgerechte Stücke schneiden und ebenfalls dazugeben. Kidneybohnen und Mais abgießen und abwaschen und ebenfalls dazugeben. Gemüsebrühenpaste, Tomatenmark und Ahornsirup dazugeben. Alternativ zu der Gemüsebrühenpaste einen halben Teelöffel Bio-Gemüsebrühe und zusätzlich zwei Esslöffel Wasser dazugeben. Alles auf mittlerer Hitze erwärmen.
4. Nach circa 8 Minuten auf kleiner Temperatur warm halten, bis der Reis fertig gekocht ist. Währenddessen Koriander waschen und hacken sowie den Saft der Limette ausdrücken. Etwas Koriander beiseite stellen. Das restliche Reiswasser abschütten und den Reis mit dem Koriander und dem Limettensaft vermengen. Reis mit der Burrito-Bowl und dem restlichen Koriander servieren.

Optionen für den Alltag

Dieses Gericht kannst du am nächsten Tag als Burrito-Salat und demnach in Zimmertemperatur essen. Du kannst die Burrito-Mischung auch sehr gut in einen Vollkorn-Wrap einwickeln und mit zur Arbeit nehmen.

Süßkartoffel-Belugalinsen-Blech mit Tahindressing

Für 2 Portionen Zeitbedarf: 30 Minuten, plus 8 Stunden Einweichzeit

Die Kombination der Süße mit den etwas herben Linsen und dem bitterscharfen Rucola ist für ein so einfaches Gericht wirklich bemerkenswert. Dieses Rezept ist sicherlich auch so balanciert, da fünf von sechs Geschmacksrichtungen enthalten sind. Wenn du optional etwas Limettensaft am Ende über das Essen träufelst, sind alle sechs Geschmäcker enthalten. Es gibt wahnsinnig große Unterschiede im Geschmack von Süßkartoffeln. Die kleineren sind meist etwas intensiver, und auch bei biologischen Produkten ist oft ein Geschmacksunterschied festzustellen. Teste selbst verschiedene Anbieter aus, so findest du deinen Lieblingsladen für den Süßkartoffeleinkauf.

100 g Belugalinsen
2 kleine Süßkartoffeln (ca. 500 g)
2–3 EL Olivenöl
½ TL Salz
1 TL Paprikapulver, edelsüß
1 Handvoll Rucola

Dressing
3 EL Olivenöl
1 EL Balsamico-Essig
2 EL Wasser
2 TL Ahornsirup
2 EL Tahin
¼ TL Kreuzkümmel
¼ Limette (optional)

1. Die Belugalinsen für circa 8 Stunden einweichen.
2. Süßkartoffeln waschen und schälen, dann in kleine Stücke schneiden, nicht größer als 2x2 cm. Mit dem Olivenöl, Salz und Paprikapulver in eine Auflaufform geben, vermengen und bei 170 °C Umluft 20 Minuten backen.
3. 400 ml Wasser zum Kochen bringen. Eingeweichte Belugalinsen abschütten, gut abwaschen, in das kochende, ungesalzene Wasser geben und für 20 Minuten kochen.
4. Währenddessen das Dressing zubereiten. Dafür alle Zutaten bis auf die Limette in ein Schraubglas füllen und gut schütteln.
5. Süßkartoffeln aus dem Ofen nehmen und Belugalinsen nach der Kochzeit abgießen. Belugalinsen zu den Süßkartoffeln geben, etwas abkühlen lassen.
6. Den Rucola waschen und dazugeben. Alles mit dem Dressing vermengen.
7. Wenn gewünscht, noch mit etwas zusätzlichem Salz abschmecken und mit der Limette servieren.

Optionen für den Alltag

Dieses Rezept schmeckt lauwarm noch besser als frisch gekocht. Wenn du es mitnimmst, achte darauf, dass du das Dressing und den Rucola erst kurz vor dem Verzehr dazugibst.

Die Süßkartoffeln können theoretisch auch gekocht werden. So würdest du etwas Zeit sparen, da sie in circa 5 Minuten gar sind, wenn sie klein genug geschnitten wurden. Allerdings ergibt dies geschmackliche Einbußen. Wenn du statt des Paprikagewürzes lieber eine fruchtige Note ausprobieren möchtest, kannst du die Schale einer halben Orange mit den Belugalinsen und der Süßkartoffel mischen.

Der Salat ist auch eine großartige Beilage, die du bei Einladungen von Freunden mitbringen kannst.

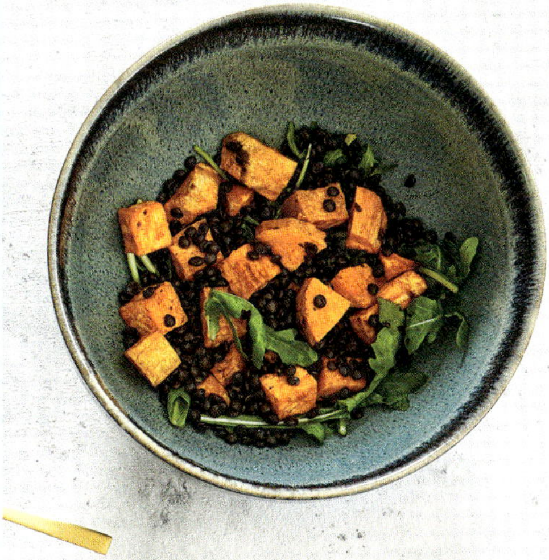

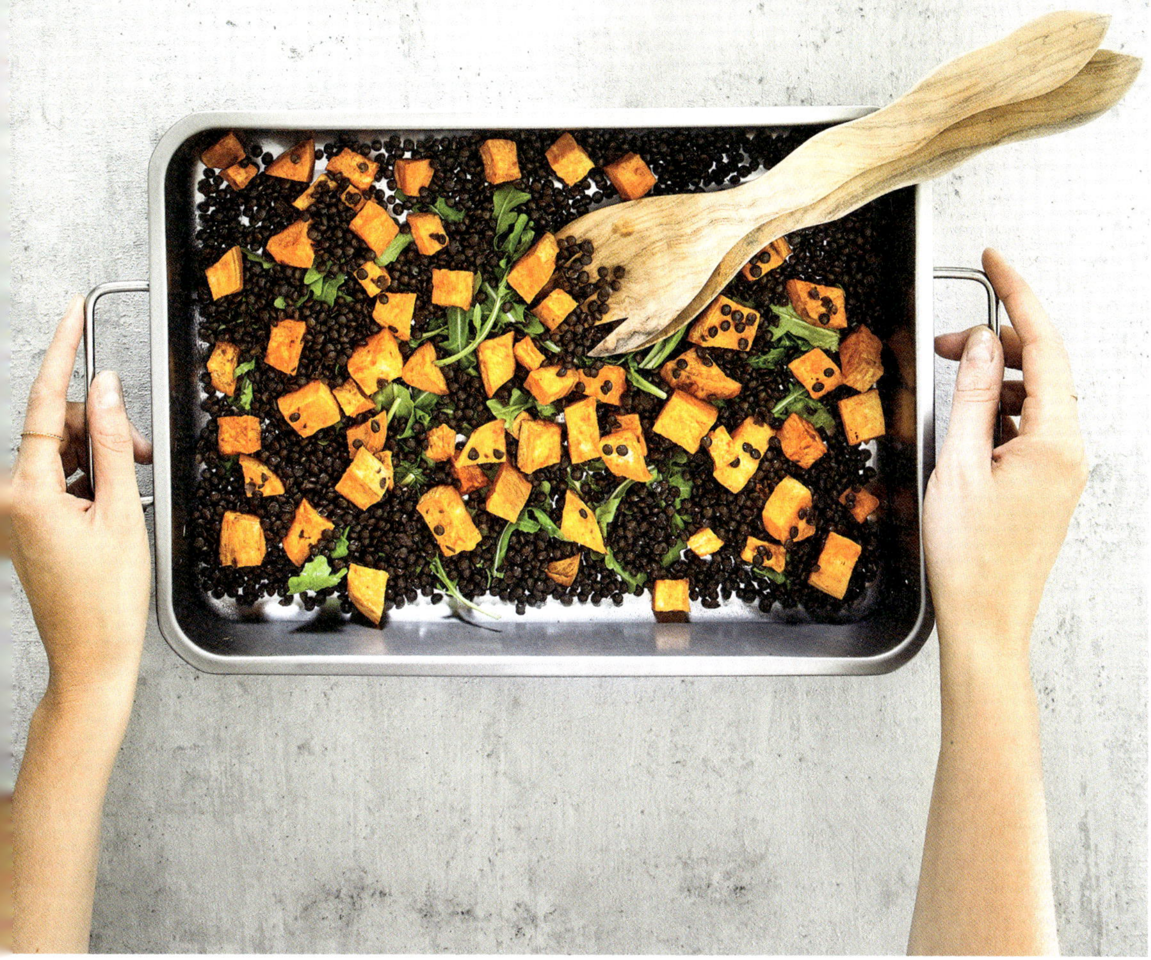

Quinoa-Bowl

Für 2 Portionen Zeitbedarf: 20 Minuten

Die leckere Frische in diesem Gericht entsteht durch die Limette. Die Limette ist für Pitta-Konstitutionen und im Sommer in der Regel die beste Alternative zu Zitrone oder Apfelessig. Die leicht bittere Note des Brokkolis und die Süße der Datteln gleicht zudem die Säure sehr fein aus.

100 g Quinoa
250 ml Wasser
1 TL Gemüsebrühenpaste (oder 250 ml Bio-Gemüsebrühe)
½ Brokkoli
1 Frühlingszwiebel
5 getr. Tomaten
3 Soft-Datteln
½ Granatapfel
1 TL Paprikapulver
1 TL Kreuzkümmelpulver
Salz (nach Belieben)
20 g Walnüsse (optional)

Für das Dressing
2 EL Olivenöl
1 Limette
1 EL des Tomatenöls
1 TL Ahornsirup

1. Quinoa waschen, dann zusammen mit dem Wasser und der Gemüsebrühenpaste in einen Topf geben und für 15 Minuten mit geschlossenem Deckel zum Köcheln bringen, gelegentlich umrühren.
2. Die Brokkoliröschen recht klein teilen, den Strunk in sehr kleine Stücke schneiden und waschen. Frühlingszwiebel in kleine Ringe schneiden, einige zur Dekoration beiseite stellen. Brokkoli und Frühlingszwiebel für die letzten 7 Minuten zum Quinoa geben.
3. Die Tomaten und Datteln in kleine Stücke schneiden. Die Kerne aus dem Granatapfel trennen.
4. Alle Zutaten für das Dressing in ein Schraubglas füllen und gut schütteln.
5. Nach der Kochzeit alle Zutaten in einer Schüssel vermengen. Mit den Gewürzen und gegebenenfalls etwas Salz abschmecken. Mit den restlichen Frühlingszwiebeln und nach Belieben einigen Walnusskernen servieren.

Optionen für den Alltag

Du kannst diesen Salat sehr gut für vier Portionen zubereiten und den gesamten Brokkoli und Granatapfel nutzen. Die Bowl kann abends direkt nach dem Kochen gerne lauwarm und am nächsten Tag bei Zimmertemperatur gegessen werden. Lecker dazu ist auch der Hummus von S. 224.

Nussig-fruchtiger Buchweizensalat

Für 2 Portionen Zeitbedarf: 25 Minuten

Der nussige Geschmack des Buchweizens und die Süße der Süßkartoffel, machen dieses einfache Gericht zu etwas Besonderem.

Für den Buchweizensalat
1 Schalotte
1 EL Olivenöl
1 große Süßkartoffel (ca. 450 g)
450 ml Wasser
½ TL Gemüsebrühenpaste (oder 250 ml Bio-Gemüsebrühe)
100 g Buchweizen
8 Zweige frischer Thymian
1 unbehandelte Orange
ca. ½ TL Steinsalz

Für das Dressing
2 EL Tahin
2 EL Olivenöl
Saft von ½ Limette
1 TL Honig
2 EL Wasser

1. Schalotte schälen und klein schneiden, mit dem Olivenöl in einer großen Pfanne auf mittlerer Hitze glasig anschwitzen.
2. Währenddessen die Süßkartoffel schälen und in kleine Stücke schneiden, nicht größer 1x1 cm, um die Gardauer zu minimieren. Zusammen mit 200 ml Wasser in die Pfanne geben. Gelegentlich umrühren.
3. 250 ml Wasser mit der Gemüsebrühe zum Kochen bringen. Buchweizen waschen, in die kochende Brühe geben und leicht köcheln lassen. Deckel auflegen und gelegentlich umrühren, um zu vermeiden, dass der Buchweizen anbrennt. Timer auf 15 Minuten stellen. Der Buchweizen sollte noch etwas Biss haben.
4. Thymian waschen, Blättchen von den Stängeln befreien und fein hacken. Orangenschale abreiben.
5. Für das Dressing alle Zutaten in ein Schraubglas geben und gut schütteln.
6. Fertigen Buchweizen, Orangenschale, Thymian und Salz zu den Süßkartoffeln geben und mit dem Dressing vermengen.

Optionen für den Alltag

Gib das Dressing erst kurz vor dem Verzehr zum Buchweizen und nimm es gegebenenfalls separat mit. Um den Salat auch unterwegs lauwarm essen zu können, kannst du ihn Raumtemperatur annehmen lassen und den Thermobehälter mit kochendem Wasser einige Minuten erwärmen. Dann den Salat in den leeren Thermobehälter geben und direkt verschließen.

Quinoasalat mit Mango, Minze und Pistazien

Für 2 Portionen Zeitbedarf: 25 Minuten

Ein wundervoll erfrischender Salat, der wirklich satt macht. Erfrischend, da Minze eine kühlende Wirkung hat und die Mango eine fruchtige Frische in das Gericht bringt. Ich nutze für dieses Rezept geröstete, gesalzene Pistazien. Sie geben dem Gericht einen gewissen Pepp, du kannst dadurch mit der Zugabe von Salz etwas sparen. Fenchel ist in Samenform eine Unterstützung für unsere Verdauung, kein Wunder also, dass auch die Knolle sehr gut bekömmlich ist und tatsächlich viel häufiger Einzug in unsere Küchen halten sollte.

150 g Quinoa
300 ml Wasser
1/3 TL Salz
1 Fenchel
1 Mango
50 g Pistazien
3 Stängel Minze

Für das Dressing
2 EL Olivenöl
4 EL frischer Orangensaft
1 TL Honig
Salz und Pfeffer (nach Bedarf)

1. Quinoa waschen, mit dem Wasser und Salz für 15 Minuten kochen.
2. Währenddessen Fenchel in längliche, schmale Streifen schneiden, waschen und in einen kleinen Topf geben, bei dem der Boden etwa zwei Zentimeter hoch mit Wasser bedeckt ist. Mit geschlossenem Decken circa 6 Minuten dünsten. Danach vom Herd nehmen und das übrig gebliebene Wasser abgießen oder zu dem Quinoa geben, um von den Vitaminen, die vom Fenchel in das Kochwasser übergegangen sind, zu profitieren.
3. Mango schälen und in mundgerechte Stücke schneiden. Kurz mit dem Quinoa dünsten.
4. Pistazien grob hacken. Minze waschen und grob hacken. Etwas Minze und einige Pistazien zum Servieren beiseite stellen.
5. Für das Dressing Olivenöl, Honig und Orangensaft gut vermischen, nach Belieben mit Salz und Pfeffer würzen.
6. Alle Zutaten vermengen und mit Minze und Pistazien dekoriert servieren. Lauwarm oder zimmertemperiert genießen.

Optionen für den Alltag

Quinoa ist eine wunderbare Grundlage für zahlreiche Abwandlungen dieses Salates. Du kannst eine größere Portion Quinoa zubereiten, zum Beispiel für drei Tage, und dann mit verschiedenen Varianten spielen. Wenn du dich an diesem Rezept orientieren möchtest, wähle einfach unterschiedliche Gemüse, eine andere süße Quelle wie Datteln, Rosinen oder getrocknete Aprikosen. Auch die Minze und die Pistazien kannst du gegen unterschiedliche Kräuter beziehungsweise Nüsse oder Samen eintauschen. So hast du auch bei Quinoaverzehr an mehreren Tagen ausreichend Abwechslung und verschiedene Nährstoffe.

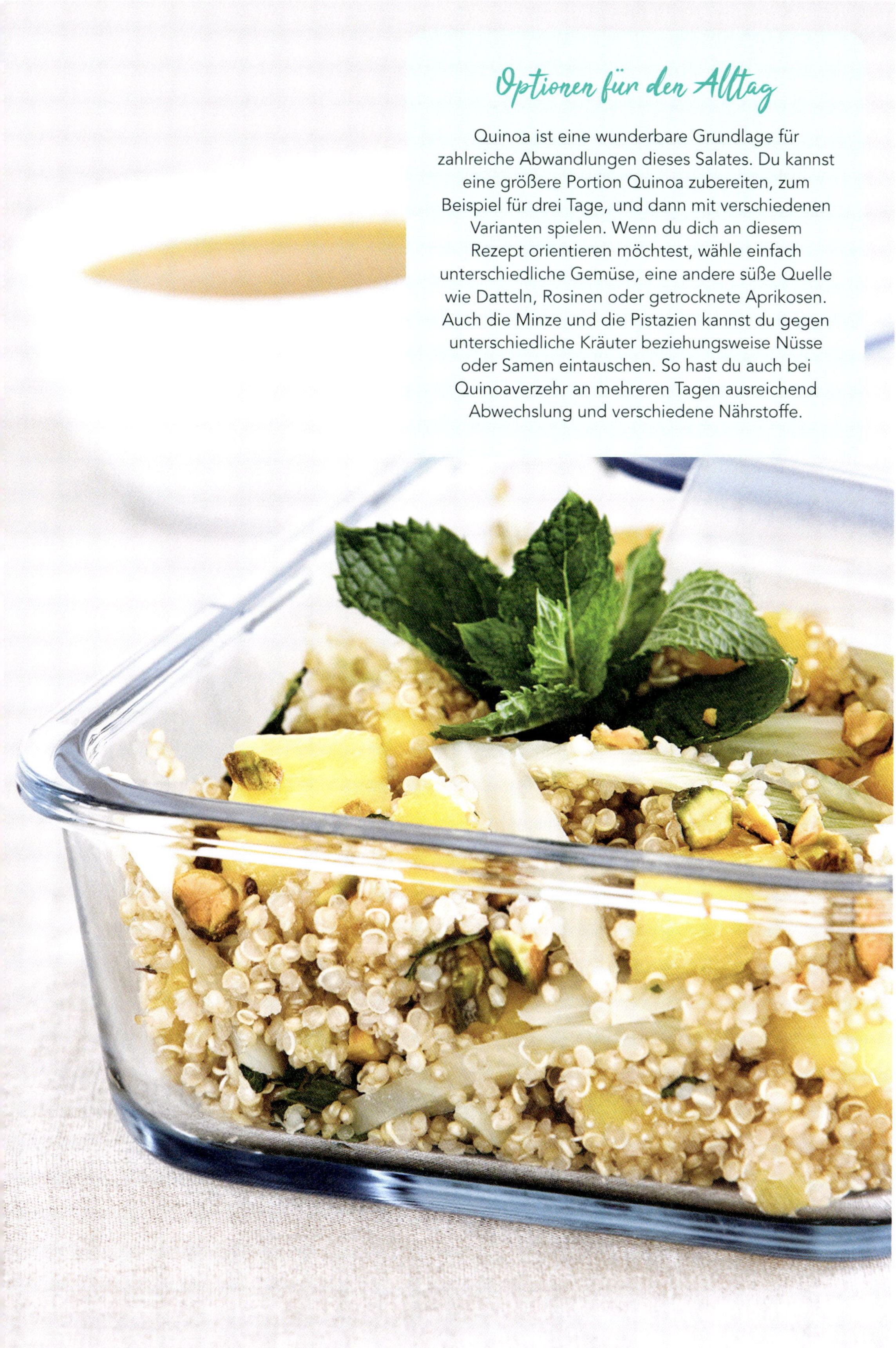

Gebratener Reis mit Gemüse und Erdnussdressing

Für 2 Portionen Zeitbedarf: 40 Minuten

Bei jedem Gericht kannst du immer wieder versuchen die verschiedenen Geschmäcker zu erkennen und gleichzeitig darauf achten, wie du dich nach einem Gericht mit allen Geschmäckern fühlst. Der Reis und die Karotten haben zum Beispiel einen süßen Geschmack, Koriander bringt eine bittere und herbe Note in das Rezept. Die Frühlingszwiebeln sind ein wenig scharf, und der Apfelessig verleiht dem Dressing eine angenehm säuerliche Note. Mit Salz wird gewürzt und nach Belieben nutzt du gesalzene Erdnüsse.

200 g Bio-Naturreis
700 ml Wasser
½ TL Salz
2 Karotten
1 Frühlingszwiebel
200 g Zuckerschoten
½ Bund frischer Koriander
20 g Erdnüsse

Für das Dressing
3 EL Erdnussmus
1 EL Apfelessig
2 EL Leinöl
½ EL Ahornsirup
5 EL Wasser

1. Reis sorgfältig mit warmem Wasser waschen. In einen Topf mit 600 ml Wasser und ½ TL Salz geben. Für 35 Minuten bei geöffnetem Deckel köcheln lassen.
2. Karotten waschen und in feine Scheiben schneiden. Mit 100 ml Wasser in eine Pfanne geben und auf mittlerer Hitze dünsten.
3. Währenddessen die Frühlingszwiebel waschen, Wurzel sowie das letzte Drittel des Grüns abschneiden und in kleine Ringe schneiden, beiseite stellen.
4. Die Enden der Zuckerschoten entfernen, zu den Karotten geben und gelegentlich umrühren.
5. Koriander waschen, Blätter von den Stielen befreien, fein hacken und beiseite stellen.
6. Für das Dressing alle Zutaten in ein Schraubglas geben und kräftig schütteln.
7. Den fertig gekochten Reis zum Gemüse geben und anbraten. Mit Koriander, Erdnüssen und dem Dressing servieren.

Optionen für den Alltag

Dieses Gericht ist für mich eine ausgewogene Abendmahlzeit. Es ist nicht das optimale Mitnehm-Gericht. Reis ist sehr anfällig für Bakterien, weswegen er nach dem Kochen schnell im Kühlschrank in einer luftdichten Box verstaut werden sollte und beim Erwärmen darauf geachtet werden muss, dass er sehr heiß ist.

Hirse-Rote-Bete-Salat

Für 2 Portionen Zeitbedarf: 15 Minuten

Rote Bete schmeckt in Porridges, Bratlingen, Currys und in Salaten. Sie ist reich an Betain, einem sekundären Pflanzenstoff, der die Funktion der Leberzellen stimuliert. Die Leber ist eng verbunden mit dem Pitta-Dosha. Die Knolle hat zudem einen süßlichen Geschmack, welcher für Pitta und Vata zuträglich ist.

100 g Hirse
300 ml Wasser
1 TL Gemüsebrühenpaste (oder 300 ml Bio-Gemüsebrühe)
1 kleiner Apfel
etwas Zitronensaft
2 Knollen vorgekochte Rote Bete
1 Msp. Kardamom
½ TL Steinsalz
etwas Pippali

Für das Dressing
3 EL Olivenöl
Saft von ½ Orange
1 TL Honig

1. Hirse waschen und mit dem Wasser und der Gemüsebrühenpaste zum Kochen bringen, dann für 10 Minuten auf mittlerer Hitze köcheln lassen. Nach der Kochzeit noch 5 Minuten ziehen lassen.
2. Währenddessen den Apfel waschen, entkernen und in dünne Scheiben schneiden, dann grob hacken. Direkt mit etwas Zitronensaft vermischen. Die Rote Bete raspeln, dazu idealerweise Handschuhe anziehen und Backpapier unterlegen.
3. Alle Zutaten für das Dressing in ein Schraubglas geben und schütteln.
4. Rote Bete und den Apfel zu der Hirse geben und kurz erwärmen. Den Kardamom dazugeben und mit Salz und Pippali abschmecken.
5. Dressing erst kurz vor dem Verzehr dazugeben.

Optionen für den Alltag

Dieses Rezept kannst du morgens vorbereiten und als Mittagessen mitnehmen. Du kannst es entweder lauwarm oder zimmertemperiert verzehren. Gib das Dressing erst kurz vor dem Verzehr hinzu.

Wenn du es abends isst, gib noch etwas Flüssigkeit gemeinsam mit dem Apfel und der Roten Bete zur Hirse und lass sie nochmals 5 Minuten leicht köcheln. Je nach deinem Agni könnte der Apfel sonst für etwas Luft im Bauch sorgen.

Brokkoli-Süßkartoffel-Gemüse mit Pesto

Für 3 Portionen · Zeitbedarf: 25 Minuten

Ich bin ein großer Pesto-Fan, da wir hier viele wertvolle Nährstoffe in einer Soße vereinen können. Ich experimenteire gerne mit verschiedenen Nüssen und Samen und gebe immer mal wieder ein anderes Gemüse dazu. In diesem Fall ist es Spinat. Diesen kannst du nach Belieben gegen mehr Basilikum austauschen, um einen etwas intensiveren Geschmack zu erhalten. Durch das Olivenöl und die Nüsse sind Pestos sehr reichhaltig, daher strecke ich sie gerne mit etwas Kokosjoghurt. Für einen Menschen mit mehr Kapha-Eigenschaften kann zudem gerne etwas Schärfe hinzugefügt werden.

Für das Gemüse
2 Süßkartoffeln
½ Brokkoli
2 EL Olivenöl
1 gute Prise Salz
1 EL Kürbiskerne

Für das Pesto
50 g Sonnenblumenkerne
20 g Basilikum
30 g Spinatblätter
1 Limette
8 EL Olivenöl
¼ TL Salz
2 EL Kokosjoghurt (ca. 50 g)

1. Süßkartoffeln schälen und in kleine Stücke schneiden, nicht größer als 2x2 cm. Den Brokkolistrunk ebenfalls in sehr kleine Stücke schneiden Die Brokkoliröschen teilen.
2. Gemüse mit dem Olivenöl und etwas Salz auf einem Backblech vermengen und 15–20 Minuten bei 180 °C Umluft backen. In den letzten 5 Minuten die Kürbiskerne dazugeben.
3. Währenddessen alle Zutaten für das Pesto außer dem Joghurt in ein hohes Gefäß geben und mit dem Pürierstab pürieren. Kokosjoghurt unterziehen und gut vermengen.
4. Gemüse mit dem Pesto vermengen und servieren.

Optionen für den Alltag

Das Gemüse wird im Thermobehälter schnell matschig, weswegen ich es auch als Salat esse, wenn ich es mitnehme. Eine weitere schöne Option ist, es im Thermobehälter erwärmt mitzunehmen und dann in einen hochwertigen Vollkorn-Wrap zum Mittagessen zu füllen. Eventuell kannst du dann etwas Salz hinzugeben.

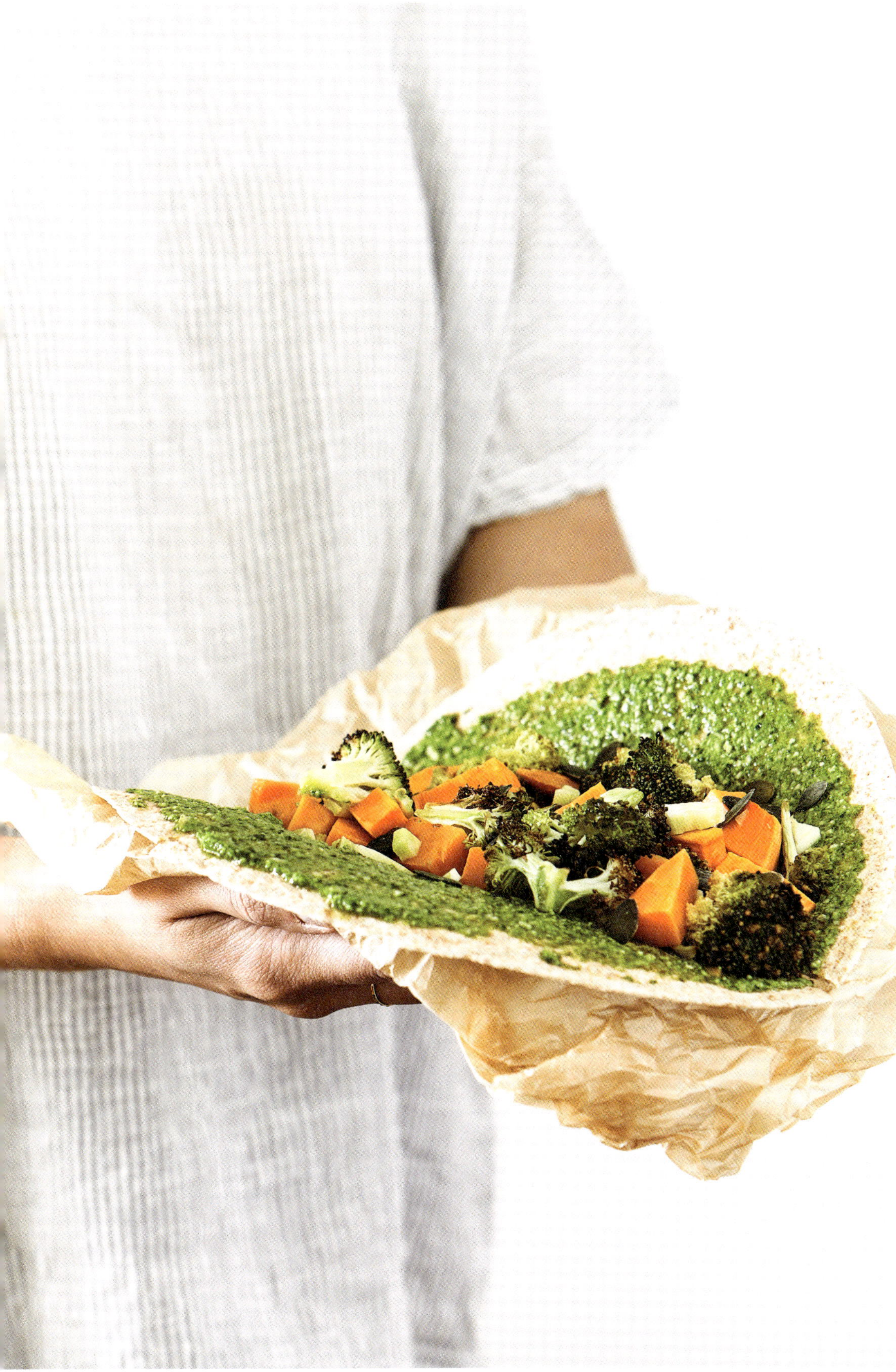

Baukasten für Getreidegerichte

Es kommt selten vor, dass ich zweimal das gleiche Getreidegericht koche. Meist wandle ich leicht ab, je nachdem, was mein Körper gerade benötigt. Ich gehe bei der Erstellung eines Rezeptes allerdings immer ähnlich vor. Direkt zum Start hast du zwei Optionen. Wenn du ganze Gewürze hast, kannst du diese mörsern und mit etwas Öl (Kokosöl, Sesamöl, Olivenöl, Ghee) bei mittlerer Hitze anbraten, sodass sich die Aromen intensivieren und die ätherischen Öle besser verfügbar sind. Bei bereits pulverisierten Gewürzen solltest du sehr achtsam sein und schauen, dass die Gewürze nicht anbrennen und die Temperatur nicht zu hoch ist.

Suche dir dann ein Getreide aus der Liste oder deinem individuellen Repertoire aus und beginne damit, es zu kochen.

Wähle dann zwei Gemüsesorten aus. Das Gemüse kannst du parallel in einem Wok oder einer Pfanne mit etwas Wasser dünsten. Beachte die unterschiedlichen Garzeiten und gib das Gemüse, das am längsten benötigt, zuerst in den Wok oder die Pfanne. Auch mit der Schnitttechnik kannst du die Gardauer beeinflussen, sodass alles Gemüse gleichzeitig in den Wok gegeben werden kann und gleichzeitig fertig ist. Je kleiner geschnitten, desto kürzer die Gardauer. Gemüsesorten die länger benötigen, kannst du also kleiner schneiden, und Sorten, die schnell gar sind, kannst du gröber schneiden.

Wenn du zusätzlich zum Gemüse Hülsenfrüchte nutzen möchtest und rote Linsen oder Mung Dal verwendest, kannst du diese oft gemeinsam mit dem Getreide kochen.

Ich persönlich mag eine fruchtige Komponente bei herzhaften Gerichten sehr gerne. Das kann ein Schuss Saft sein, ein wenig Trockenobst oder ein Stück frische Frucht, welche du zum Ende der Garzeit zum Gemüse gibst und kurz mitdünstest.

Am Ende vermengst du das Getreide mit dem Gemüse, verfeinerst mit frischen Kräutern für den extra Kick an Nährstoffen und servierst das Gericht mit Nüssen und Samen.

Dieses Vorgehen hat viele Vorteile. Du kannst selbst kreativ werden und auf deine individuellen Präferenzen eingehen, du lernst mit der Zeit zu spüren, was dein Körper gerade braucht, und kannst dies bei deiner Ernährung einfach berücksichtigen. Meist ist ein Gericht mit dieser Methode viel schneller auf dem Tisch als beim Kochen nach einem Rezept. Hinzu kommt, dass du dich mit allen Makronährstoffen versorgst. Diese Gerichte enthalten vollwertige Kohlenhydrate, durch die Hülsenfrüchte sind Proteine vertreten und durch die Nüsse und Samen finden sich sowohl Proteine als auch gesunde Fette in dem Gericht wieder. Nüsse, Kräuter und Gewürze sind wahre und teils heimische Superfoods, von denen du ohne viel Aufwand profitieren kannst. Du kannst nach individuellen Bedürfnissen natürlich ergänzen, indem du ein Dressing (S. 223–231) verwendest, ein Bio-Ei dazu verzehrst oder mit Kokosmilch verfeinerst.

Gewürze/Extras

- Kurkuma
- Kardamom
- Zimt
- Ingwer
- Kreuzkümmel
- Bockshornkleesamen
- Muskatnuss
- Paprikapulver
- Salz/Pfeffer
- frischer Ingwer
- Knoblauch
- Gemüsebrühenpaste

Getreide

- Hirse
- Quinoa
- Naturreis
- Couscous
- Bulgur
- Vollkornnudeln
- Linsennudeln
- Amaranth

Gemüse/Hülsenfrüchte

- Zucchini
- Brokkoli
- (Rote) Zwiebel
- Erbsen
- Bohnen
- Rote Linsen
- Mung Dal
- Karotten
- Paprikaschote
- Fenchel
- Süßkartoffel

Fruchtige Komponenten (optional)

- Mango
- Datteln
- Apfel
- Rosinen
- Orangenscheiben
- Apfelsaft
- Frischer Orangensaft
- Ein Spritzer Zitrone
- Avocado

Kräuter

- Koriander
- Petersilie
- Basilikum
- Oregano
- Thymian
- Rosmarin
- Dill
- Minze

Nüsse/Samen

- Kürbiskerne
- Sonnenblumenkerne
- Sesamsamen
- Erdnüsse
- Cashewkerne
- Walnüsse
- Mandeln
- Geschrotete Leinsamen
- Hanfsamen

Dips und Dressings

- Hummus S. 224
- Cashew-Pesto S. 225
- Grüner Gemüsedip S. 226
- Weiße-Bohnen-Kurkuma-Paste S. 231
- Mallorquinische Gemüsepaste S. 228
- Orangendressing S. 186 (siehe Quinoasalat mit Mango, Minze und Pistazien)
- Tahindressing S. 182 (siehe Süßkartoffel-Belugalinsenblech)

Suppen und Eintöpfe

Suppen und Eintöpfe sind keinesfalls langweilige Gerichte. Sie können wahre Gaumenfreuden sein, sind oft für alle drei Doshas gut verträglich und können leicht abgewandelt werden. Ich bin mit Eintöpfen von meiner Oma aufgewachsen und habe diese schon immer sehr geliebt. Heute experimentiere ich selbst gerne mit verschiedenen Gemüsen, Nussmusen, Säften oder Gewürzen, und dazu lade ich auch dich ein.

Pikanter Kartoffel-Lauch-Eintopf

Für 2–3 Portionen   Zeitbedarf: 30 Minuten

Ein unkomplizierter, sättigender und zugleich leckerer Eintopf mit Kartoffeln und Lauch. Kartoffeln gelten eher als schweres Lebensmittel im Ayurveda, das Gericht wird durch die Zubereitung mit reichlich Wasser und den Chiliflocken etwas leichter. Sollten die Kartoffeln grüne oder beschädigte sowie angekeimte Stellen haben, ist es ratsam, diese großzügig abzuschneiden. Sie enthalten die höchste Konzentration an Solanin, ein Glykoalkaloid. Dies ist ein sekundärer Pflanzeninhaltstoff, welcher Kartoffeln und anderen Nachtschattengewächsen zum Schutz vor Fressfeinden dient. In hohen Konzentrationen können bei Menschen unschöne Nebenwirkungen wie Übelkeit, Erbrechen, Bauchschmerzen oder Durchfall eintreten. Solanin befindet sich größtenteils in der Schale und mit hoher Konzentration in den genannten Stellen. Kartoffeln mit mehreren grünen Stellen, eingetrocknete oder sehr gekeimte Kartoffeln sind für den Verzehr nicht mehr zu empfehlen. Sollten die Kartoffeln mit Schale verzehrt werden wollen, eigenen sich am ehesten frische, große Kartoffeln in Bio-Qualität. Bei großen Kartoffeln wird im Vergleich zu kleineren Kartoffeln und der gleichen Menge weniger Schale gegessen und somit auch weniger Solanin.

1 rote Zwiebel
1 Stange Lauch
½ EL Ghee oder Kokosöl
1 TL Kreuzkümmel
1 TL Ingwerpulver
650 g Kartoffeln
700 ml Gemüsebrühe
1 orange Paprikaschote
½ Bund frische Petersilie
½ Bund Liebstöckel
100 ml Kokosmilch
1 gute Prise Chiliflocken
Steinsalz (nach Belieben)
Pippali oder schwarzer Pfeffer

1. Zwiebel schälen und klein schneiden. Lauch waschen und in 3 cm dicke Ringe schneiden. Lauch und Zwiebeln zusammen mit Ghee oder Kokosöl, Kreuzkümmel und Ingwer in einen Topf geben und anschwitzen.
2. Währenddessen Kartoffeln waschen, schälen und in mundgerechte Stücke schneiden. Mit der Gemüsebrühe in den Topf geben, aufkochen und dann für 20 Minuten mit geöffnetem Deckel köcheln lassen.
3. Paprikaschote waschen, entkernen, in grobe Stücke schneiden und ebenfalls in den Topf geben. Petersilie und Liebstöckel hacken und beiseite stellen.
4. Am Ende der Kochzeit mit einem Pürierstab die Suppe etwas anpürieren, sodass der Eintopf sämiger wird. Petersilie, Liebstöckel, Kokosmilch, Salz und Pippali dazugeben und abschmecken.

Optionen für den Alltag

Die geöffnete Kokosmilch fülle ich immer in ein Schraubglas um und lagere es im Kühlschrank. Die Curry-Rezepte enthalten beispielsweise ebenfalls nicht immer eine komplette Packung Kokosmilch.

Marokkanische Gemüse-Tajine

Für 2 Portionen   Zeitbedarf: 30 Minuten

Die Tajine ist ein aus Lehm gebranntes Schmorgefäß mit gewölbtem Deckel, welches traditionell in Nordafrika genutzt wird. Das darin gekochte Gericht wird ebenfalls Tajine genannt. Du kannst dieses aromatische Gemüsegericht auch in einem normalen Topf zubereiten, die Gewürz-Komposition versetzt dich trotzdem in die Welt aus 1001-Nacht.

120 g Bulgur
2 EL Olivenöl
1 TL Ingwerpulver
2 TL Paprikapulver
1 TL Kreuzkümmel
1 TL gem. Koriandersamen
1 rote Zwiebel
150 g rote Linsen
600 ml Wasser
1 gehäufter TL selbst gemachte Gemüsebrühenpaste (oder 600 ml Gemüsebrühe)
1 Zucchini
2 Tomaten
ca. ½ TL Salz
10 Blätter Minze

1. Bulgur nach Packungsanleitung zubereiten.
2. Olivenöl mit den Gewürzen in einen Wok oder eine große Pfanne geben und auf niedriger Hitze erwärmen. Zwiebel schälen, klein schneiden und dazugeben.
3. Linsen waschen und mit dem Wasser und 1 gehäuften TL selbst gemachter Gemüsebrühenpaste oder 600 ml Gemüsebrühe in den Topf geben, kurz aufkochen und dann für 15 Minuten leicht köcheln lassen.
4. Zucchini und Tomaten waschen, in mundgerechte Stücke schneiden und für die letzten 5 Minuten ebenfalls in die Pfanne geben. Leicht köcheln lassen.
5. Am Ende der Garzeit nach Belieben salzen und die Minzblätter unterheben. Mit dem Bulgur servieren.

Optionen für den Alltag

Wenn du das Gericht am nächsten Tag mitnehmen möchtest, kannst du das Gemüse und den Bulgur zusammen in einer Pfanne erwärmen und in den vorgewärmten Thermobehälter füllen. Achte abends darauf, dass das Gemüse noch bissfest ist und lasse es am Morgen nicht zu lange kochen, wenn du es erwärmst.

Solltest du etwas Naanbrot von S. 166 eingefroren haben, kannst du auch dieses statt des Bulgurs mittags als Beilage verzehren. Den restlichen Bulgur kannst du dann abends mit Gemüse, Ghee, etwas Gemüsesaft und vielleicht einem Esslöffel Nussmus anbraten.

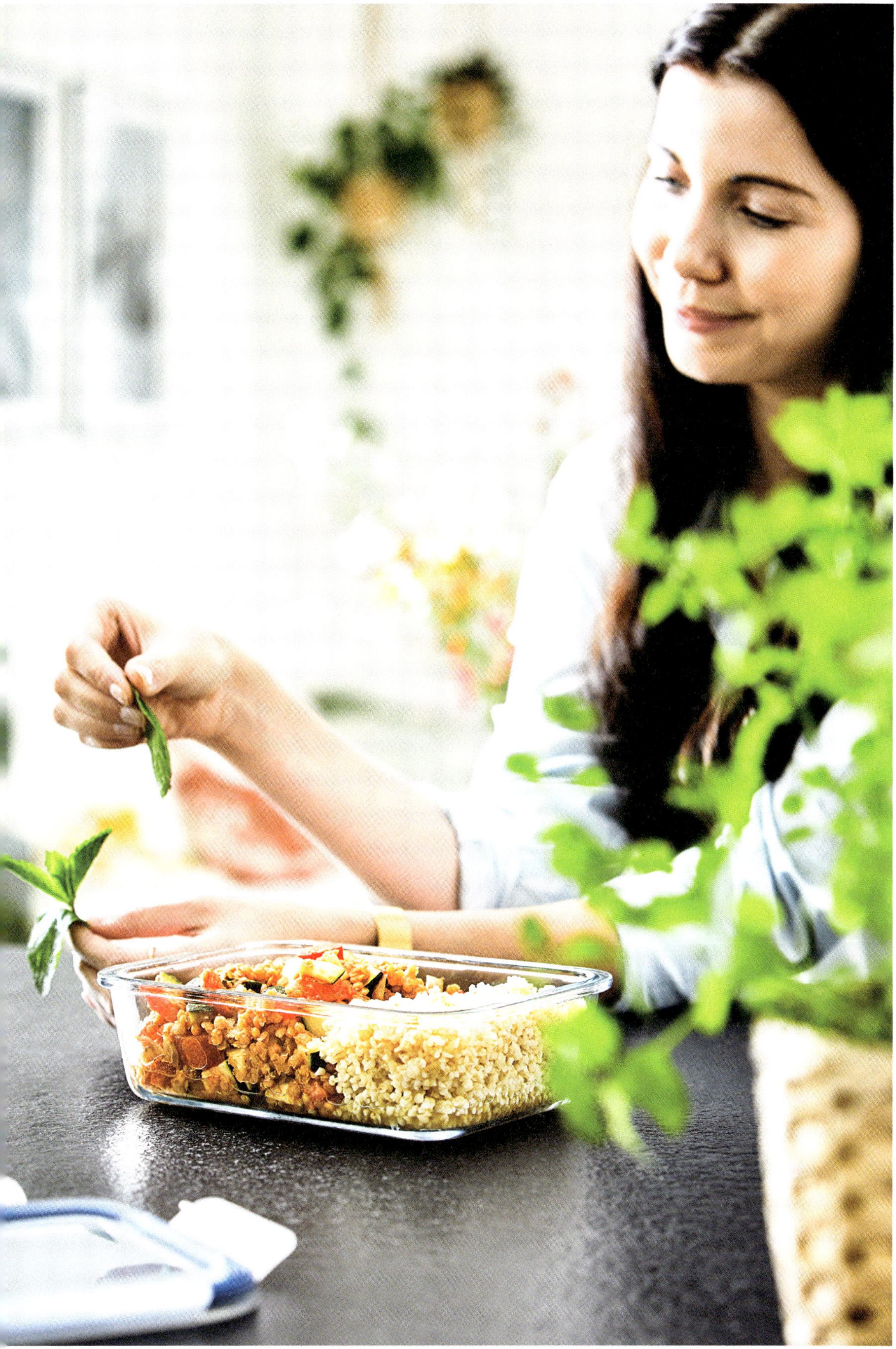

Süßkartoffel-Chili

Für 2–3 Portionen Zeitbedarf: 35 Minuten, plus ca. 8 Stunden Einweichzeit

Vegetarische Chili-Variationen können manchmal etwas langweilig schmecken, und ich habe lange ein Rezept gesucht, von welchem ich vollkommen überzeugt bin. Die Inspiration fand ich bei einem Besuch unserer Freunde in Paris, bei dem wir in einem unserer Lieblingsrestaurants gegessen haben. Ich habe dort unter anderem geräuchertes Kartoffelpüree gegessen und war im siebten Himmel. Seither habe ich versucht, dieses Raucharoma auch in meine Küche zu integrieren – zunächst zugegebenermaßen mit wenig Erfolg. Inzwischen gibt es aber bekannte Bio-Marken, die sowohl geräuchertes Salz als auch geräuchertes Paprikapulver anbieten. Letzteres ist definitiv der Star in diesem Chili. Auch wenn du es nicht zu Hause hast – dieses Gewürz zu kaufen lohnt sich wirklich!

1 rote Zwiebel
1 TL Fenchelsamen
1 Knoblauchzehe
1 EL Olivenöl
75 g Belugalinsen
800 ml Wasser
2 TL Gemüsebrühenpaste (oder 800 ml Gemüsebrühe)
1000 g (2 große) Süßkartoffeln
3 TL Paprikapulver, geräuchert
¼ TL Chiliflocken (mehr oder weniger, nach Schärfebedarf)
1 Glas gestückelte Tomaten (400 g)
Salz
Pfeffer
Kürbiskerne zum Garnieren

1. Linsen in ausreichend Wasser einweichen und mindestens 8 Stunden stehen lassen.
2. Zwiebel schälen und fein schneiden. Fenchelsamen mörsern. Knoblauch schälen und durch die Presse drücken. Zwiebeln, Fenchelsamen und Knoblauch mit dem Olivenöl in einen Topf geben und ca. 5 Minuten auf mittlerer Hitze anschwitzen.
3. Die eingeweichten Belugalinsen abgießen, durchwaschen und mit den 800 ml Wasser und der Gemüsebrühenpaste, alternativ der Gemüsebrühe, in den Topf geben. Zum Köcheln bringen und Timer auf 10 Minuten stellen.
4. Süßkartoffeln schälen und in mundgerechte Stücke schneiden. Nach den 10 Minuten zu den Linsen geben, Paprikapulver, Chili und gestückelte Tomaten dazugeben und nochmals 10 Minuten mit geschlossenem Deckel köcheln lassen.
5. Mit Salz, Pfeffer und weiteren Chiliflocken abschmecken und mit Kürbiskernen servieren.

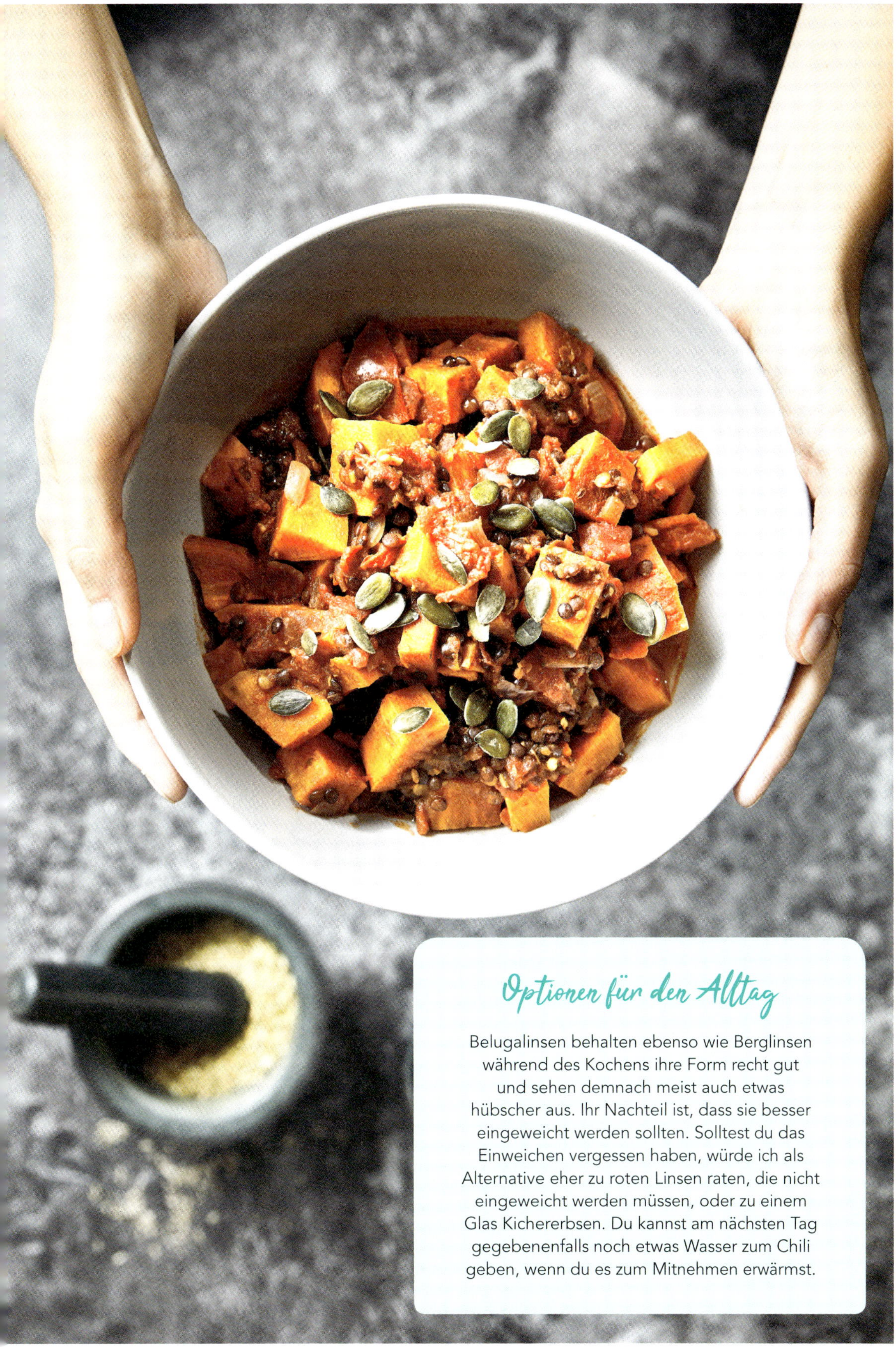

Optionen für den Alltag

Belugalinsen behalten ebenso wie Berglinsen während des Kochens ihre Form recht gut und sehen demnach meist auch etwas hübscher aus. Ihr Nachteil ist, dass sie besser eingeweicht werden sollten. Solltest du das Einweichen vergessen haben, würde ich als Alternative eher zu roten Linsen raten, die nicht eingeweicht werden müssen, oder zu einem Glas Kichererbsen. Du kannst am nächsten Tag gegebenenfalls noch etwas Wasser zum Chili geben, wenn du es zum Mitnehmen erwärmst.

Karottensuppe

Für 2 Portionen Zeitbedarf: 20 Minuten

Diese Suppe ist ideal für eine eher wechselhafte Verdauung. Karotten sind sehr erdende Lebensmittel, da sie im gekochten Zustand recht viele Kohlenhydrate haben und daher auch als Gemüsesuppe gut nähren. Zudem ist diese Suppe durch das Betacarotin in den Karotten ein echtes Hauttonikum. Ich empfehle zu der Suppe die Naanbrote auf S. 166. Entweder du holst sie dazu einfach aus der Gefriertruhe oder machst sie frisch. Das benötigt kaum mehr Zeitaufwand, da du gut parallel arbeiten kannst, denn die Suppe ist eines der einfachsten Gerichte, die ich kenne.

1 Zwiebel
1 TL Fenchelsamen
1 EL Olivenöl
1 TL gem. Kreuzkümmel
600 g Karotten
500 ml Bio-Gemüsebrühe
200 ml Kokosmilch
1 EL frischer Orangensaft
ca. ½ TL Salz
etwas Petersilie zum Servieren
2 EL Pistazienkerne zum Servieren

1. Zwiebel schälen und klein schneiden, Fenchelsamen mörsern. Beides gemeinsam mit dem Olivenöl und dem Kreuzkümmel in einen großen Topf geben. Auf mittlerer Hitze anschwitzen.
2. Währenddessen die Karotten waschen, vierteln und in circa 3 cm lange Stücke schneiden. Mit der Gemüsebrühe in den Topf geben, aufkochen und 10 Minuten mit geschlossenem Deckel köcheln lassen.
3. Optional: Währenddessen den Teig für das Naan von S. 166 vorbereiten. Naan in der Pfanne ausbacken.
4. Nach der Kochzeit die Kokosmilch, den Orangensaft und das Salz zur Suppe geben und die Suppe fein pürieren.
5. Mit Petersilie und Pistazienkernen und optional dem Naan servieren.

Optionen für den Alltag

Wenn du die Suppe am nächsten Tag mit zur Arbeit nimmst, kannst du dazu gut einen Beilagensalat kombinieren, da die Suppe an sich sehr gut bekömmlich ist. Wenn du die Möglichkeit hast, kannst du auch noch etwas Gemüse wie Brokkoli, Stangenbohnen oder anderes leichtes Gemüse in der Kantine dazukaufen und in die Suppe geben. Petersilie und Pistazien sollten nach Möglichkeit immer frisch dazugegeben werden.

Afrikanischer Erdnusseintopf

Für 2 Portionen | Zeitbedarf: 35 Minuten

Nussmus oder auch ganze (geröstete) Nüsse geben vielen Gerichten einen gewissen Pepp, so auch in diesem Fall. Das Erdnussmus macht das Gericht zu etwas Besonderem. Es ist zudem sehr balanciert, da alle Geschmacksrichtungen enthalten sind. Findest du heraus, welche Zutat welchen Geschmack mitbringt?

1 gehäufter TL Ghee
2 TL Kurkuma
1 TL Kreuzkümmel
1 TL Ingwerpulver
1 rote Zwiebel
3 Stangen Staudensellerie
3 Karotten
400 ml Wasser
2 TL Gemüsebrühenpaste (S. 237) (oder 400 ml Bio-Gemüsebrühe)
80 g rote Linsen
200 g Zuckerschoten
200 ml Kokosmilch
2 EL Erdnussmus
1 EL geröstete, gesalzene Erdnüsse
½ Bund Koriander
Saft von 1 Limette
Salz (nach Belieben)

1. Ghee zusammen mit den Gewürzen in einen großen Topf geben und auf kleiner Hitze sanft erwärmen.
2. Währenddessen die Zwiebel schälen, klein schneiden und dazugeben. Den Staudensellerie und die Karotten waschen, die Enden abschneiden und in feine Scheiben schneiden, ebenfalls in den Topf geben. Alles kurz anschwitzen und dann mit dem Wasser ablöschen. 2 TL Gemüsebrühenpaste dazugeben. Aufkochen und 5 Minuten mit geschlossenem Deckel köcheln lassen.
3. In der Zwischenzeit die Linsen waschen und bereitstellen. Zuckerschoten waschen, Enden abschneiden, dritteln und ebenfalls bereitstellen. Nach den 10 Minuten Kochzeit Linsen und Kokosmilch in den Topf geben, umrühren und nochmals 7 Minuten mit geschlossenem Deckel köcheln lassen.
4. Dann Zuckerschoten und Erdnussmus sowie einen Großteil der Erdnüsse dazugeben. Einige Erdnüsse zum Servieren aufheben. Nochmals kurz aufkochen.
5. Währenddessen den Koriander waschen und die Blätter von den Stängeln zupfen. Dann den Saft der Limette auspressen und beiseite stellen. Den Großteil des Korianders in den Topf geben, ein wenig zum Servieren zurückbehalten. Limettensaft und bei Bedarf Salz dazugeben. Den Eintopf mit den restlichen Erdnüssen garnieren und mit dem Koriander bestreut servieren.

Optionen für den Alltag

Gib den Koriander und die Erdnüsse immer erst frisch zu dem Gericht. Ansonsten lässt es sich sehr gut im Thermobehälter mitnehmen und unterwegs verzehren.

Einfache Gemüse-Minestrone

Für 2 Portionen   Zeitbedarf: 20 Minuten

Die Minestrone kommt ursprünglich aus Italien, wo sie oft als Vorspeise serviert wird. Das Schöne an dieser Suppe ist, dass du sie saisonal hervorragend anpassen kannst, indem du entsprechende Gemüsesorten verwendest. Solltest du eine schwächere Verdauung haben, kannst du auch weniger Gemüsesorten verwenden. Durch die Darreichungsform als Suppe ist das Rezept meist gut bekömmlich, auch mit etwas mehr Gemüsesorten. Tomaten sind eher sauer und gelten im Ayurveda daher als Pitta aggravierend. Durch die anderen Gemüsesorten wie Karotten, Staudensellerie oder Zucchini wird dieser Effekt recht gut abgemildert. Solltest du allerdings aktuell viele Pitta-Eigenschaften in dir wiederfinden, iss diese Suppe eher an kühleren Tagen und nicht unbedingt in sehr heißen Sommermonaten.

1 rote Zwiebel
3 Karotten
2 Stangen Staudensellerie
1 EL Olivenöl
2 Lorbeerblätter
1 Glas gehackte Tomaten (400 g g)
500 ml Bio-Gemüsebrühe (oder 2 TL Gemüsebrühenpaste und 500 ml Wasser)
1 EL Balsamico-Essig
1 TL Paprikapulver
1 EL Tomatenmark
1 Zucchini
1 Glas weiße Bohnen
2 TL frischer Oregano
1 EL Petersilie
ca. ½ TL Salz

1. Rote Zwiebel schälen und klein schneiden. Karotten waschen, vierteln und in kleine Stücke schneiden. Selleriestangen waschen und in 1–2 cm dicke Scheiben schneiden. Mit dem Olivenöl und den Lorbeerblättern fünf Minuten anschwitzen.
2. Gehackte Tomaten, Gemüsebrühe, Essig, Paprikapulver und Tomatenmark dazugeben. Mit geschlossenem Deckel circa 10 Minuten kochen.
3. Zucchini waschen, vierteln und in circa 2 cm dicke Stücke schneiden. Zu der Suppe geben und weitere fünf Minuten köcheln.
4. Bohnen abschütten, waschen, dazugeben und erwärmen.
5. Währenddessen die Petersilie und den Oregano waschen und grob hacken.
6. Den Herd ausschalten. Kräuter dazugeben und gegebenenfalls mit Salz abschmecken.

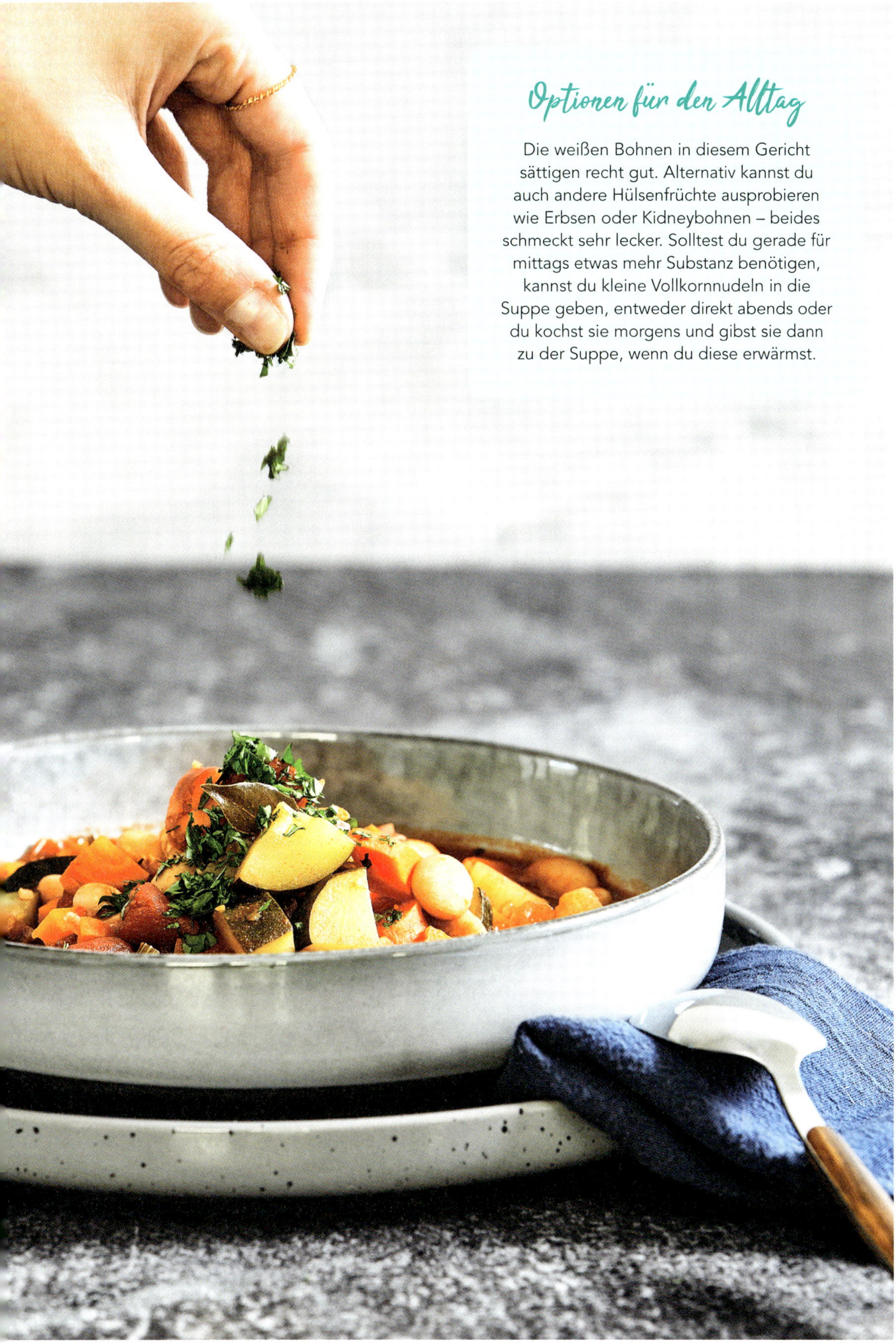

Optionen für den Alltag

Die weißen Bohnen in diesem Gericht sättigen recht gut. Alternativ kannst du auch andere Hülsenfrüchte ausprobieren wie Erbsen oder Kidneybohnen – beides schmeckt sehr lecker. Solltest du gerade für mittags etwas mehr Substanz benötigen, kannst du kleine Vollkornnudeln in die Suppe geben, entweder direkt abends oder du kochst sie morgens und gibst sie dann zu der Suppe, wenn du diese erwärmst.

Tomaten-Dal mit Zucchini

Für 2 Portionen Zeitbedarf: 25 Minuten

Dal, eine Art indischer Linseneintopf, hat auch hierzulande mehr und mehr Fans. Wenn du Dal noch nicht kennst, probier ihn auf jeden Fall!

1 Zwiebel
1 Knoblauchzehe
1 daumengroßes Stück Ingwer
1 EL Kokosöl
2 TL Kreuzkümmel
1 TL Kurkuma
½ TL Zimt
120 g rote Linsen
300 ml Wasser
1 TL Gemüsebrühenpaste (oder 300 ml Gemüsebrühe)
25 g Pekannüsse
1 Zucchini
5 Stängel frischer Koriander
200 ml stückige Tomaten im Glas
200 ml Kokosmilch
1 EL mittelscharfer Senf
Saft von ½ Limette
Salz
Pfeffer

1. Zwiebel schälen und klein schneiden. Knoblauch und Ingwer schälen und beides durch die Presse drücken. Zusammen mit dem Kokosöl und den Gewürzen in einen Topf geben und bei geringer bis mittlerer Hitze anschwitzen.
2. Linsen waschen und mit dem Wasser und der Gemüsebrühenpaste in den Topf geben und mit offenem Deckel 10 Minuten leicht köcheln lassen.
3. Pekannüsse sehr grob hacken. In einen kleinen Topf geben und trocken für 3–4 Minuten auf geringer Hitze anrösten.
4. Währenddessen die Zucchini waschen, die Enden abschneiden und raspeln. Den Koriander waschen und die Korianderblätter von den Stielen zupfen.
5. Nach den 10 Minuten Kochzeit die stückigen Tomaten, die Kokosmilch und den Senf zu den Linsen geben und kurz aufkochen.
6. Dann die geraspelte Zucchini dazugeben, kurz erwärmen, von der Hitze nehmen, Limettensaft dazugeben, mit Salz und Pfeffer abschmecken und mit Pekannüssen und Koriander servieren.

Optionen für den Alltag

Frische Kräuter kannst du direkt auf der Arbeit zu dem Gericht geben. Gib die Pekannüsse erst kurz vor dem Verzehr dazu. Abends kannst du den Eintopf auch gut ohne Beilage essen. Wenn du die Möglichkeit hast, kannst du dir auf der Arbeit in der Kantine dann ein Getreide frisch dazukaufen.

Kitchari

Für 2 Portionen Zeitbedarf: 25 Minuten

Kitchari ist ein Klassiker im Ayurveda. Es ist ein leicht verdauliches Gericht, das unter anderem so beliebt ist, da es durch die Kombination von Reis und Mung Dal alle essenziellen Aminosäuren enthält. Ich habe in diesem Gericht den Reis durch Quinoa ersetzt, da sich dieser gekocht besser lagern lässt.

1 großzügiger TL Ghee
1 TL Kurkuma
1 TL Kreuzkümmel
¼ TL Nelkenpulver
100 g Quinoa
100 g Mung Dal
500 ml Wasser
½ Bund Koriander
½–1 TL Steinsalz

Zusätzlich dazu reichen
Saisonales Gemüse (optional 1–2 Sorten)
Frühling:
Brokkoli, Lauch, Erbsen, grüner Spargel, Bärlauch, Radieschen
Sommer:
Zucchini, Mangold, Paprikaschoten, Fenchel, Tomaten
Herbst:
Kürbis, Lauch, Topinambur, Pastinake, Steckrüben, Rote Bete
Winter:
Lauch, Rosenkohl, Kürbis, Knollensellerie, Steckrüben, Staudensellerie

1. Ghee mit den Gewürzen in einen Topf geben und bei geringer bis mittlerer Hitze sanft erwärmen.
2. Währenddessen Quinoa und Mung Dal waschen. Mit dem Wasser zu den Gewürzen geben. Kurz aufkochen und bei mittlerer Hitze und geschlossenem Deckel köcheln lassen, bis das Wasser nach circa 15–20 Minuten vollkommen aufgesogen wurde. Je nach gewünschter Konsistenz noch etwas Wasser dazugeben.
3. Optional: Gemüse sehr klein schneiden und je nach Kochdauer direkt zum Kitchari geben. Gegebenenfalls noch etwas Wasser dazugeben.
4. Korianderblätter von den Stielen befreien. Unter das Kitchari mischen und mit Salz abschmecken.

Optionen für den Alltag

Kitchari eignet sich hervorragend, um es im Thermobehälter mit zur Arbeit zu nehmen. Eventuell solltest du am nächsten Tag noch Wasser dazugeben, da das Gericht noch recht viel Wasser nachzieht. Kitchari hat eigentlich eine Art Eintopf-Konsistenz, ich persönlich mag es lieber, wenn es nicht ganz so flüssig ist.

Solltest du eine Kantine zur Verfügung haben, kannst du sehr gut etwas Gemüse für das Mittagessen dazukaufen und untermengen. Ich liebe den Hummus (S. 224) zu diesem Gericht. Wenn du keine Zeit hast diesen zuzubereiten, gibt eine ausgepresste Limettenscheibe dem Essen ebenfalls eine sehr leckere Note.

Marokkanische Harira

Für 2 Portionen Zeitbedarf: 30 Minuten

Harira ist eine traditionelle Suppe der arabischen Küche. Es gibt zahlreiche Variationen, aber fast immer enthalten sind Kichererbsen oder Linsen, Tomaten, Zwiebeln, Petersilie, Koriander und Gewürze wie Ingwer oder Kurkuma. Ich mag Staudensellerie sehr gerne in dieser Kombination, da er noch etwas Biss behält. Die Suppe enthält durch die Tomaten recht viel Säure, dieser begegne ich gerne mit ein wenig natürlicher Süße aus Ahornsirup. Dazu passt der Bulgur von S. 235 wunderbar. Diesen bei Bedarf als Erstes vorbereiten und nach der Kochzeit einfach bei geschlossenem Deckel ziehen lassen, bis die Harira fertig ist.

1 rote Zwiebel
2 Stangen Staudensellerie
1 EL Olivenöl
½ TL Kurkuma
½ TL Ingwer
½ TL Zimt
150 g Linsen
1 l Wasser
2 TL Gemüsebrühenpaste (oder 1 l Bio-Gemüsebrühe)
400 g stückige Tomaten im Glas (260 g Abtropfgewicht)
2 TL Tomatenmark
½ Bund Petersilie
½ Bund Koriander
1 EL Ahornsirup
1 Prise Pfeffer
Salz (nach Belieben)
1 EL Samenmischung (nach Belieben)
Bulgur (optional, Menge nach Belieben)
Naanbrot (optional, Menge nach Belieben)

1. Rote Zwiebel schälen und klein schneiden. Staudensellerie waschen und in 2 cm lange Stücke schneiden. Beides zusammen mit dem Olivenöl und den Gewürzen in einen großen Topf geben. Bei mittlerer Hitze gelegentlich umrühren und darauf achten, dass die Gewürze nicht anbrennen.
2. Linsen gründlich waschen und mit dem Wasser, der Gemüsebrühenpaste, den stückigen Tomaten und dem Tomatenmark in den Topf geben und aufkochen. 15 Minuten köcheln lassen.
3. Währenddessen Petersilie und Koriander waschen, von den Stielen befreien und hacken. Ein wenig von beidem für die Dekoration beiseite stellen.
4. Am Ende der Kochzeit Ahornsirup, Pfeffer sowie Petersilie und Koriander in den Topf geben. Eventuell mit Salz abschmecken, das ist durch die Gemüsebrühenpaste aber nicht zwangsläufig nötig.
5. Mit zurückbehaltener Petersilie und restlichem Koriander und nach Belieben zusätzlich mit der Samenmischung bestreuen und Bulgur oder Naanbrot dazu reichen.

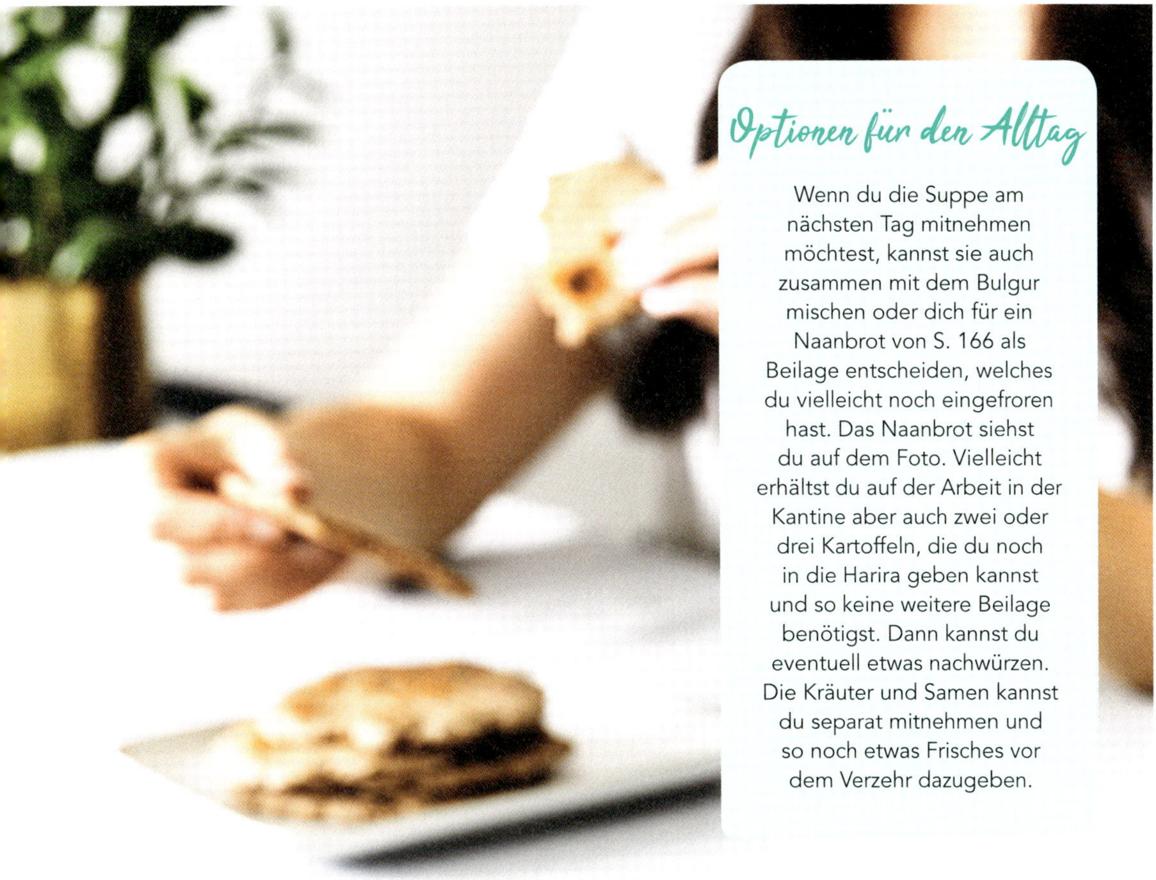

Optionen für den Alltag

Wenn du die Suppe am nächsten Tag mitnehmen möchtest, kannst sie auch zusammen mit dem Bulgur mischen oder dich für ein Naanbrot von S. 166 als Beilage entscheiden, welches du vielleicht noch eingefroren hast. Das Naanbrot siehst du auf dem Foto. Vielleicht erhältst du auf der Arbeit in der Kantine aber auch zwei oder drei Kartoffeln, die du noch in die Harira geben kannst und so keine weitere Beilage benötigst. Dann kannst du eventuell etwas nachwürzen. Die Kräuter und Samen kannst du separat mitnehmen und so noch etwas Frisches vor dem Verzehr dazugeben.

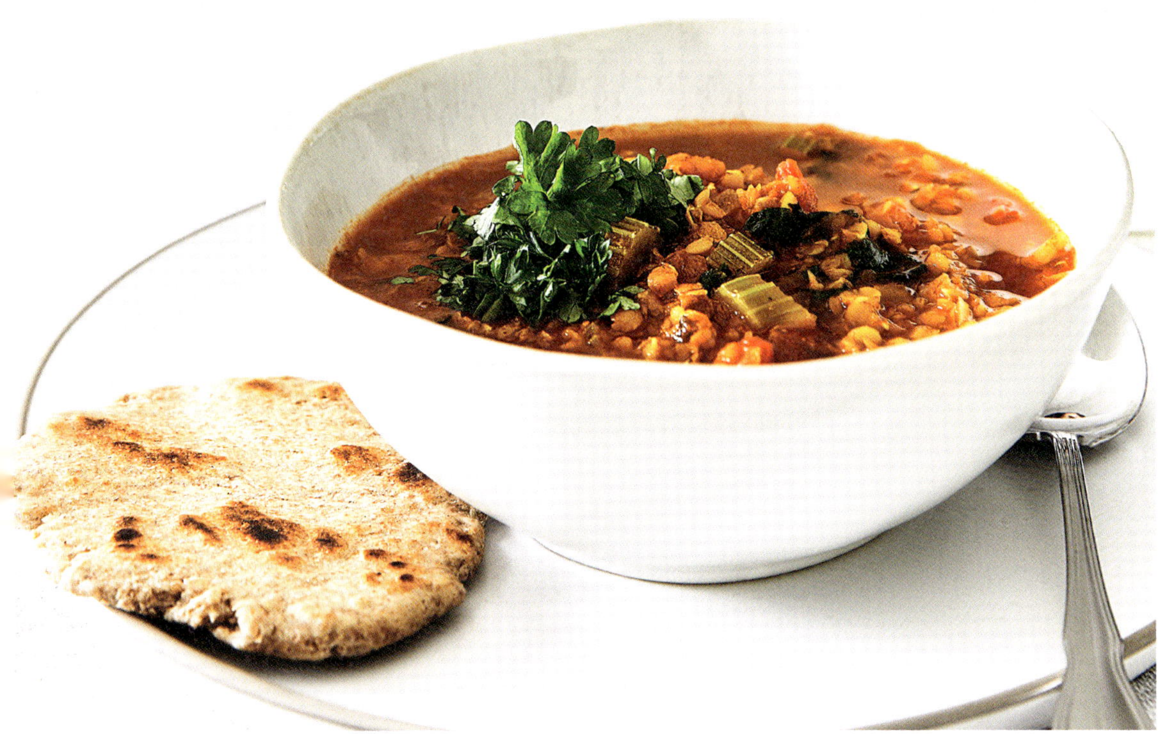

Tarka-Gemüse-Dal

Für 2–3 Portionen Zeitbedarf: 35 Minuten

Als Tarka werden in Öl angebratene Gewürze bezeichnet, wodurch sich ihre Aromen sowie die Wirkung verstärken. Klassisch werden die ganzen Samen der Gewürze genutzt, welche frisch im Mörser zerstoßen werden. Für die schnellere Variante verwende ich allerdings gelegentlich das fertig gemahlene Pulver. Hier solltest du einen Tipp berücksichtigen, damit die Gewürze nicht anbrennen: Gib das Öl gemeinsam mit den Gewürzen in die Pfanne und lass es langsam warm werden.

300 ml Wasser
¼ TL Salz
150 g Quinoa
1 gestr. EL Kokosöl
2 TL Kurkuma
2 TL Koriander
1 TL Kreuzkümmel
1 TL Ingwer
1 rote Zwiebel
1 Knoblauchzehe
150 g Mung Dal
300 ml Wasser
1 Zucchini
½ Limette
200 g TK-Erbsen
200 g Kokosmilch
Salz
Pfeffer
ca. 10 Korianderblätter

1. Quinoa waschen. Mit Wasser und Salz zum Kochen bringen. 15 Minuten unter gelegentlichem Rühren köcheln lassen.
2. Kokosöl zusammen mit den Gewürzen in eine große Pfanne geben und bei niedriger Temperatur erwärmen.
3. Währenddessen Zwiebel schälen und in kleine Stücke schneiden, Knoblauch schälen und durch die Presse drücken. Beides in die Pfanne zu den Gewürzen geben.
4. Mung Dal gut waschen und zusammen mit dem Wasser in die Pfanne geben und zum Köcheln bringen. 10–15 Minuten köcheln lassen.
5. Zucchini waschen und in mundgerechte Stücke schneiden. Die Limette auspressen.
6. In den letzten 5 Minuten der Kochdauer Zucchini, Erbsen und Kokosmilch zum Dal geben, aufkochen und auf mittlerer Hitze leicht köcheln lassen. Gelegentlich umrühren.
7. Mit Salz, Pfeffer und Limettensaft abschmecken und mit den Korianderblättern servieren.

Optionen für den Alltag

Wenn du weißt, dass du am nächsten Abend wenig Zeit hast, kannst du das Gericht mittags mit Naan essen, solltest du welches eingefroren haben. Den restlichen Quinoa nutzt du für eine weitere Mahlzeit am nächsten Abend.

Veggie-Bolognesesoße

Für 3 Portionen der Bolognese Zeitbedarf: 25 Minuten

Je nach Konstitution kannst du bei Pasta-Gerichten ganz wunderbar mit der Pasta-Menge variieren. Bei vermehrtem Kapha bietet es sich an, etwas mehr von der Gemüsesoße zu essen und dafür etwas weniger Pasta. Bei viel Pitta im System kombiniert mit einem sehr guten Agni passt etwas mehr Pasta gut. Als Vata-Konstitution kann ebenfalls die erdende Pasta vermehrt konsumiert werden, gleichzeitig sollte sie aber auch nicht zu trocken werden und ausreichend Soße vorhanden sein.

1 rote Zwiebel
1 EL Olivenöl
2 Karotten
2 Stangen Staudensellerie
1 Glas gehackte Tomaten (400 g)
1 Lorbeerblatt
1 TL Ahornsirup
½ EL Apfelessig
1 TL Paprikapulver
1 TL Tomatenmark
100 g rote Linsen
80 g Vollkornnudeln pro Portion

1. Zwiebel schälen, klein schneiden und mit dem Olivenöl auf mittlerer Hitze in einem mittelgroßen Topf glasig dünsten. Karotten waschen, vierteln und in feine Ringe schneiden. Zu den Zwiebeln geben. Selleriestangen in Scheiben schneiden, nicht breiter als 2 cm, ebenfalls in den Topf geben.
2. Gehackte Tomaten dazugeben. Das Glas, in dem die gehackten Tomaten waren, zur Hälfte mit Wasser füllen und in den Topf geben. Alle weiteren Zutaten ebenfalls in den Topf geben. Alles 10–15 Minuten köcheln lassen.
3. Währenddessen die Pasta gemäß Packungsanleitung kochen. Am Ende der Kochzeit abschütten und mit der Bolognese servieren.

Optionen für den Alltag

Ein Nudelgericht eignet sich nicht ideal zum Mitnehmen, da die Nudeln nicht so lange warm gehalten werden können. Die Veggie-Bolognese kannst du allerdings gut im Thermobehälter transportieren. Daher kannst du abends Pasta essen und die Bolognese am nächsten Tag zu Kartoffeln oder Ofengemüse kombinieren. Wenn du eine Kantine zur Verfügung hast, kannst du dort also eine Kohlenhydratquelle kaufen und bist durch die Bolognese mit Gemüse und Proteinen versorgt. Die Soße eignet sich gut zum Einfrieren.

Baukasten für Suppen und Eintöpfe

Bei Suppen und Eintöpfen kannst du wie beim Getreide auch nach einem einfachen Schema vorgehen, um deine ganz eigenen Rezepte zu kreieren. In der Regel starte ich hier mit der Auswahl an Gewürzen, denn bei einem Eintopf oder einer Suppe erhitze ich sie fast immer in etwas Öl gemeinsam mit einer Zwiebel, um einen vollen Geschmack zu erhalten. Auch hier ist Vorsicht geboten, damit die Gewürze nicht anbrennen.

Die ausgewählten Komponenten der Gemüsebasis brate ich immer gemeinsam mit den Gewürzen an, da eine Zwiebel durch diesen Vorgang zum Beispiel einen herrlich süßlichen Geschmack bekommt.

Bei der Auswahl der Flüssigkeit kombiniere ich gerne, wobei der Großteil meist Wasser ist. Je nachdem mit welchen Säften du arbeitest, kannst du das jeweilige Gemüse noch hervorheben, bei einer Rote-Bete-Suppe also zum Beispiel durch Rote-Bete-Saft. Etwas reichhaltiger wird die Suppe durch Kokosmilch.

Bei dem Gemüse wähle ich in der Regel zwei bis drei Sorten aus und ergänze gegebenenfalls noch durch Hülsenfrüchte wie rote Linsen oder Kichererbsen. Je nachdem, für welches Gemüse du dich entscheidest, kannst du zusätzlich Getreide zum Gericht kombinieren. Wenn du ein Gericht mit nährenden Gemüsesorten wie Süßkartoffel, Kartoffel, Pastinake, Kürbis oder Roter Bete zubereitest, braucht es meist keine zusätzliche Getreide-Komponente. Arbeitest du aber mit Brokkoli, Zucchini, Paprika, Stangenbohnen oder Spargel, kann ein ergänzendes Getreide sinnvoll sein. Wenn du stärkehaltige Sorten mit leichteren kombinierst, spür in dich hinein, was dein Körper aktuell braucht – mehr Nährstoffe oder mehr Leichtigkeit?

Die Extras kannst du für ein komplexeres Geschmackserlebnis zufügen. Bei allen aufgelisteten Extras bietet es sich an, sie am Ende der Garzeit hinzuzufügen. Der Zitronensaft verliert während des Kochens Nährstoffe, und auch Frühlingszwiebeln sollten zumindest zu einem kleinen Teil roh verzehrt werden.

Die frischen Kräuter gibst du idealerweise am Ende der Garzeit dazu, damit sie keine Nährstoffe verlieren. Als Topping kannst du auf Nüsse und Samen zurückgreifen, für gesunde Fette und als zusätzlichen Sattmacher, aber auch Kokosjoghurt, Tahin oder Kräuter- bzw. Gewürzöle können schöne Ergänzungen sein.

Gewürze

- Kurkuma
- Kardamom
- Zimt
- Ingwer
- Kreuzkümmel
- Bockshornklee-samen
- Muskatnuss
- Paprikapulver
- Salz/Pfeffer
- Frischer Ingwer

Gemüsebasis

- Knoblauch
- Rote Zwiebel
- Gemüsezwiebel
- Staudensellerie
- Karotten

Flüssigkeit

- Wasser
- Gemüsebrühe (Gemüsebrühen-paste S. 237)
- Rote-Bete-Saft
- Kokosmilch
- Karottensaft

Gemüse/ Hülsenfrüchte

- Zucchini
- Brokkoli
- Erbsen
- Rote Linsen
- Kichererbsen im Glas
- Fenchel
- Süßkartoffeln
- Kürbis
- Pastinake
- Stangenbohnen
- Spargel
- Rote Bete

Getreide (optional)

- Quinoa
- Amaranth
- Glasnudeln
- Naturreis
- Bulgur

Kräuter

- Koriander
- Petersilie
- Basilikum
- Oregano
- Thymian
- Rosmarin
- Dill
- Minze

Extras

- Erdnussmus
- Tahin
- Mandelmus
- Erdnüsse
- Ein Spritzer Zitrone
- Rosinen
- Frühlingszwiebeln

Toppings

- Kürbiskerne
- Sonnenblumen-kerne
- Sesamsamen
- Erdnüsse
- Geschrotete Leinsamen
- Tahin
- Kokosjoghurt
- Kräuter- und Gewürzöle
- Frühlingszwiebeln

Currys

Currys sind voll von unterschiedlichen Geschmacksnoten, Texturen und Nährstoffen. Sie sind einer der einfachsten Wege, um mit einer ausgewogenen, natürlichen Ernährung zu beginnen. Die meisten Currys lassen sich gut einfrieren, was den Start in eine neue Art der Ernährung abermals einfacher macht. Ich nutze hier meist Glasbehälter, die sich für das Einfrieren eignen. Diese Art, unsere Nahrung lange haltbar zu machen, ist kein ayurvedischer Gedanke. Allerdings finde auch ich es ab und zu praktisch, ein leckeres, natürliches und ausgewogenes Gericht in wenigen Minuten auf dem Tisch zu haben. Achte beim Einfrieren darauf, dass du das Gericht direkt nach dem Kochen und Abkühlen, also möglichst frisch, einfrierst.

Massaman-Curry

Für 3 Portionen Zeitbedarf: 20 Minuten, plus 8 Stunden Einweichzeit

In Thailand habe ich gelernt, wie eine richtige Currypaste im Mörser hergestellt wird. Seither weiß ich eine gute fertige Currypaste sehr zu schätzen. Die Herstellung funktioniert zwar auch in einem Hochleistungsmixer, aber die Paste so fein herzustellen ist fast unmöglich, gerade bei Zutaten wie Zitronengras. Daher findest du hier ein Rezept mit einer fertigen Massaman-Currypaste. Achte darauf, dass nur natürliche Zutaten auf der Zutatenliste stehen. Diese Paste ist recht scharf und somit ideal für Kapha. Bei viel Vata oder Pitta kann in der Regel etwas weniger Paste verwendet werden, und Pitta sollte dieses Gericht nicht im Sommer konsumieren. Die Gemüsesorten wie Kartoffeln und Karotten und auch die Kokosmilch mildern die Schärfte etwas ab, das Gericht hat aber noch immer eine gewisse Schärfe, wie es bei klassischen Currys oft vorkommt. Zu diesem Gericht passt Reis, Quinoa oder auch etwas Brot, durch die Kartoffeln und Karotten ist eine Beilage aber kein Muss.

100 g Berglinsen
1 rote Zwiebel
1 TL Ghee oder Kokosöl
300 ml Wasser
2 Kartoffeln
2 Karotten
400 ml Kokosmilch
1 Zucchini
1 Frühlingszwiebel
20 g Massaman-Currypaste

1. Linsen in ausreichend Wasser einweichen und mindestens 8 Stunden stehen lassen.
2. Zwiebel schälen und klein schneiden. Zusammen mit dem Ghee oder Kokosöl in eine große Pfanne oder einen Wok geben.
3. Eingeweichte Berglinsen abschütten, nochmals waschen und mit den 300 ml frischem Wasser in den Wok geben.
4. Kartoffeln schälen und in mundgerechte Stücke schneiden. Ebenfalls zu den Linsen geben.
5. Karotten waschen, halbieren und in feine Scheiben schneiden und zusammen mit der Kokosmilch in den Wok geben. Kurz aufkochen und 10 Minuten auf mittlerer Hitze köcheln lassen, gelegentlich umrühren.
6. Zucchini waschen, in Scheiben schneiden und vierteln. Frühlingszwiebel waschen, Wurzel und das oberste Drittel abschneiden, dann die Frühlingszwiebel in Ringe schneiden. Ein paar Frühlingszwiebelringe zum Servieren beiseite stellen.
7. Nach den 10 Minuten Kochzeit die Zucchini und die Frühlingszwiebel in den Wok geben. Die Currypaste unterrühren und nochmals fünf Minuten köcheln. Mit den Frühlingszwiebelringen anrichten.

Optionen für den Alltag

Solltest du keine Massaman-Currypaste finden, kannst du alternativ eine rote, grüne oder gelbe Currypaste nutzen. Sie alle stammen aus Thailand und haben einen scharfen Geschmack. An der Farbe erkennst du den Schärfegrad. Die grüne Variante ist in der Regel die schärfste, gefolgt von der roten Paste, Massaman-Curry ist schon etwas milder, und am wenigsten scharf ist die gelbe Currypaste.

Solltest du vergessen haben, die Berglinsen einzuweichen, kannst du auch Mung Dal oder rote Linsen verwenden. Beide haben nur eine Kochdauer von circa 10 Minuten.

Pastinaken-Curry

Für 2–3 Portionen Zeitbedarf: 25 Minuten

Zugegeben, dieses Gericht ist kein Curry im klassischen Sinne. Die typischen Gewürze sind nicht enthalten und auch die Kokosmilch fehlt. Ich wollte eine eher europäische Variante dieses Gerichtes vorstellen und auch eine Art, ohne Kokosmilch zu kochen. Diese ist für Pitta in der Regel sehr gut geeignet, Vata- und Kapha-Konstitutionen oder Vikriti-Zustände sollten hier allerdings aufpassen. Kokosmilch hat kühlende Eigenschaften und kann das Agni ein wenig herunterregeln. Bei einer schwächeren, wechselhaften Verdauung kannst du statt auf Kokosmilch daher auch gerne auf verschiedene Säfte zurückgreifen, wie in diesem Rezept.

1 TL Ghee
1 TL Ingwerpulver
500 g Pastinaken
400 ml Rote-Bete-Saft
½ Limette
½ Birne
1 Glas Kichererbsen (Abtropfgewicht 240 g)
1 TL gem. Koriander
½ TL Salz
1 EL Tahin
Sesamsamen (nach Belieben)

1. Ghee und Ingwerpulver in eine große Pfanne oder einen Wok geben. Zusammen auf niedriger Temperatur erhitzen.
2. Währenddessen Pastinaken schälen, vierteln und in dünne Scheiben schneiden. Zusammen mit dem Rote-Bete-Saft in den Wok geben und zum Kochen bringen. 10 Minuten köcheln lassen, gelegentlich umrühren.
3. Limette auspressen, beiseite stellen. Birne waschen und in mundgerechte Stücke schneiden und beiseite stellen.
4. Kichererbsen abschütten, waschen und bereitstellen. Nach den 10 Minuten Kochzeit Kichererbsen in den Wok geben und weitere 5 Minuten köcheln lassen.
5. Hitze ausschalten. Koriander, Limettensaft und Birne in den Wok geben. Mit Salz abschmecken. Am Ende 1 EL Tahin dazugeben und gut verrühren. Mit Sesamsamen bestreut servieren.

Optionen für den Alltag

Du kannst zu dem Gericht gut vorgekochten Quinoa oder Hirse servieren. Dann reicht die Menge für drei Portionen aus. Wenn du das Pastinaken-Curry am nächsten Tag im Thermobehälter mitnehmen möchtest, kannst du morgens beim Erwärmen noch einen Schuss Rote-Bete-Saft ergänzen. Das Curry eignet sich gut zum Einfrieren.

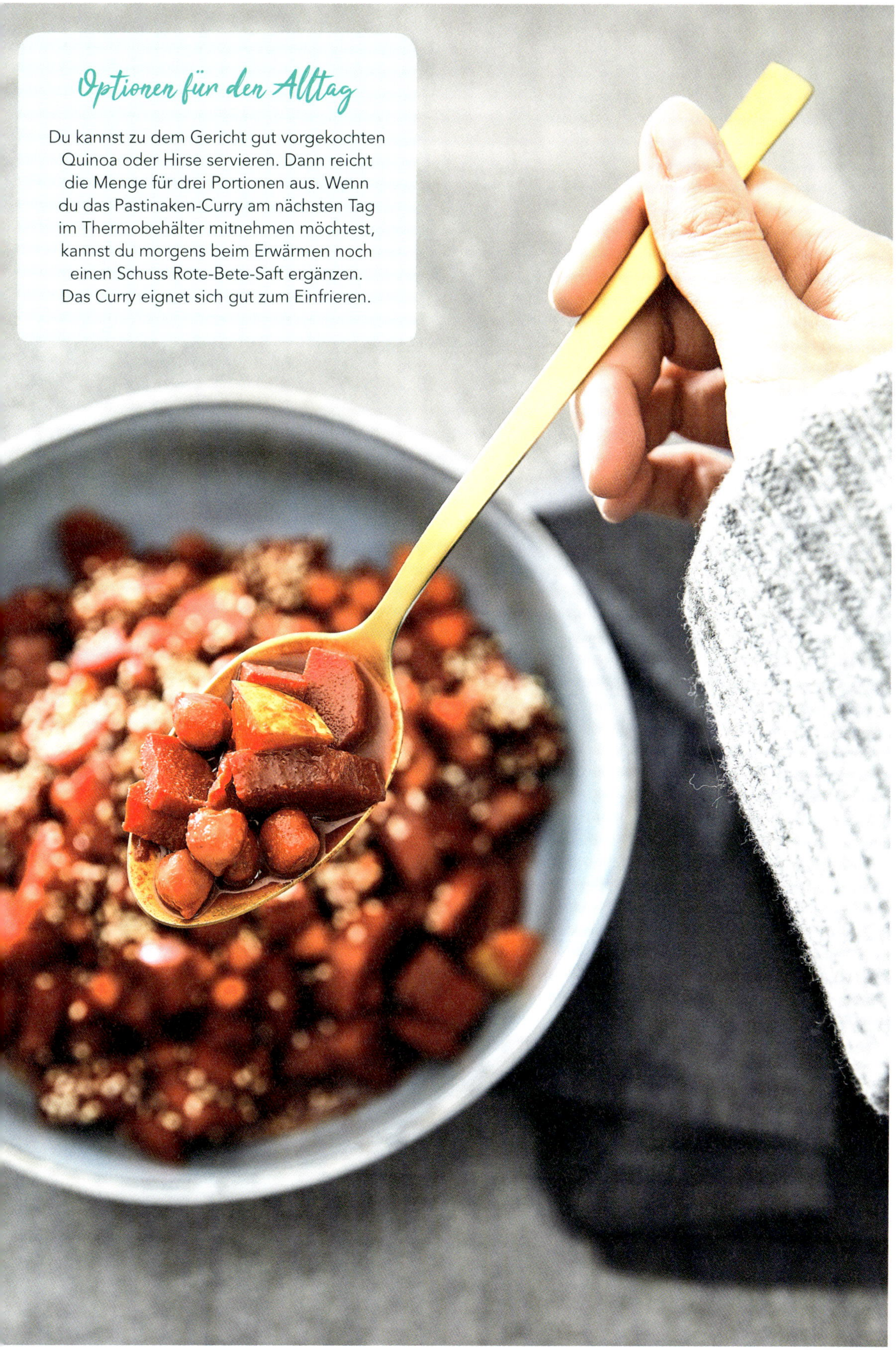

Kichererbsen-Gemüse-Curry

Für 2–3 Portionen Zeitbedarf: 25 Minuten

Das bekannte Currypulver ist einfach eine Gewürzmischung, die es uns etwas erleichtert, den typischen Currygeschmack zu erhalten. Den größten Teil macht Kurkuma aus, was dem Curry die schöne Farbe verleiht, dicht gefolgt von Kreuzkümmel und Koriander. Auch Bockshornklee, Petersilie, Chili und Fenchel sind häufig weitere Bestandteile. Du kannst dir sehr einfach deine eigene Mischung zusammenstellen, ganz nach deinen Vorlieben und vielleicht auch mit einem Blick auf die kleine Gewürzkunde in diesem Buch. Je nach deinem aktuellen Ist-Zustand kannst du die Gewürze dann nach den entsprechenden Wirkweisen anpassen.

1 Zwiebel
1 daumengroßes Stück Ingwer
1 TL Fenchelsamen
1 EL Kokosöl
1 TL Kurkuma
1 TL Kreuzkümmel
2 Karotten
1 kleine Fenchelknolle
1 Stange Lauch
200 ml Wasser
350 g Kichererbsen (250 Abtropfgewicht)
300 ml Kokosmilch
1 TL Korianderpulver
1 Spritzer Zitrone
½–1 TL Steinsalz

1. Zwiebel und Ingwer schälen und klein schneiden. Fenchelsamen mit dem Mörser zerstoßen. Zwiebeln, Ingwer und Fenchelsamen zusammen mit dem Kokosöl, Kurkuma und Kreuzkümmel in eine große Pfanne oder einen Wok geben und auf mittlerer Temperatur anschwitzen.
2. Währenddessen die Karotten waschen, in dünne Scheiben schneiden, halbieren und in den Wok geben. Den Fenchel waschen, gegebenenfalls die äußerste Schale entfernen, in dünne mundgerechte Streifen schneiden und ebenfalls in den Wok geben. Den Lauch waschen, das letzte Viertel und die Wurzel abschneiden, in circa 3 cm dicke Ringe schneiden und gemeinsam mit 200 ml Wasser zu dem anderen Gemüse geben und 10 Minuten köcheln, gelegentlich umrühren.
3. Nach Ablauf der Kochzeit Kichererbsen, Kokosmilch und Koriander dazugeben, kurz aufkochen und nochmals 5 Minuten köcheln lassen.
4. Mit Zitrone und Salz abschmecken und nach Belieben mit Reis (S. 234), Bulgur (S. 235) oder Naan (S. 166) servieren.

Optionen für den Alltag

Solltest du sensibel auf Hülsenfrüchte reagieren, lasse diese abends am besten weg. Du kannst sie beim Erwärmen des Gerichtes zum Mitnehmen dazugeben und so mittags von deinem starken Agni sowie den Proteinen profitieren.

Kürbis-Curry

Für 2–3 Portionen   Zeitbedarf: 25 Minuten, plus 8 Stunden Einweichzeit

Im Spätsommer und zu Beginn des Herbstes beginnt die Vata-Saison. Wir dürfen nun daran arbeiten, durch unsere Ernährung etwas mehr Kapha in unser System zu bringen. Sowohl saisonal als auch aus ayurvedischer Sicht ist nun also die perfekte Zeit für Kürbisgerichte, Pastinaken oder auch Rote Bete. Solltest du aktuell Kapha aggraviert haben, kannst du etwas mehr Chili zu diesem Gericht geben.

100 g Berglinsen
1 rote Zwiebel
1 kleiner Hokkaidokürbis (ca. 1 kg)
1 TL Ghee
1/8 TL Muskat
330 ml Karottensaft
200 ml Kokosmilch
1 TL Gemüsebrühenpaste (oder ½ TL Bio-Gemüsebrühe)
10 Stängel Dill
Salz und Pfeffer (nach Belieben)
1 Prise Chili

1. Die Berglinsen in ausreichend Wasser circa 8 Stunden einweichen.
2. Zwiebel schälen und klein schneiden. Hokkaidokürbis waschen, entkernen und in mundgerechte Stücke schneiden. In einem Wok oder großen Topf Ghee oder Kokosöl mit Muskat und der klein geschnitten Zwiebel erhitzen und etwas andünsten.
3. Linsen abgießen, abspülen und mit der zweifachen Menge Wasser zum Kochen bringen. Zwischenzeitlich gegebenenfalls noch etwas Wasser dazugeben, damit sie nicht anbrennen, und ca. 15 Minuten kochen.
4. Kürbis in den Wok zu der Zwiebel geben. Mit dem Karottensaft und der Kokosmilch ablöschen. Gemüsebrühenpaste oder Gemüsebrühe dazugeben. Kurz aufkochen lassen und dann ca. 15 Minuten köcheln lassen.
5. Währenddessen den Dill von den Stängeln zupfen und grob hacken.
6. Linsen in den Wok geben und alles gut vermengen. Hitze ausschalten, mit Salz, Pfeffer und Chili abschmecken. Den Großteil des Dills unterrühren und das Gericht mit dem restlichen Dill bestreut servieren.

Optionen für den Alltag

Wenn du das Gericht am nächsten Tag in deinem Thermobehälter mit zur Arbeit nehmen möchtest, achte darauf, dass der Kürbis am Abend nicht zu durchgekocht wird, sondern noch etwas Biss hat.

Solltest du vergessen haben, die Berglinsen einzuweichen, kannst du gut mit roten Linsen substituieren.

Linsen-Curry

Für 2 Portionen   Zeitbedarf: 25 Minuten

Manchmal helfen schon kleine Abwandlungen, um ein Gericht etwas interessanter und in diesem Fall auch geeigneter zum Mitnehmen am nächsten Tag zu machen. Blattgemüse eignet sich weniger zum Vorkochen, es zerfällt und gewinnt geschmacklich nicht an Aromen. Trotzdem hat dunkelgrünes Blattgemüse wie Spinat hervorragende gesundheitliche Vorteile und zählt neben den Kreuzblütlern und Zwiebelgewächsen zu dem besonders hervorzuhebenden Gemüse. In diesem Rezept wird der Spinat mit etwas Kokosmilch gekocht und dann püriert. Diesen Trick kannst du auch sehr gut bei anderen Rezepten oder Suppen ausprobieren.

100 g frischer Spinat
400 ml Kokosmilch
200 ml Wasser
1 rote Zwiebel
1 EL Kokosöl
2 TL Currypulver
½ TL Zimt
1 TL Kurkuma
150 g rote Linsen
100 g TK-Erbsen
5 Stiele Koriander
½ Limette
1 TL Ahornsirup
Salz (nach Belieben)

1. Spinat waschen und mit der Kokosmilch und dem Wasser in einem Topf mit Deckel kurz aufkochen und so lange köcheln lassen, bis der Spinat eingefallen ist.
2. Währenddessen Zwiebel schälen und klein schneiden. Kokosöl in eine große Pfanne oder einen Wok geben und die Zwiebel sowie die Gewürze dazugeben und bei geringer Hitze anschwitzen.
3. Den Spinat mit einem Pürierstab pürieren und in den Wok geben. Linsen waschen und dazugeben und 10 Minuten köcheln lassen. Gelegentlich umrühren. Dann die Erbsen dazugeben und nochmals 10 Minuten köcheln lassen, zwischendurch umrühren und darauf achten, dass die Linsen nicht anbrennen.
4. Währenddessen Koriander waschen, Blätter von den Stielen befreien und grob hacken, beiseite stellen. Die Limette auspressen.
5. Hitze ausschalten, den Großteil des Korianders in den Wok geben, Ahornsirup dazugeben und mit Salz und Limette abschmecken. Mit dem restlichen Koriander bestreut servieren.

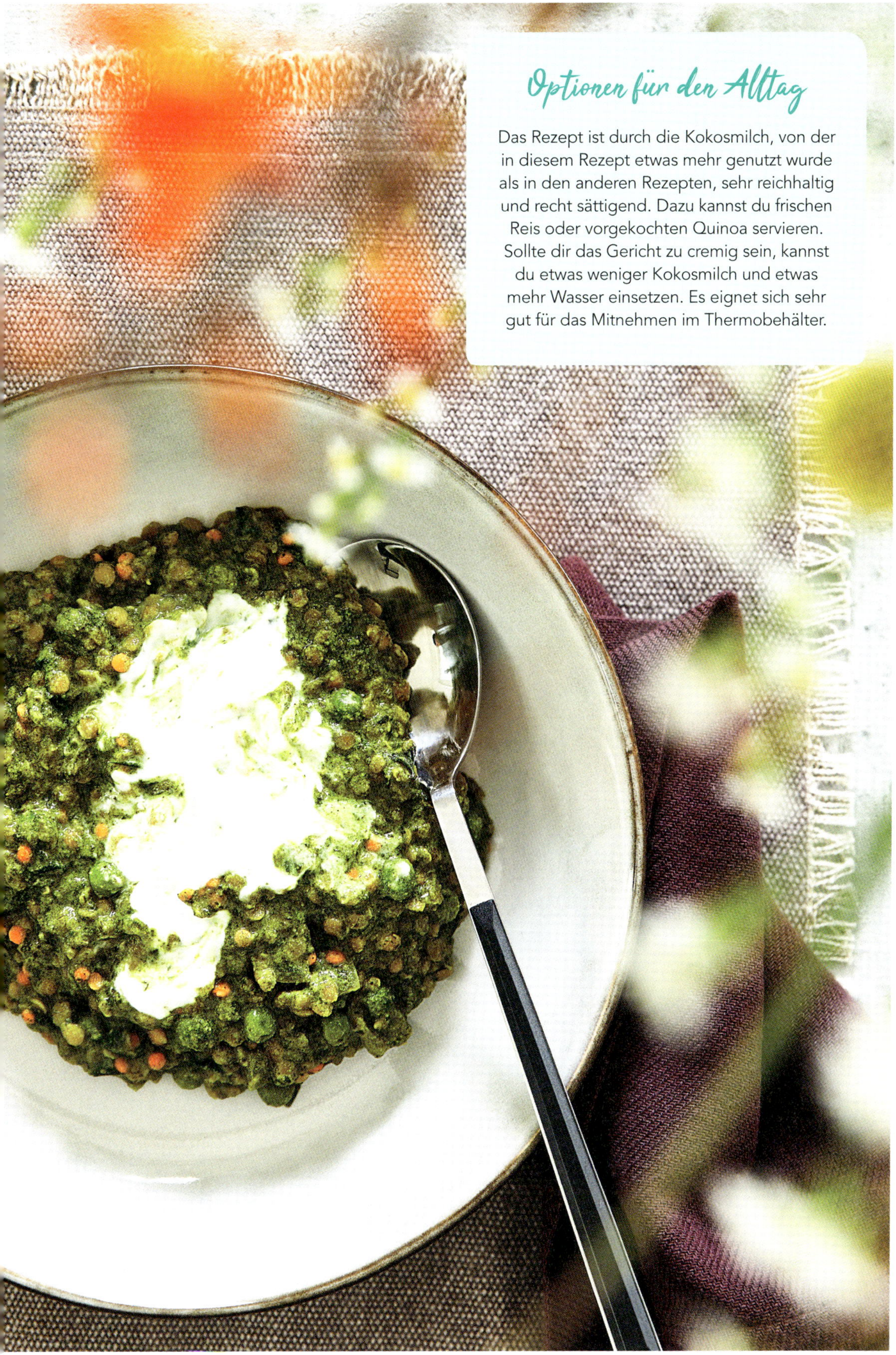

Optionen für den Alltag

Das Rezept ist durch die Kokosmilch, von der in diesem Rezept etwas mehr genutzt wurde als in den anderen Rezepten, sehr reichhaltig und recht sättigend. Dazu kannst du frischen Reis oder vorgekochten Quinoa servieren. Sollte dir das Gericht zu cremig sein, kannst du etwas weniger Kokosmilch und etwas mehr Wasser einsetzen. Es eignet sich sehr gut für das Mitnehmen im Thermobehälter.

Zucchini-Paprika-Curry

Für 2–3 Portionen Zeitbedarf: 20 Minuten

Häufig wird der Fehler gemacht, dass Zucchini und Paprika etwas zu lange gekocht werden. Dann werden sie matschig, und zum Mitnehmen eigenen sie sich dann meist nicht mehr. Das Gemüse ist nach 5–7 Minuten noch ausreichend bissfest, aber je nach Schnittgröße bereits gar. Mit den Farben der Paprika kannst du experimentieren. Wenn du etwas mehr Bitterstoffe integrieren möchtest oder eine grüne Paprika übrig hast, kannst du auch diese nutzen. Ich reiche hierzu meist etwas Naturreis oder Quinoa. Ich rechne für zwei Personen circa 80 bis 100 Gramm Beilage. Ein eingefrorenes Naan, welches du im Toaster auftaust, ist ebenfalls eine leckere Alternative.

gestr. EL Kokosöl
3 TL Currypulver
1 TL Kreuzkümmelpulver
1 TL gem. Koriandersamen
1 Knoblauchzehe
1 daumengroßes Stück Ingwer
50 g Mung Dal
100 ml Wasser
1 rote Paprikaschote
1 orange Paprikaschote
1 mittelgroße Zucchini
300 ml Kokosmilch
2 Frühlingszwiebeln
½ Limette
½–1 TL Salz

1. Kokosöl zusammen mit den Gewürzen in eine große Pfanne geben. Knoblauch und Ingwer schälen und beides durch die Knoblauchpresse in die Pfanne geben.
2. Mung Dal waschen und zusammen mit dem Wasser ebenfalls in die Pfanne geben, gelegentlich umrühren.
3. Paprika waschen, entkernen und in kleine Stücke schneiden. Sie sollten nicht größer als 2x2 cm sein. Zucchini waschen und ebenfalls in kleine Stücke schneiden. Wenn beides klein geschnitten ist, sollte das Wasser fast vollständig vom Dal aufgenommen sein. Dann Zucchini und Paprika mit der Kokosmilch in die Pfanne geben, kurz aufkochen und 7 Minuten auf mittlere Hitze köcheln lassen.
4. Frühlingszwiebeln waschen, die Wurzel und den oberen Teil des Grüns abschneiden, dann die Frühlingszwiebel in kleine Ringe schneiden, ein paar zur Seite stellen und den Rest in die Pfanne geben. Nach den 7 Minuten die Hitze ausschalten, den Limettensaft mit den Händen in die Pfanne pressen und mit Salz abschmecken. Mit den Frühlingszwiebel bestreut servieren.

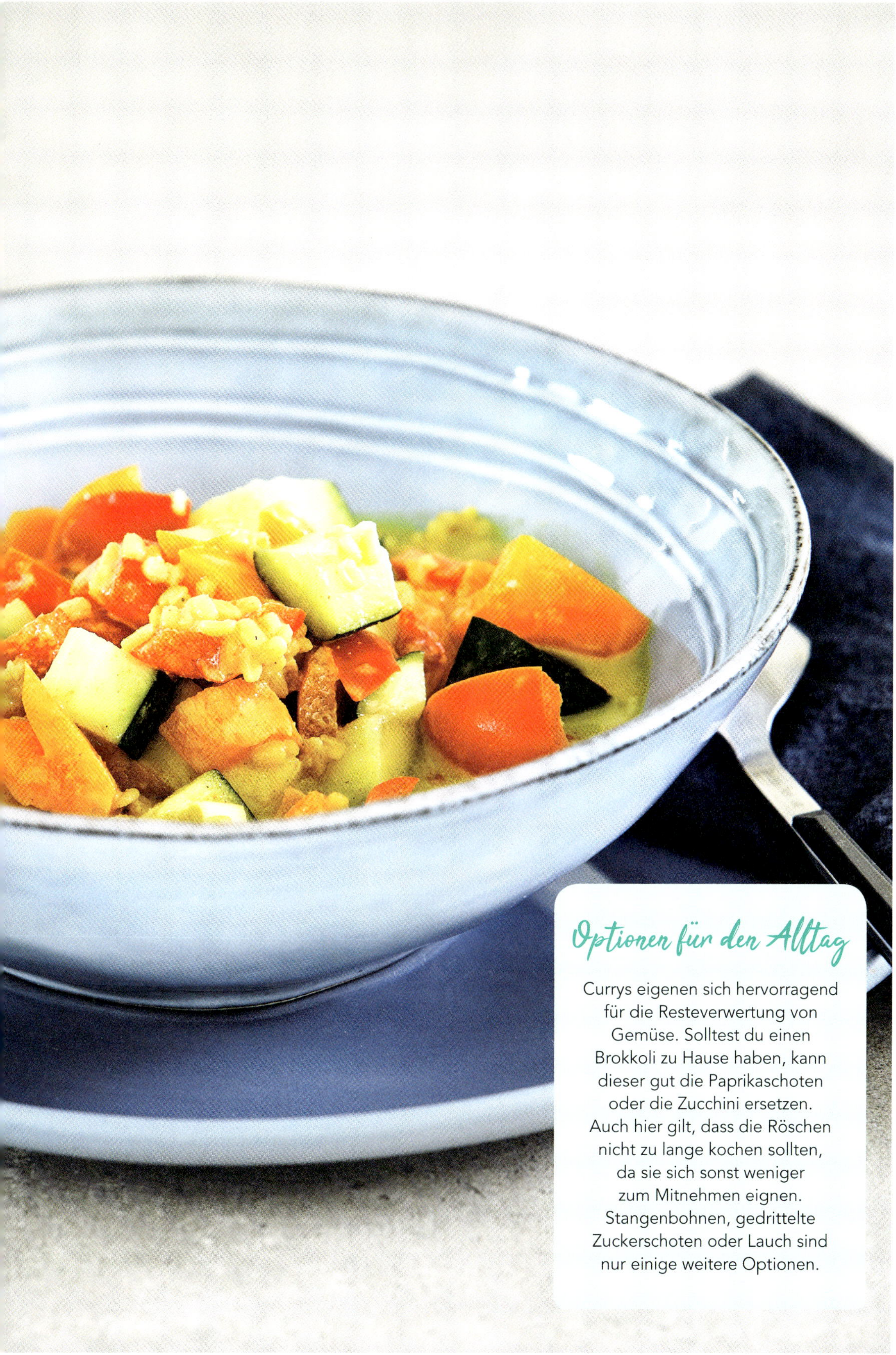

Optionen für den Alltag

Currys eigenen sich hervorragend für die Resteverwertung von Gemüse. Solltest du einen Brokkoli zu Hause haben, kann dieser gut die Paprikaschoten oder die Zucchini ersetzen. Auch hier gilt, dass die Röschen nicht zu lange kochen sollten, da sie sich sonst weniger zum Mitnehmen eignen. Stangenbohnen, gedrittelte Zuckerschoten oder Lauch sind nur einige weitere Optionen.

Dips und Dressings

Dips und Dressings können zahlreiche Gerichte spielend leicht aufwerten und ihnen das gewisse Extra verleihen. Zudem hast du durch sie die Möglichkeit, mehr Nährstoffe in deine Mahlzeiten zu integrieren. Ein Dip aus Hülsenfrüchten versorgt dich mit mehr Proteinen und ein Gemüsedip hilft dir, mehr Mikronährstoffe in einem Gericht zu essen. Vata kann besonders großzügig mit Dips und Dressings arbeiten, gerade wenn sie zu eher trockenen Gerichten konsumiert werden. Der Vorteil bei Dips aus Hülsenfrüchten ist zudem, dass sie durch das Pürieren und Hinzugeben von Gewürzen oft besser verträglich sind. Wegen dieser wunderbaren Möglichkeiten habe ich selbst meist ein oder zwei Dips im Kühlschrank, auf die ich bei Bedarf zurückgreifen kann.

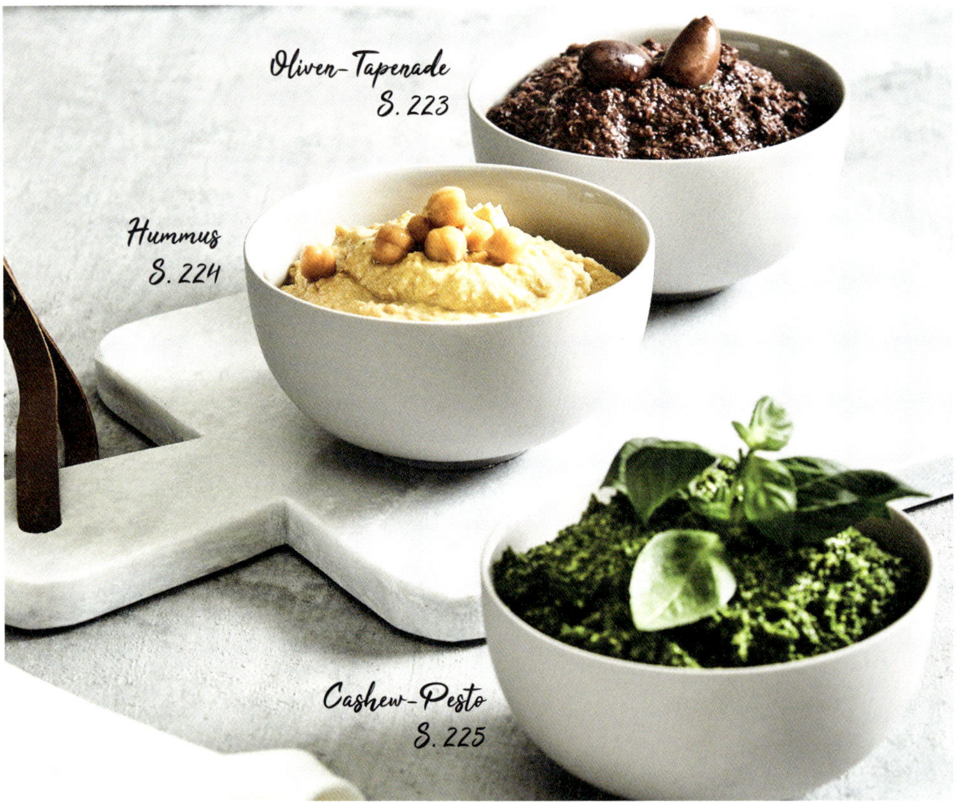

Oliven-Tapenade

Für 4 Portionen Zeitbedarf: 5 Minuten

Kalamata-Oliven sind die bekannteste Sorte aus Griechenland. Wenn du Oliven magst und diese noch nicht getestet hast, rate ich dir in jedem Fall dazu. Seit ich sie entdeckt habe, esse ich kaum eine andere Sorte. Sie sind besonders reich an Hydroxytyrosol, eine Phenolverbindungen und ein wichtiges Antioxidans. Es wirkt stärker als Vitamin C und ist mit Resveratrol aus Weintrauben vergleichbar. Oliven enthalten sehr viele einfach ungesättigte Fettsäuren, die zwar als gesund gelten, aber auch hier greift das Motto »Alles in Maßen«. Oliven haben eine sehr hohe Energiedichte und sollten vor allem von Menschen mit viel Kapha in ihrem System nur in Maßen konsumiert werden. Auch bei Pitta und Vata gilt, dass ein paar Oliven sehr gesundheitsförderlich sind, täglich ein halbes Glas jedoch zu viel des Guten ist. Beachtet werden sollte auch, dass beim Einlegen oft viel Salz benutzt wird, welches vor allem Pitta aggraviert. Daher sollte bei den Speisen, die mit der Oliven-Tapenade kombiniert werden, auf den Salzgebrauch geachtet werden. Ein Foto findest du auf S. 222.

140 g Kalamata-Oliven ohne Stein im Glas
1 EL Kapern (ca. 10 g)
10 Basilikumblätter
3 EL Olivenöl
1 EL Olivenwasser

Alle Zutaten in eine Küchenmaschine geben und pürieren oder alle Zutaten in ein hohes Gefäß geben und mit dem Pürierstab zerkleinern.

Optionen für den Alltag

Oliven-Tapenade ist durch das Öl gut drei bis vier Tage im Kühlschrank haltbar. Du kannst zum Beispiel sonntags deine Ration für die Woche vorbereiten und so immer einen leckeren, herzhaften und natürlichen Aufstrich parat haben. Für ein schnelles Abendgericht kannst du Vollkornspaghetti kochen, die Tapenade mit etwas Olivenöl verlängern, einige Kapern, eingelegte Tomaten und Kräuter zu den Nudeln geben, und schon hast du ein ideales Vata reduzierendes Abendessen. Achte allerdings auf die Portionsgröße und deine Verdauung, da es ein recht reichhaltiges Mahl ist.

Hummus

Für 3–4 Portionen Zeitbedarf: 10 Minuten

Hummus ist ein Alleskönner. Dieser Dip macht jedes Getreidegerichten zu etwas Besonderem, er passt super zu den Brotvarianten oder zu einfachem Ofengemüse. Ich nutze für diese Variante immer Bio-Kichererbsen aus dem Glas. Kichererbsen sind nicht allzu einfach zu verdauen. Da es sich hierbei aber um eine pürierte Variante handelt, zahlreiche verdauungsfördernde Gewürze und etwas Zitrone dabei ist, funktioniert es mit der Verdauung in der Regel sehr gut. Wenn du dir nicht sicher bist, teste ihn einfach mittags. Der Knoblauch ist sehr lecker in diesem Gericht, auf der Arbeit ist Knoblauch allerdings nicht immer erwünscht, dann kannst du ihn natürlich weglassen. Experimentiere daher vielleicht ein bisschen, indem du etwas weniger nutzt. Alter Knoblauch riecht zudem stärker als frischer Knoblauch – die Knollen also nicht zu sehr auf Vorrat kaufen.

1 Glas Kichererbsen 350 g (230 g Abtropfgewicht)
½–1 Knoblauchzehe
4 EL Olivenöl
1 EL Apfelessig
Saft von ½ Zitrone (ca. 1 EL)
2 gehäufter EL Tahin
1 TL Kreuzkümmel
1 TL gem. Koriandersamen
½ TL Ingwer
½ TL Salz
1 TL Ahornsirup
5 EL Wasser

1. Kichererbsen abschütten und unter fließendem Wasser abspülen. Knoblauch schälen.
2. Dann alle Zutaten in die Küchenmaschine geben und zu einer cremigen Masse pürieren. Alternativ in ein hohes Gefäß geben und mit dem Pürierstab pürieren.

Optionen für den Alltag

Eine wunderbare Option ist es, ein Naan aus dem Gefrierfach aufzutauen, es mit diesem Dip zu essen und in der Kantine mittags noch etwas Gemüse dazu zu bestellen. Wenn du Naan eingefroren hast, ist es ein Mittagsessen, das in weniger als 10 Minuten zubereitet ist. Du kannst Hummus auch ideal mit Gemüse in einen Wrap integrieren, mit einem Pitabrot, einem Vollkorn-Wrap aus dem Supermarkt oder einem Dürüm, einer Art dünnem Fladenbrot.

Cashew-Pesto

Für 2 Portionen Zeitbedarf: 10 Minuten

Ein Pesto ist sehr schnell zubereitet und enthält ohne den Käse ausschließlich nährstoffreiche Zutaten: Kräuter, Nüsse und Olivenöl. Ergänzen kannst du es nach Lust und Laune. Etwas Spinat macht sich beispielsweise gut, stattdessen kannst du aber auch mehr Basilikum nutzen, wie unten aufgeführt. Wenn du das Pesto nicht direkt verzehren möchtest, füll es in ein Schraubglas und versiegle es mit einer dünnen Schicht Olivenöl. So ist es länger haltbar. Das Pesto hält sich circa 3 Tage im Kühlschrank. Ein Foto findest du auf S. 222.

70 g Basilikum
1 Limette
80 g Cashewkerne
5 EL Olivenöl
¼–½ TL Salz

1. Basilikum von den harten Stielen befreien. Limette auspressen.
2. Alle Zutaten in einen Mixer geben und mixen bis eine Pesto-Konsistenz erreicht ist.

Optionen für den Alltag

Ein starker Pürierstab schafft dieses Pesto ebenfalls, solltest du keine Küchenmaschine besitzen. Pesto schmeckt nicht nur hervorragend zu Pasta, sondern auch als Brotaufstrich, zu Gemüse aus dem Ofen, in Suppen als Garnitur oder verlängert als Dressing für einen Beilagensalat.

Grüner Gemüsedip

Für 2–3 Portionen Zeitbedarf: 10 Minuten

An manchen Tagen ist es gar nicht so einfach, mindestens 400 Gramm Gemüse zu verzehren. Daher liebe ich die Dips nicht nur, um spielend leicht etwas mehr Proteine durch Hülsenfrüchte in meine Ernährung zu integrieren, sondern auch meinen Gemüseverzehr zu maximieren. Ich möchte hier ganz und gar nicht in Stereotypen sprechen, allerdings habe ich in meinem persönlichen Umfeld oft die Erfahrung gemacht, dass Männer teils kein großes Interesse daran haben, mehr Gemüse in ihre Ernährung zu integrieren, und auch bei Coachings schildern mit viele Frauen Ähnliches. Daher habe ich mir diesen grünen Gemüsedip einfallen lassen und damit bei den männlichen Essern in meinem Umfeld den richtigen Nerv getroffen. Seither experimentiere ich unglaublich viel mit Gemüsedips. Teste auch du gerne verschiedene Gemüsesorten, tausche die Nussbutter oder die Kräuter aus und schau, wie viel Cremigkeit du durch die Avocado integrieren möchtest.

1 Glas Erbsen (280 g Abtropfgewicht)
1 mittelgroße Avocado
½ Bund Petersilie
½ Bund Schnittlauch (ca. 10 g)
Saft von 1 Limette
6 EL Mandelmilch
1 EL Tahin
3 EL Wasser
½ TL Salz
schwarzer Pfeffer oder Pippali (nach Belieben)

1. Erbsen abgießen und waschen. Die Avocado halbieren, entkernen und das Fruchtfleisch heraustrennen. Petersilie und Schnittlauch waschen. Saft von der Limette auspressen.
2. Alles zusammen in die Küchenmaschine geben und zu einem Mus verarbeiten oder in ein hohes Gefäß füllen und mit dem Pürierstab cremig pürieren.

Optionen für den Alltag

Der Dip passt hervorragend zu sämtlichen Broten. Du kannst ihn aber auch zu Ofengemüse essen oder ein Getreidegericht damit aufwerten. Im Kühlschrank ist er zwei Tage haltbar und der ideale Begleiter zur Arbeit als Ergänzung zu einem Kantinenessen.

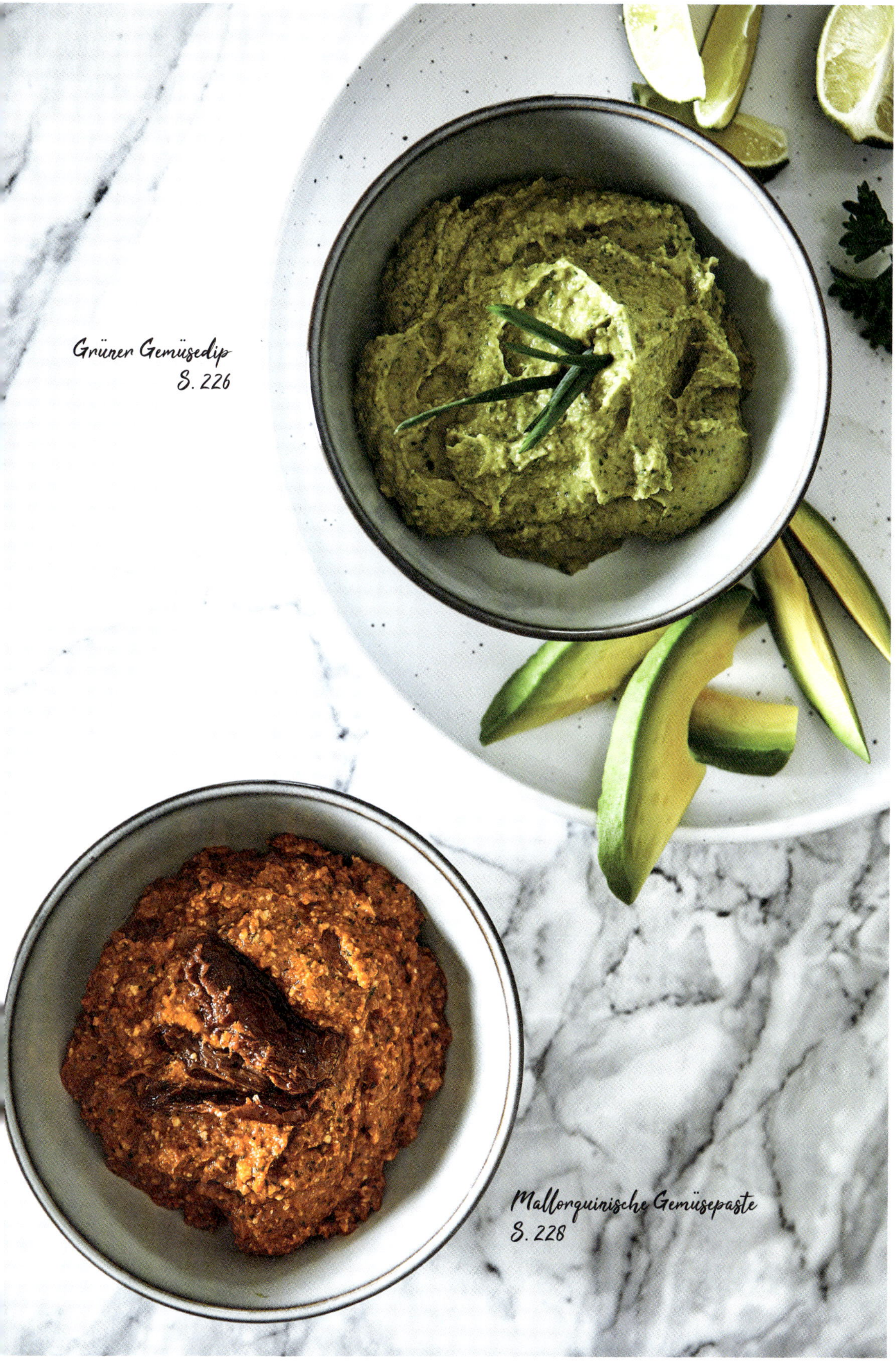
Grüner Gemüsedip
S. 226

Mallorquinische Gemüsepaste
S. 228

Mallorquinische Gemüsepaste

Für 4 Portionen Zeitbedarf: 10 Minuten

Selbst gemachte Dips und Dressings im Kühlschrank zu haben, ist fast kein Zeitaufwand und dabei machen sie einen riesigen Unterschied in der alltäglichen Ernährung. Wenn du vorher nicht mit vielen Dips gearbeitet hast, wird dies wahrscheinlich ein echter Game Changer für dich – das erlebe ich sehr häufig in Coachings mit KlientInnen. Diese Variante ist geschmacklich eine meiner absoluten Favoriten. Achte bei diesem Dip auf die Pitta erhöhenden Eigenschaften durch die Tomaten sowie den Essig. Eingelegte Tomaten enthalten zudem meist Salz, in der Regel ist eine weitere Zugabe also nicht nötig. Es ist eine gute Wahl für Tage, die nicht übermäßig heiß sind.

1 Knoblauchzehe
3 Stängeln Petersilie
1 kleine Handvoll frisches Basilikum (ca. 10 g)
1 TL frischer Thymian
150 g eingelegte Tomaten
100 g eingelegte Paprika
50 g Cashewkerne
4 EL des Tomatenöls
1 TL Paprikapulver, edelsüß
1 TL Apfelessig
3 EL Wasser

1. Knoblauch schälen und durch die Presse drücken. Blätter der Kräuter von den Stielen befreien.
2. Alle Zutaten in eine Küchenmaschine beziehungsweise in einen Mixer geben und zu einer Paste mixen.

Optionen für den Alltag

Dips wie dieser sind unglaublich facettenreich und machen einfache Gerichte schnell zu etwas Besonderem. Kombiniere einfach zwei Gemüsesorten, dämpfe sie in einem Wok, koche parallel ein wenig Quinoa und nutze diesen Dip. Er ist circa drei bis vier Tage haltbar und du kannst ihn somit die ganze Woche über für verschiedene Varianten einsetzen. Auch in einem Wrap oder zu Ofengemüse macht er sich gut.

Kidneybohnenmus

Für 2–3 Portionen Zeitbedarf: 10 Minuten

Eine Art Hummus kann eigentlich aus jeder Hülsenfrucht gemacht werden, da sind der Kreativität keine Grenzen gesetzt. Dieses Gericht entstand, da ich keine andere Hülsenfrucht zu Hause hatte. Der spezielle Geschmack durch die Kidneybohnen hat mich freudig überrascht. Besonders gut passt dieses Mus zu Brot, Naan oder zu herzhaften Gerichten. Mit süßen Komponenten harmoniert es hingegen nicht so gut. Bohnenmus oder Hummus sind oft einfacher zu verdauen als ein Hülsenfruchtgerichte, da sie zum einen püriert sind und zum anderen diverse verdauungsfördernde Gewürze enthalten. Ich habe daher schon oft positive Erfahrungen gemacht, wenn KlientInnen sich durch Hummus und Co. langsam an mehr Hülsenfrüchte auf ihrem Speiseplan gewöhnt haben.

1 Glas Kidneybohnen (250 g Abtropfgewicht)
1 EL Limettensaft
5 EL Olivenöl
2 EL Tahin
1 TL Ahornsirup
2 TL Paprikapulver
1 TL Kreuzkümmel
3 EL Wasser
½–1 TL Salz (nach Belieben)

1. Kidneybohnen abschütten und waschen. Limette auspressen.
2. Alle Zutaten außer dem Limettensaft, Wasser und Salz in einen Mixer geben und pürieren. Alternativ alle Zutaten in ein hohes Gefäß geben und mit dem Pürierstab zu einem Mus verarbeiten.
3. Mit dem Limettensaft und Salz abschmecken. Je nach gewünschter Konsistenz 2 oder mehr EL Wasser dazugeben.

Optionen für den Alltag

Je nachdem, welche Gläser du mit Hülsenfrüchten kaufst, haben sie oft ein unterschiedliches Gewicht. Bei Dips wie diesem kannst du gut einige Anpassungen vornehmen und somit immer das ganze Glas verwenden, damit nichts im Kühlschrank vergessen und schlecht wird. Mit der Menge an Limettensaft und Wasser kannst du dann die Konsistenz beeinflussen. Eventuell sollte bei größeren Mengen Hülsenfrucht etwas mehr Salz genutzt werden.

Erdnussdressing

Für 1–2 Portionen Zeitbedarf: 5 Minuten

Statt des Olivenöls kannst du auch Sesamöl oder Hanföl verwenden. Letzteres nutze ich besonders gerne in der kalten Küche, da es mehrfach ungesättigte Fettsäuren enthält. Allerdings hat man es nicht immer zu Hause, daher ist standardgemäß das Olivenöl in diesem Rezept vermerkt.

1 Limette
2 EL Erdnussmus
1 EL Tamari
1 EL Ahornsirup
2 EL Olivenöl
1 EL Wasser

1. Die Limette auspressen.
2. Alle Zutaten in ein Schraubglas füllen und gut schütteln.

Optionen für den Alltag

Dieses Dressing passt sehr gut zu Getreidesalaten wie Quinoasalat oder zu allen Variationen mit Reisnudeln. Du kannst es auch sehr gut für Ofengemüse nutzen. Es ist bis zu drei Tagen im Kühlschrank haltbar.

Weiße-Bohnen-Kurkuma-Paste

Für 3 Portionen Zeitbedarf: 10 Minuten

Die Paste ist nicht nur für unterwegs ein super Proteinversorger. Sie ist auch eine schöne, schnelle Alternative für eine Art nährstoffreichen Tapas-Abend. Auf diese Art und Weise habe ich alle Rezepte in diesem Buch getestet. Freunde haben uns besucht, ich habe vier oder fünf Gerichte aus dem Buch getestet, in eine Vielzahl an hübsche Schälchen gefüllt und so das Feedback zu den Rezepten erhalten. Fast alle Rezepte eigenen sich also auch für einen geselligen Abend. Das Schöne daran ist, dass vier oder fünf Rezepte aus diesem Buch wahrscheinlich weniger Zeit benötigen als ein klassisches drei Gänge Menü. Zudem lassen sich fast alle Rezepte sehr gut vorbereiten und tragen daher zu einem entspannten Abend bei.

1 Glas weiße Bohnen (Abtropfgewicht 240 g)
1 EL Limettensaft
6 EL Olivenöl
1 TL Ahornsirup
1 TL Kurkuma
1 TL Kreuzkümmel
1 TL gem. Koriander
2 TL Paprikapulver
2 EL Wasser
½ TL Salz

1. Die Bohnen abgießen und abwaschen. Die Limette auspressen.
2. Alle Zutaten außer dem Limettensaft, dem Wasser und dem Salz in einen Mixer geben und pürieren. Alternativ alle Zutaten in ein hohes Gefäß geben und mit dem Pürierstab zu einem Mus verarbeiten.
3. Mit dem Limettensaft und Salz abschmecken. Je nach gewünschter Konsistenz 2 oder mehr EL Wasser dazugeben.

Optionen für den Alltag

Das Mus hält sich zwei bis drei Tage im Kühlschrank und kann somit auch gut in doppelter Menge vorbereitet werden. Ich kombiniere es gerne zu Naanbrot und einem Curry, in dem wenig Hülsenfrüchte enthalten sind. Sehr lecker ist es auch auf einer Scheibe Brot mit Grillgemüse. Wenn du auf der Arbeit die Möglichkeit hast, Gemüse in der Kantine zu bestellen, kann dieses Mus eine sehr gute Soßenalternative sein.

Grundrezepte

Im Folgenden findest du einfache und oft hilfreiche Grundrezepte. Einige der Getreidesorten kannst du zum Beispiel vorkochen und für zwei oder maximal drei Tage zu verschiedenem Gemüse kombinieren. Es ist zudem sehr leicht, seine eigene Hafermilch oder Gemüsebrühe herzustellen und so auf gekaufte Produkte mit unliebsamen Zusätzen zu verzichten. Außerdem findest du hier einen Agni-Booster, den du zum Beispiel vor Restaurant- oder Kantinenbesuchen einsetzen kannst, und auch eine Samenmischung, die deine mitgebrachten oder gekauften Gerichte aufwertet und verträglicher macht.

No-Waste Hafermilch

Für 1 Liter/4 Portionen Zeitbedarf: 10 Minuten (optional über Nacht)

Hafermilch selbst herzustellen ist unglaublich einfach und eine schöne Sonntagsroutine. Ich habe bis heute kein Passiertuch, sondern nutze noch immer saubere Küchenhandtücher aus Baumwolle, das funktioniert wunderbar. Du wirst demnach wahrscheinlich alle Utensilien zu Hause haben, um deine eigene nachhaltige Hafermilch herzustellen.

3 Datteln
100 g feine Haferflocken
1 l kaltes Wasser
1 Prise Steinsalz

1. Datteln klein schneiden. Zusammen mit den Haferflocken, dem Wasser und dem Salz in einen Mixer geben. Einige Minuten mixen, dabei eventuell etwas Druck nach unten auf den Deckel des Mixers geben, damit keine Flüssigkeit austritt.
2. Alternativ alles in ein hohes Gefäß geben und mit einem leistungsstarken Pürierstab pürieren.
3. Ein Küchensieb auf einer großen Schüssel platzieren und mit einem dünnen Baumwolltuch, wie zum Beispiel einem sauberen Küchenhandtuch, auslegen. Die Hafermasse hineingeben, das Tuch zusammennehmen und die Flüssigkeit durch das Tuch pressen. Die Milch in eine saubere Flasche füllen.
4. Den übrig gebliebenen Hafertrester luftdicht verschließen, im Kühlschrank lagern und in den nächsten Tagen in ein Porridge geben, für Energy Balls oder Müsliriegel verwenden.

Optionen für den Alltag

Wenn du etwas mehr Zeit hast, kannst du den Geschmack intensivieren, indem du die Zutaten über Nacht einweichst. Danach gehst du vor wie oben beschrieben. Die Hafermilch ist circa drei Tage im Kühlschrank haltbar. Das Schöne, wenn du die Milch selbst herstellst, ist, dass du sie deinen Bedürfnissen anpassen kannst. Eine Kardamom-Hafermilch passt hervorragend zum morgendlichen Kaffee. Etwas Ingwerpulver macht sie leichter, und mehr Datteln verleihen ihr eine ausgeprägte Süße.

Tamari-Reis

Für 2 Portionen Zeitbedarf: 30 Minuten

Tamari ist glutenfreie Sojasoße, die etwas würziger ist als die herkömmliche Sojasoße. Sie ist in der angegebenen Menge für dieses Rezept nicht zu penetrant, gibt ihm aber trotzdem einen gewissen Reiz. Oft wird davon ausgegangen, dass Basmatireis im Ayurveda im Vordergrund steht. Dies stimmt nur bedingt. Basmatireis wird in Panchakarma-Kuren oft verwendet, da während dieser Kuren meist eine Schonkost gereicht wird. Im Alltag darf gerne der Naturreis bevorzugt werden, da er mehr Vitamine, Mineralstoffe sowie Ballaststoffe enthält. Reis ist durch Arsenbelastungen oft in der Kritik, daher ergibt es hier Sinn, eine Bio-Marke zu kaufen und gegebenenfalls sogar beim Hersteller die letzten Testergebnisse anzufragen. Um die Arsenbelastung durch den Kochprozess zu minimieren, gibt es mehrere Möglichkeiten. Der Reis sollte vor dem Kochen stets gut gewaschen werden. Eine andere Alternative ist, ihn kurz zu waschen und dann in heißem Wasser einige Stunden quellen zu lassen. Das Quellwasser wird dann weggeschüttet. Zudem kann der Reis mit deutlich mehr Wasser als angegeben gekocht werden, welches nach der Kochzeit einfach abgeschüttet wird. Bei einer ausgewogenen Ernährung, welche abwechslungsreich gestaltet ist, ist eine hohe Arsenbelastung bei Beachtung der Tipps unwahrscheinlich.

100 g Bio-Naturreis
1 l Wasser
¼ TL Salz
1 EL Tamari

1. Reis gut waschen oder einige Stunden in heißem Wasser quellen lassen.
2. Reis mit dem Salz und dem Wasser ca. 30 Minuten mit geöffnetem Deckel kochen. Das überflüssige Wasser abschütten und die Tamari dazugeben, alles vermengen und zu dem jeweiligen Gericht reichen.

Optionen für den Alltag

Reis ist nicht das ideale Gericht zum Vorkochen und sollte eher frisch konsumiert werden, da er anfällig für Bakterien ist. Du kannst ihn demnach abends gut zu deinen Gerichten reichen. Sollte etwas Reis übrig geblieben sein, achte darauf, dass du ihn zeitnah in einem luftdichten Gefäß im Kühlschrank aufbewahrst, ihn innerhalb von 24 Stunden konsumierst und vor dem Verzehr nochmals gut erwärmst.

Zitronenbulgur

Für 2 Portionen als Beilage   Zeitbedarf: 10 Minuten

Es gibt verschiedene Bulgurarten auf dem Markt. Mal werden die ungeschälten Weizenkörner etwas feiner und mal etwas grober geschrotet. Dadurch variiert die Kochzeit ein wenig. Ich mag den etwas gröberen Bulgur lieber, da er mehr Biss hat – eine schöne Abwechslung in der Getreidelandschaft.

150 g Bulgur
300 ml Wasser
1 TL Gemüsebrühenpaste (oder 300 ml Bio-Gemüsebrühe)
1 Spritzer Zitrone

1. Den Bulgur waschen. Gemeinsam mit 300 ml Wasser und der Gemüsebrühenpaste zum Kochen bringen und ca. 10 Minuten kochen lassen.
2. Der Bulgur kann direkt gegessen werden, es macht aber auch nichts, ihn noch weitere 10 Minuten ziehen zu lassen, wenn die Hauptkomponente des Gerichts noch nicht fertig ist. Gegebenenfalls überschüssiges Wasser abschütten und mit einem Spritzer Zitrone verfeinern.

Optionen für den Alltag

Bulgur kann eine hervorragende Beilage zu Currys oder eine Einlage in Suppen sein. Wenn wirklich mal wenig Zeit vorhanden ist, kannst du ihn auch einfach mit dem Gemüse, welches du zu Hause hast, und einigen Gewürzen sowie frischen Kräutern anbraten.

Koriander-Kokos-Quinoa

Für 2 Portionen als Beilage   Zeitbedarf: 15 Minuten

Quinoa hat viele Vorteile und schmeckt zudem noch lecker. Er enthält alle essenziellen Aminosäuren und ist besonders reich an Tryptophan, welches über Umwege für die Produktion von Serotonin benötigt wird. Quinoa ist zudem mineralstoffreich und glutenfrei. Letzteres zeigt aus ayurvedischer Sicht, dass dieses Pseudogetreide leichter ist als Getreidesorten mit Gluten. Somit ist es auch für Personen mit vielen Kapha-Eigenschaften zu empfehlen.

80 g Quinoa
160 ml Wasser
1 TL Gemüsebrühenpaste (oder 160 ml Bio-Gemüsebrühe)
2 EL Kokosmilch
3 Stängel frischer Koriander

1. Quinoa mit allen Zutaten außer den Korianderblättern in einen kleinen Topf geben, kurz aufkochen und dann 15 Minuten bei geringer bis mittlerer Hitze köcheln lassen.
2. Währenddessen kann das Hauptgericht vorbereitet werden. Sollte beides nicht gleichzeitig fertig sein, kann der Quinoa im Topf ohne Hitze einfach noch ein wenig nachziehen.
3. Die Korianderblätter von den Stängeln befreien, grob hacken und nach der Kochzeit unter den Quinoa heben.

Optionen für den Alltag

Kokosmilch kann sehr gut eingefroren werden. Wenn du also ein Curry zubereitest, für das nur 300 Milliliter Kokosmilch benötigt werden, kannst du die übrige Kokosmilch gut in kleine Eiswürfelförmchen umfüllen und einfrieren. In diesem Rezept kannst du dann zwei dieser Kokosmilcheiswürfel verwenden.

Instant-Gemüsebrühe auf Vorrat

Für ca. 900 g Zeitbedarf: 10 Minuten

Dies ist eines dieser Rezepte, bei denen man sich fragt, warum man sie noch nicht vorher kannte. Verschiedene Rezepte für Instant-Gemüsebrühe sind nun immer mehr in Kochbüchern zu finden, und ich war zunächst nicht sicher, ob in diesem Buch noch eine weitere Variante nötig ist. Daher habe ich eine kleine Umfrage in meiner Community gemacht, und tatsächlich hat der Großteil eine solche Brühe noch nie zubereitet, auch wenn eine Küchenmaschine beziehungsweise ein Mixer im Haushalt vorhanden ist. Dieser ist für dieses Rezept tatsächlich zwingend notwendig. Die Brühe besteht nur aus natürlichen Zutaten, enthält demnach keine Geschmacksverstärker oder ein anderes Konservierungsmittel als Salz.

200 g Karotten
300 g Lauch
250 g Knollensellerie (ca. ¼ Knolle)
3 Lorbeerblätter
20 g Petersilie
3 Lauchzwiebeln
160 g Steinsalz

1. Gemüse waschen und grob schneiden. Alles in den Mixer geben und zu einer krümeligen Paste mixen.
2. In ein großes Schraubglas füllen und im Kühlschrank lagern.

Optionen für den Alltag

Du kannst die Gemüsebrühe auch nach individuellem Belieben mit anderem Gemüse zubereiten. Ich kaufe meist ein Paket Suppengrün und ergänze mit dem, was ich im Kühlschrank habe. Auch Gemüse, das etwas welk ist, kannst du hier noch verarbeiten. Das Einzige, was du beachten solltest, ist das Verhältnis von Salz zu Gemüse. In diesem Fall fünf Teile Gemüse und ein Teil Salz. So gewährleistest du die Haltbarkeit, denn im Kühlschrank kannst du die Gemüsebrühenpaste mehrere Wochen lagern.

Lunch-Gewürzmischung mit Samen

Zeitbedarf: 5 Minuten

Die Samen versorgen dich mit gesunden Fetten, gerade Hanfsamen sind reich an Omega-3-Fettsäuren. Zusätzlich tragen die kleinen Samen zu einer Versorgung mit Eisen, Magnesium, Zink sowie Vitamin E bei und enthalten alle essenziellen Aminosäuren. Die Fenchelsamen und das Ingwerpulver unterstützen zudem die Verdauung. Beide Gewürze sind für alle Doshas verträglich. Das Rezept hat die Maßeinheit »Teile«. Ein Teil kann zum Beispiel ein Esslöffel, aber auch ein Teelöffel sein. So kannst du entscheiden, wie viel du auf Vorrat zubereiten möchtest.

4 Teile Sonnenblumenkerne
3 Teile geschälte Hanfsamen
2 Teile Sesamsamen
2 Teile Fenchelsamen
1 Teil Ingwerpulver

Alle Zutaten in einer Schüssel vermischen. In ein Schraubglas füllen, luftdicht und dunkel lagern.

Optionen für den Alltag

Diese kleine Mischung kannst du mittags über dein Essen geben – sei es, wenn du essen gehst, dir dein Essen selbst mitnimmst oder etwas in der Kantine kaufst. Generell ist das Arbeiten mit verschiedenen Mischungen aus Nüssen, Samen, oder Gewürzen eine gute Idee. Du kannst also auch selbst ausprobieren und kreativ werden und so wirklich jede Mahlzeit aufwerten.

Agni-Booster

Für circa 5 Portionen Zeitbedarf: 5 Minuten

Dieser kleine Agni-Booster hilft bei einer wechselhaften oder trägen Verdauung. Bei Tendenz zu losem Stuhl oder bei viel Pitta in der Konstitution sollte auf diesen Booster eher verzichtete werden. Er besteht aus den drei Geschmäckern, die zwar unser Agni anregen, gleichzeitig aber auch Pitta aggravieren können.

5 cm Ingwer
1 Limette
½ TL Steinsalz

1. Ingwer schälen und in sehr dünne Scheiben schneiden. Limettensaft auspressen und mit dem Ingwer und dem Salz vermengen.
2. In ein luftdichtes Gefäß füllen und im Kühlschrank lagern. Dort ist es ca. 5 Tage haltbar.

Optionen für den Alltag

Beim Essengehen mit den Kollegen fügen wir uns meist der Gruppe, und das ist auch völlig in Ordnung. Manchmal geht es dann aber vielleicht eher zum Mexikaner als zum Asiaten, und eine schwere Mahlzeit ist vorprogrammiert. Du kannst vor jeder Mahlzeit ein oder zwei Ingwerscheiben kauen und so auch etwas schwieriger zu verdauende Mahlzeiten kompensieren.

Ofengemüse-Baukasten für das schnelle Abendessen

Das Konzept hinter dem Buch ist, dass zahlreiche Rezepte abends vorbereitet werden können, du so abends eine frische Mahlzeit mit überschaubarem Zeitaufwand genießen kannst und dir die andere Portion am nächsten Tag kurz erwärmen und mitnehmen kannst. Dieser Baukasten fällt daher etwas aus dem Rahmen. Ofengemüse eignet sich leider nicht optimal fürs Mitnehmen am nächsten Tag. Dafür ist es ein Abendessen, das bei mir in abgewandelter Form mindestens einmal in der Woche auf den Tisch kommt. Es ist immer lecker, nahrhaft und mit wenig Aufwand verbunden. Ein bisschen Zeit musst du einplanen, aber die Arbeit macht größtenteils der Ofen. Daher hier ein paar Inspirationen für Varianten dieses Alleskönners.

Durch die Schnitttechnik des Gemüses kannst du abstimmen, dass alle Sorten gleichzeitig gar sind. Die Gemüsesorten, die etwas länger benötigen, kannst du kleiner schneiden und die, die etwas schneller gar sind, kannst du gröber schneiden.

Vermenge das Gemüse mit dem Öl deiner Wahl. Die unten aufgelisteten Öle eignen sich, da der Rauchpunkt recht hoch ist. Achte bei der Temperatur des Ofens später darauf, dass du den Rauchpunkt deines verwendeten Öls nicht überschreitest. Ich nehme sehr gerne Olivenöl und stelle die Gradanzahl daher lieber etwas geringer ein und lasse das Gemüse ein wenig länger im Ofen.

Danach kannst du es entweder minimalistisch halten und nur Salz und Pfeffer verwenden oder deine eigene Kräutermischung beziehungsweise Gewürzmischung kreieren. Ein Klassiker ist Rosmarin, das zu wirklich jedem Ofengemüse passt.

Dann kann die ganze Mischung auf dein Backblech gegeben werden und ab in den Ofen. Wenn du möchtest, kannst du fünf Minuten vor Ende der Backzeit noch ein paar Nüsse oder Samen auf das Blech mit dem Ofengemüse geben.

Feinere Kräuter sollten im Gegensatz zu Rosmarin und Thymian erst am Ende der Backzeit dazugegeben werden, da sie zu schnell verbrennen.

Lecker zu Ofengemüse sind verschiedene Dips. Wenn du allerdings etwas im Zeitstress bist oder die Zutaten nicht im Haus hast, schmeckt das Ofengemüse auch wunderbar mit Salz, Pfeffer und einem Schuss Zitronensaft.

Gemüsesorten

- Süßkartoffeln
- Karotten
- Rote Bete
- Fenchel
- Paprika
- Zwiebel
- Knoblauch
- Pastinaken
- Tomaten
- Kürbis
- Brokkoli

Öl

- Kokosöl, kalt gepresst (Rauchpunkt 220–190 °C)
- Sesamöl, kalt gepresst (Rauchpunkt 160–180 °C)
- Ghee (Rauchpunkt 200 °C)
- Olivenöl, kalt gepresst, nativ (Rauchpunkt 170–190 °C)

Gewürze/ »harte« Kräuter

- Rosmarin
- Thymian
- Kreuzkümmel
- Kümmel
- Paprikapulver
- Curry
- Zimt
- Salz
- Pfeffer

Knackiges

- Mandeln
- Sesamsamen
- Walnüsse
- Kürbiskerne
- Sonnenblumenkerne

Kräuter

- Petersilie
- Schnittlauch
- Koriander
- Basilikum
- Liebstöckel
- Dill
- Bärlauch
- Minze
- Salbei

Dips

- Erdnussdressing (S. 230)
- Hummus (S. 224)
- Tahindressing (S. 182)
- Pesto (S. 190)
- Weiße-Bohnen-Kurkuma-Paste (S. 231)
- Etwas Zitronensaft

Snacks

Ein saftiges Bananenbrot mit Zartbitterschokolade, kleine Energy Balls mit diversen Geschmacksnuancen, salzig-rauchige Kichererbsen oder süß-salzige Mandeln – das klingt alles wunderbar und ist meines Erachtens auch viel schmackhafter als hoch verarbeitete, übermäßig süße oder salzige Produkte. Teste es selbst.

Sommerliche Limetten-Kokos-Laddus

Für 14 Stück Zeitbedarf: 15 Minuten

Sowohl Zitrusfrüchte als auch Kokos haben im Ayurveda eine kühlende thermische Wirkung. In jedem Fall kannst du den erfrischenden Geschmack spüren, daher sind diese kleinen Energy Balls ein idealer Sommersnack.

2 Bio-Limetten
50 g Mandeln
100 g Datteln
50 g Kokosflocken
1 Prise Steinsalz
1–2 EL Kokosöl

1. Schale der beiden Limetten abreiben. Alle Zutaten außer dem Kokosöl in eine Küchenmaschine geben und auf höher Stufe zerkleinern.
2. Je nachdem, wie saftig die Datteln sind, 1 oder 2 EL Kokosöl zu der Masse hinzugeben und nochmals mixen.
3. 1 EL der Masse in die Hände geben und nach und nach 14 kleine Bällchen formen. Für mindestens 1 Stunde vor dem Verzehr in den Kühlschrank stellen. Sie halten sich gekühlt circa 4 Tage.

Optionen im Alltag

Die kleinen Kraftpakete eigenen sich nicht nur als Snack für unterwegs, sondern sind auch ein wunderbares Mitbringsel bei Einladungen.

Bananenbrot

Für 1 Laib in einer Kastenform
Zeitbedarf: 1 Stunde 5 Minuten inkl. 45 Minuten Backzeit

Bisher kenne ich niemanden, der dieses Bananenbrot nicht liebt. Das Brot ist für Vata und Pitta ideal. Gerade Menschen mit Kapha-Aggravation mögen Süßes oft sehr gerne. Daher ist das Bananenbrot in Maßen genossen auch für sie eine gute Alternative zu vielen anderen sehr zuckerreichen Süßigkeiten.

1 EL Chiasamen
3 EL warmes Wasser
100 g Haferflocken
150 g Dinkelvollkornmehl
75 g Walnüsse
50 g Zartbitterschokolade (mindestens 70 % Kakaoanteil)
1 TL Zimt
2 TL Backpulver
1 Prise Meersalz
3 reife Bananen
100 ml Ahornsirup
100 ml ungesüßte Hafermilch
80 ml zerlassenes Kokosöl oder Ghee

1. Chiasamen mit Wasser vermischen und gut verrühren, sodass sie gleichmäßig andicken können.
2. Haferflocken in einer Küchenmaschine oder mit dem Pürierstab fein mahlen. Haferflocken, Dinkelmehl, Walnüsse, Schokolade, Zimt, Backpulver und Salz in eine Schüssel geben und gut vermischen.
3. In einer zweiten Schüssel die Bananen mit einer Gabel gut zerdrücken und den Ahornsirup, die Milch, die Chiamischung und das Kokosöl dazugeben. Flüssige und feuchte Zutaten gut vermischen.
4. Kastenform mit Backpapier auslegen, Teig hineingeben, den Ofen auf 180 °C Umluft stellen und das Bananenbrot circa 45 Minuten backen. Die Backzeit kommt etwas auf den Ofen an, teste gerne mit einem Holzstäbchen, ob noch zu viel Teig hängen bleibt und die Backzeit ggf. etwas verlängert werden muss.
5. Mindestens 20 Minuten auskühlen lassen und dann genießen.

Optionen für den Alltag

Das Bananenbrot ist ein wunderbarer Kuchenersatz am Wochenende, ein leckerer Nachtisch bei Verlangen nach Süßem nach dem Essen oder als Alternative für ein schnelles On-the-go-Frühstück, sollte die Zeit nichts anderes zulassen.

Kakao-Erdnuss-Energy-Balls

Für 16 Stück · Zeitbedarf: 15 Minuten

Der Hype der Energy Balls in Europa nimmt noch immer nicht ab. Verständlich – die kleinen Energiebällchen sind auch einfach extrem lecker. Die indischen Laddus sind übrigens sehr ähnlich und haben schon eine viel längere Tradition. Auch sie werden mit Nüssen und Trockenfrüchten hergestellt, meist ist aber auch Kichererbsenmehl enthalten. Zudem werden Laddus in der Pfanne zubereitet, wohingegen unsere Variante »raw«, also ausnahmsweise ungekocht, und in der Küchenmaschine zubereitet ist.

120 g Datteln
2 TL Kakaopulver
30 g feine Haferflocken
¼ TL Zimt
2 TL Erdnussmus
1 Prise Steinsalz
20 g Mandeln

Optional zum Ummanteln:
Matchapulver, Kakaonibs, Kurkuma, Kokosraspeln

1. Alle Zutaten in eine Küchenmaschine geben und auf höher Stufe zerkleinern.
2. 1 EL der Masse in die Hände geben und auf diese Weise nach und nach 16 kleine Bällchen formen. Für mindestens eine Stunde vor dem Verzehr in den Kühlschrank stellen. Sie halten sich gekühlt circa 4 Tage.

Optionen im Alltag

Diese Leckereien können gut als Nachtisch dienen, wenn du nach dem Essen etwas Süßes möchtest. Du kannst sie aber auch mal als Frühstücksersatz testen, wenn du morgens überhaupt keine Zeit hast, etwas vorzubereiten. Bedenke nur, dass es sich noch immer um eine Süßigkeit handelt – auch wenn sie vollgepackt mit Nährstoffen ist.

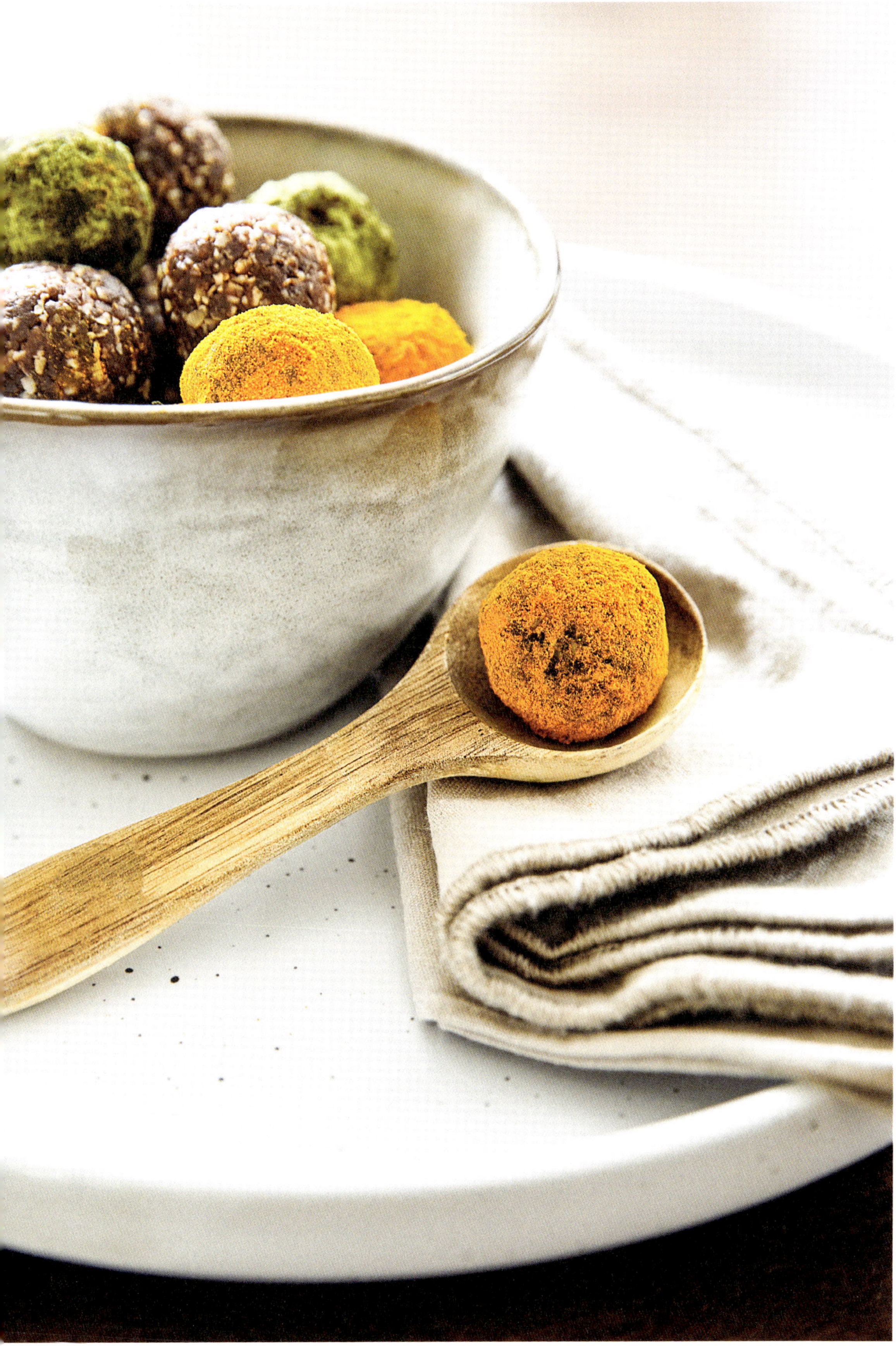

Geröstete süß-salzige Mandeln

Für 5 Portionen Zeitbedarf: 25 Minuten, inkl. 20 Minuten Backzeit

Dieses Rezept ist für Menschen, die bisher ihre salzigen Gelüste immer mit Chips und Co. gestillt haben. Mandeln sind sehr nahrhaft, unterstützen gemäß Ayurveda die Produktion von Ojas, der kumulativen Essenz der Gewebesynthese – vereinfacht ausgedrückt unserer Lebensenergie. Sie enthalten viele Proteine sowie Nährstoffe und gelten im Ayurveda als kräftigend. Tamari ist eine Art Sojasoße, die etwas würziger im Geschmack und zudem glutenfrei ist. Sojasoße kann alternativ verwendet werden.

150 g Mandeln
1 EL Tamari
1 EL Ahornsirup

Mandeln mit Tamari und Ahornsirup vermengen auf ein Backblech mit Backpapier legen und für 20 Minuten bei 160 °C Umluft im Ofen backen. Nach 10 Minuten einmal wenden.

Optionen im Alltag

Die Mandeln können zahlreiche Gerichte hervorragend aufwerten. Du kannst sie gut zu deinem Mittagessen kombinieren, sei es in der Kantine, im Restaurant oder zu deinem mitgebrachten Lunch.

Geröstete Kichererbsen

Für 2 Portionen Zeitbedarf: 35 Minuten, inkl. 30 Minuten Backzeit

Wenn ich Lust auf einen herzhaften Snack habe, greife ich immer zu diesen gerösteten Kichererbsen. Ich empfehle ihn meinen KlientInnen sehr gerne, wenn ich die Befürchtung habe, dass sie etwas wenig Proteine verzehren. Die Kichererbsen sind sehr wandelbar und du kannst mit anderen Gewürzen experimentieren. Kreuzkümmel und Ingwer sind gute Varianten, wenn deine Verdauung nicht sehr stark ist. Teste dann, ob du sie abends verträgst oder sie lieber vor 16 Uhr verzehrst. Vielleicht ist der Snack sogar nicht nur etwas für deinen Arbeitsalltag, sondern für das nächste gesellige Treffen mit Freunden statt Chips, Salzstangen und Co.

1 Glas Kichererbsen (Abtropfgewicht 240 g)
1 EL Olivenöl
1 ½ TL Paprikapulver, geräuchert
½–1 TL Steinsalz

1. Kichererbsen abgießen, waschen und zwischen zwei saubere Handtücher legen, um sie zu trocknen.
2. Backpapier auf ein Backblech legen, die Kichererbsen darauf geben und das Öl darüber gießen. Mit einem Löffel gut verteilen, sodass alle Kichererbsen bedeckt sind.
3. 20 Minuten bei 170 °C Umluft backen. Dann Paprikapulver und Salz dazugeben, nochmals vermengen und weitere 10 Minuten backen.

Optionen für den Alltag

Die Kichererbsen sind circa zwei Tage im Kühlschrank haltbar, schmecken frisch aber am besten. Du kannst sie auch gut auf dein Mittagessen streuen und so auf schmackhafte Art und Weise deinen Proteinkonsum etwas erhöhen.

Müsliriegel

Für 10 Riegel Zeitbedarf: 40 Minuten, inkl. 30 Minuten Backzeit

Müsliriegel ohne weißen Zucker, diverse Zusatzstoffe und Konservierungsmittel – gekaufte Riegel sind einfach kein Vergleich. Diese Riegel können als Notfallplan für ein Essen zwischendurch dienen. Die Mischung aus Banane und Haferflocken ist sehr nahrhaft und köstlich zugleich. Fühl dich frei, mit verschiedenen Gewürzen zu experimentieren – vielleicht findest du eine neue Lieblingsmischung.

2 Bananen (ca. 220 g)
70 g entsteinte Datteln
1 Apfel
20 g gepuffter Amaranth
30 g Walnüsse
100 g feine Haferflocken
40 g Kürbiskerne
1 gute Prise Kardamom
1 gute Prise Nelkenpulver
1 Prise Steinsalz

1. Die Banane und die Datteln mit einem Pürierstab pürieren. Solltest du keinen besitzen, kannst du die Banane auch mit einer Gabel zerdrücken und die Datteln sehr klein schneiden.
2. Den Apfel waschen, entkernen und reiben. Alle Zutaten in einer Schüssel gut vermengen.
3. Eine Backform mit Backpapier auslegen und die Masse hineingeben. Eine 20x20 cm große Form passt ideal. Es ist auch möglich, eine größere Form zu nehmen und ein Stück freizulassen.
4. Bei 170 °C Umluft 30 Minuten backen. Vor dem Schneiden auskühlen lassen. Die Riegel sind im Kühlschrank circa 4 Tage haltbar.

Optionen für den Alltag

Bei viel Pitta in der Konstitution können Menschen dazu tendieren »hangry« zu werden, also schnell reizbar bei ungestilltem Hunger. Bei Meetings, die sich über die Mittagszeit erstrecken, kann das besonders gut passieren. Hier können die Riegel als gesunde Vorspeise dienen. Im Ayurveda beginnen wir das Essen ohnehin gerne mit etwas Süßem. Diese Variante stillt zudem den ersten Hunger und kann eine gewisse Zeit bis zum Mittagessen überbrücken. Die Riegel sind auch eine schnelle Frühstück-Alternative.

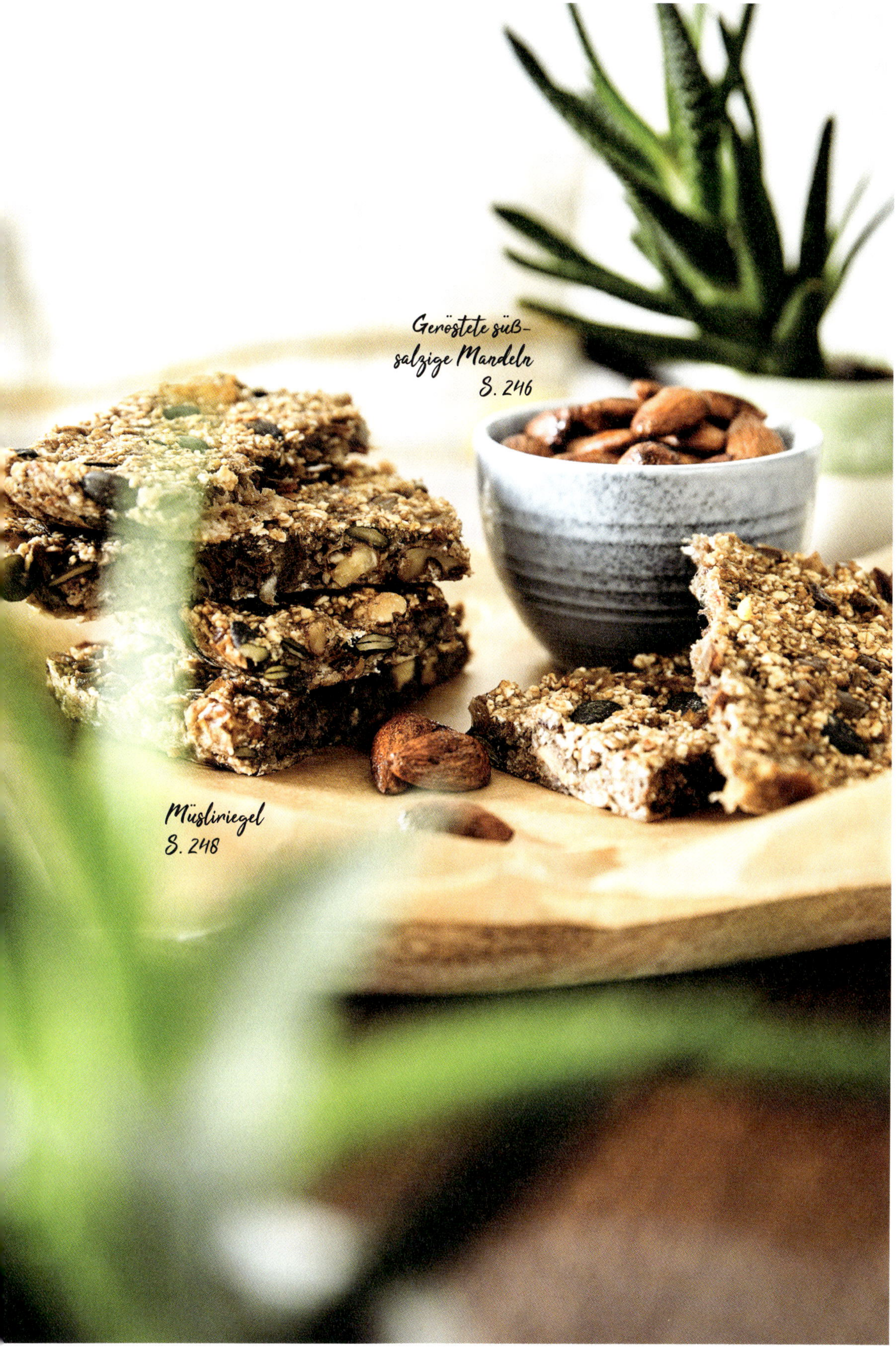
Geröstete süß-
salzige Mandeln
S. 246
Müsliriegel
S. 248

Getränke

Ein wärmendes, süßliches Getränk lässt oft positive Empfindungen in uns aufkommen: Liebe, Geborgenheit, Genuss … Neben dem Klassiker Kurkuma Latte, auch bekannt als goldene Milch, findest du einen köstlichen Kakao und eine Variante für den heißen Apfel, der oft auf Weihnachtsmärkten zu finden ist. Aber auch die Kaffeeliebhaber kommen in diesem Abschnitt auf ihre Kosten.

Heißer Apfel

1 Portion Zeitbedarf: 3 Minuten

Manchmal hat man einfach etwas Lust auf Geschmack bei einem Getränk. Im Ayurveda würden wir eher weniger zu einer kalten Apfelschorle greifen, sondern eher zu einem »Heißen Apfel«, der eher mit einem Tee vergleichbar ist.
Die Empfehlung des Eatwell Guides zu Saft ist es, nicht mehr als 150 Milliliter pro Tag zu konsumieren. Wir sollten hierbei bedenken, dass der Saft sich auf unseren Blutzuckerspiegel auswirkt und demnach nicht zum täglichen Ritual werden muss.

150 ml ungezuckerter Apfelsaft
100 ml heißes Wasser
1 Prise Zimt

Apfelsaft, heißes Wasser und Zimt vermischen und genießen.

Optionen im Alltag

Sollte es dir schwerfallen, nach 14 Uhr auf deinen geliebten Kaffee zu verzichten, könnte dieses Rezept eine gute Alternative für dich darstellen. Falls du auf der Arbeit keinen Wasserkocher zur Verfügung hast, kannst du dir das Getränk auch in einer Thermoskanne mitnehmen.

Kurkuma Latte

Für 1 Portion Zeitbedarf: 5 Minuten

Diese Variante des Kurkuma Latte oder auch der goldenen Milch ist eher für abends gedacht. Muskat hat eine beruhigende Wirkung, und auch die Hafermilch wirkt besänftigend. Je nach Konstitution ist diese Milch eine schöne Alternative, wenn du nach der Arbeit direkt zum Sport gegangen bist und später am Abend nicht mehr schwer essen möchtest. Der Geschmack vermittelt für mich ein Gefühl von nach Hause kommen und Entspannung.

2 Datteln
½ TL Ghee oder Kokosöl
1 TL Kurkuma
1 Prise Kardamom
1 Prise Muskat
1 Prise schwarzer Pfeffer oder Pippali
150 ml Hafermilch
50 ml Wasser

1. Datteln sehr klein schneiden. Ghee oder Kokosöl zusammen mit den Gewürzen in einen Topf geben und kurz erwärmen.
2. Milch, Wasser und Datteln dazugeben, aufkochen und einige Minuten köcheln lassen. In eine Tasse füllen, für die Datteln einen kleinen Löffel nutzen.

Optionen für den Alltag

Anregende Gewürze wie einen halben Teelöffel Zimt und ein wenig Ingwer kannst du ideal zu der Milch hinzufügen, wenn du sie als Frühstücksersatz mit zur Arbeit nehmen möchtest. Im Sommer oder wenn du eine ausgeprägte Pitta-Konstitution bist, kannst du etwas Safran zu der Milch geben. Safran ist für alle Konstitutionen geeignet, gerade Pitta profitiert am meisten von diesem edlen Gewürz.

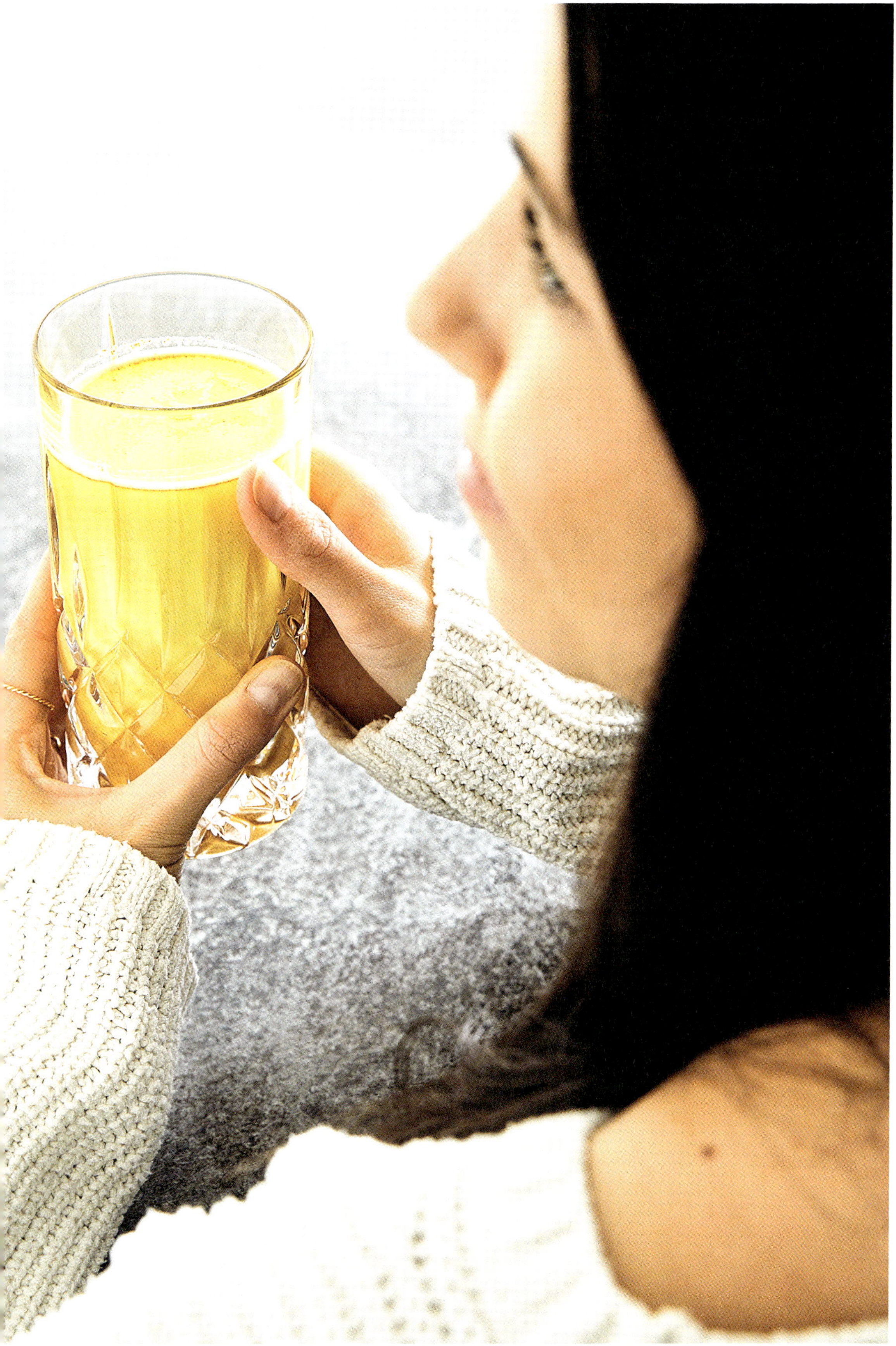

Power-Kakao

1 Portion · Zeitbedarf: 5 Minuten

Ich bin ein großer Kaffeefan, daher findest du auf der S. 256 auch ein entsprechendes Kaffeegewürz. Allerdings ist Kaffee sehr aktivierend und kann das Vata-Dosha erhöhen. In der Phase vor und während der Menstruation steige ich daher sehr gerne auf Kakao um und gebe diese Empfehlung auch meinen Klientinnen oft weiter. Ich habe die Erfahrung gemacht, dass der Kaffee nur in Ausnahmen vermisst wird, da dieser Kakao einfach unglaublich lecker ist. Viele lieben den Kaffee nach dem Mittagessen, daher habe ich bei dieser Kakao-Variante einige Fenchelsamen hinzugegeben, da diese die Verdauung unterstützen. Wenn du das Getränk nach dem Mittagessen zu dir nimmst, achte darauf, während des Essens nicht zu viel getrunken zu haben.

1 TL Fenchelsamen
200 ml Hafermilch
1 gehäufter TL ungesüßter Kakao
12 TL Ahornsirup

1. Fenchelsamen mörsern und in einen Teebeutel geben oder alternativ einen fertigen Fenchelteebeutel nutzen.
2. Hafermilch mit dem Fenchelbeutel und dem Kakaopulver aufkochen. Ahornsirup nach Belieben zugeben und genießen.

Optionen für den Alltag

Wenn du den Kakao in einer Thermoskanne mit zur Arbeit nehmen möchtest kannst du den Fenchel ruhig etwas länger ziehen lassen. Gerade bei fertigen Teebeuteln, die geschmacklich nicht so intensiv sind wie frisch gemörserte Samen, bietet sich dies an.

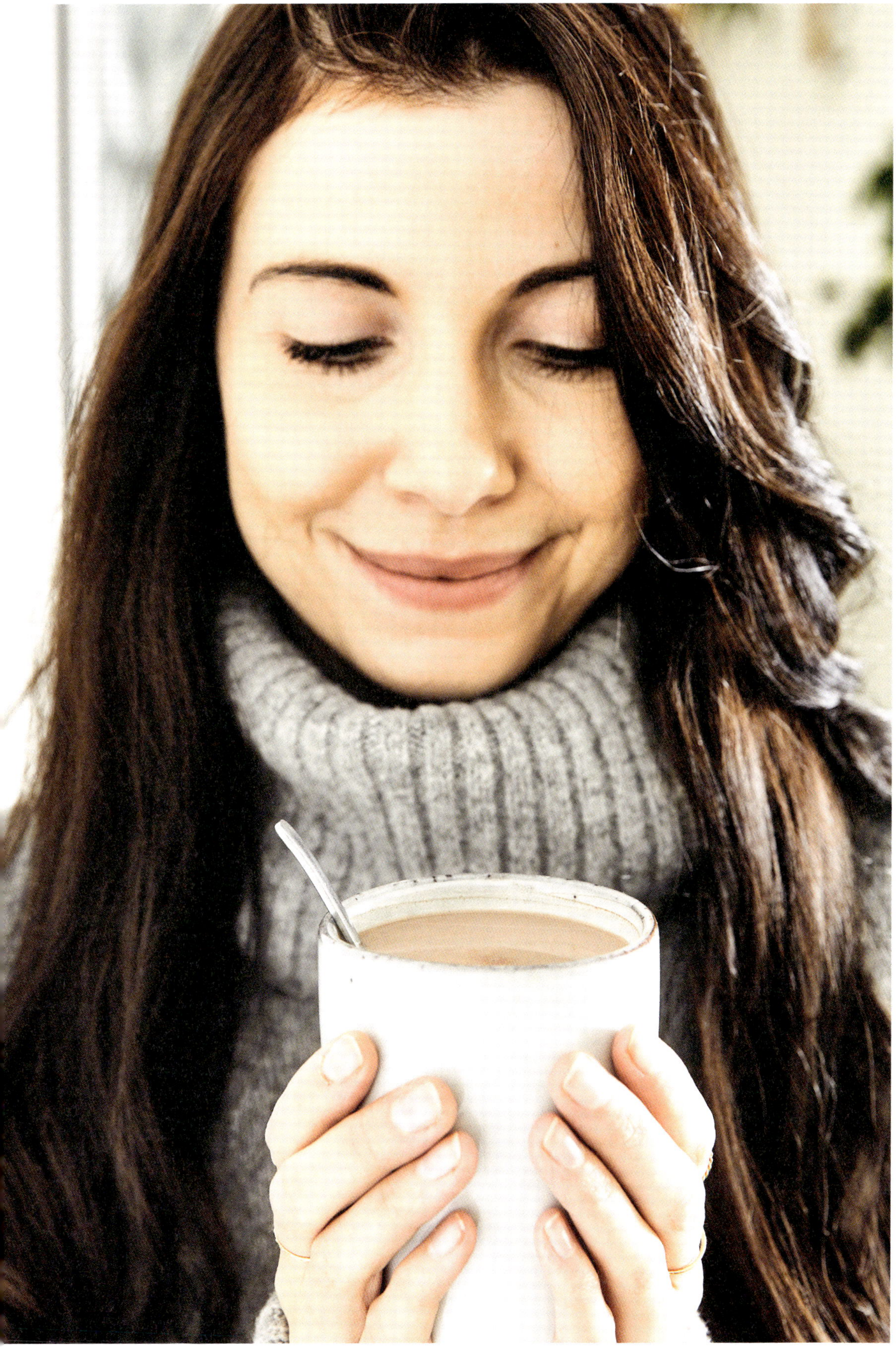

Kaffeegewürz

Zeitbedarf: 5 Minuten

Du hast nun schon öfters gelesen, dass der Ayurveda ungerne in ungesund oder gesund einteilt, sondern eher in zuträglich oder unzuträglich. Kaffee ist für Menschen mit viel Kapha beispielsweise deutlich zuträglicher als für eine Person mit viel Vata. Denn Kaffee ist aktivierend und Vata ist bereits eher bewegt. Pitta-Typen sollten darauf achten, einen Kaffee mit wenig Säure zu wählen. Die bittere Note des Kaffees ist für Pitta hingegen zuträglich. Allerdings braucht auch eine Pitta-Konstitution in der Regel nicht so viel Aktivierung. Sowohl für Vata- als auch Pitta-Konstitutionen darf Kaffee gerne mit Hafermilch getrunken werden. Kapha darf den Kaffee sehr gerne pur genießen. Für alle Konstitutionen darf eine Messerspitze des Kaffeegewürzes in den Kaffee gegeben werden. Das ist nicht nur lecker, sondern macht ihn auch besser bekömmlich.

3 Teile Zimt
2 Teile Kardamom
1 Teil rohes Kakaopulver

1. Alle Zutaten in ein Schraubglas geben, dieses verschließen und gut schütteln, damit sich die Gewürze vermischen.
2. Je 1 Msp. des Kaffeegewürzes in eine Tasse Kaffee geben.

Optionen für den Alltag

Wann du den Kaffee einplanst, ist dies ebenfalls ein Faktor, der in Bezug auf die Doshas berücksichtigt werden darf. Kaffee sollte weder bei Vata- noch bei Pitta-Konstitutionen beziehungsweise Ist-Zuständen direkt auf leeren Magen nach dem Aufstehen getrunken werden. Eine Tasse mit oder nach dem Frühstück ist hier besser geeignet. Die Flüssigkeitsmenge von 200–250 Millilitern Kaffee sollte allerdings nicht überstiegen werden. Kapha-Konstitutionen können Kaffee teils schon gut direkt nach dem Aufstehen vertragen. Kaffee sollte bei keiner Konstitution nach 14 Uhr getrunken werden. Du darfst Kaffee zudem als Genussmittel sehen und nicht als wesentlichen Bestandteil deiner alltäglichen Ernährung.

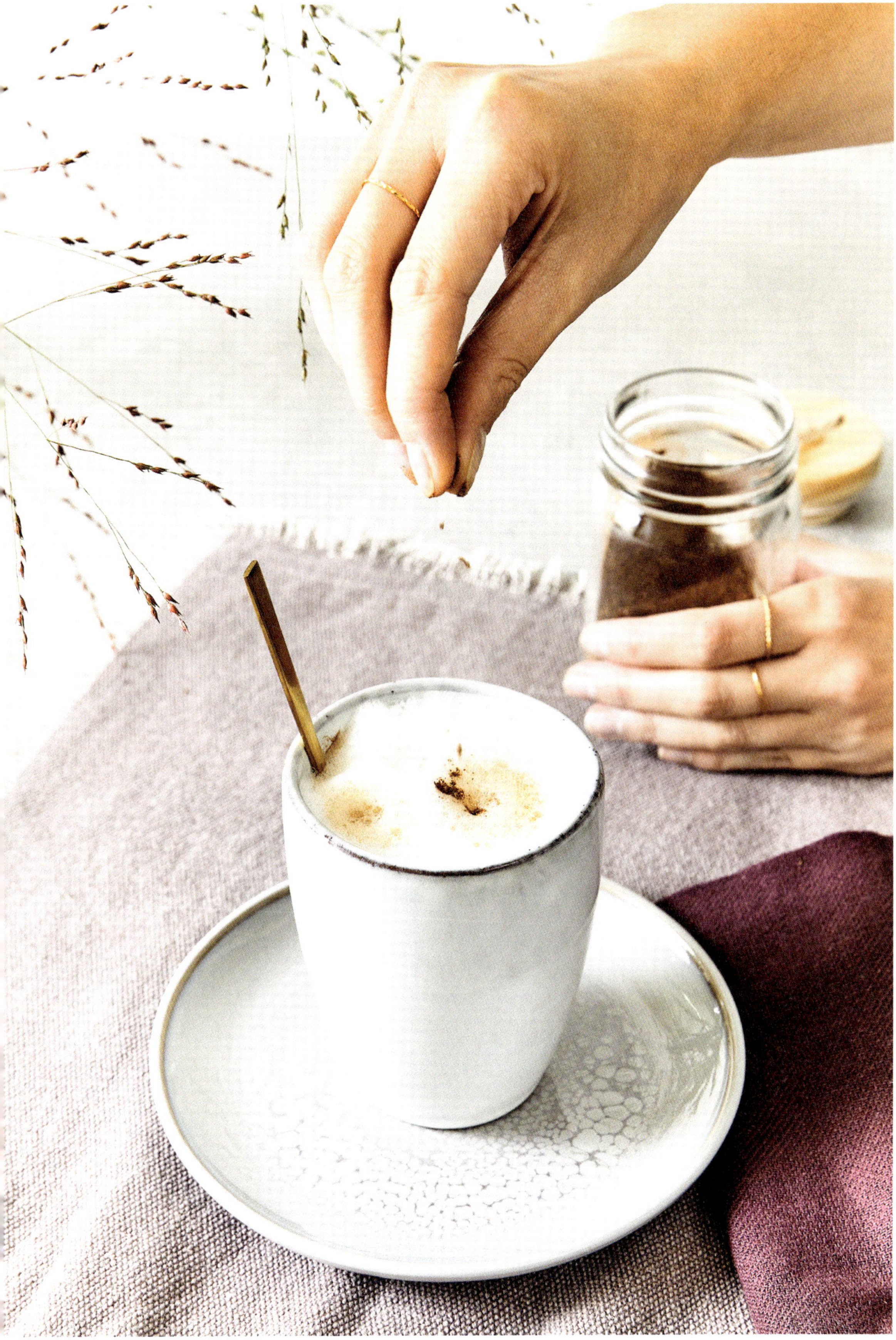

Schlusswort

Kochen ist für mich eine Art Meditation. Ich bin fokussiert, ich bin im Hier und Jetzt, ich erlebe alles ganz genau mit meinen Sinnen. Ich höre, wie das Wasser zischt, wenn ich eine angeschwitzte Zwiebel ablösche, rieche, wie die Gewürze ihren Duft verströmen, spüre, wie sich die Konsistenzen der Zutaten beim Schneiden oder Kochen verändern, und schmecke das Ergebnis von dem, was ich gezaubert habe. Kochen ist ein unglaublich sinnliches Erlebnis, und im Ayurveda sind die Sinne ein zentraler Fokus – sie bringen dich zurück in den Moment, du bist ganz und gar in der Gegenwart. Wenn du das Kochen und auch das Vorkochen für dich entdeckst, kannst du in eine ganz neue Welt eintauchen, die deine Gesundheit fördert, dir gut geplant Zeit sowie Geld spart, dir mehr Lebensqualität ermöglicht und vielleicht sogar eine Leidenschaft werden kann. Wenn ich mit diesem Buch nur einen kleinen Funken entzündet habe und du dich weiter auf diesen Weg begibst, freue ich mich unendlich für dich. Danke, dass du dieses Buch gekauft, gelesen und in der Küche genutzt hast.

Deine Laura

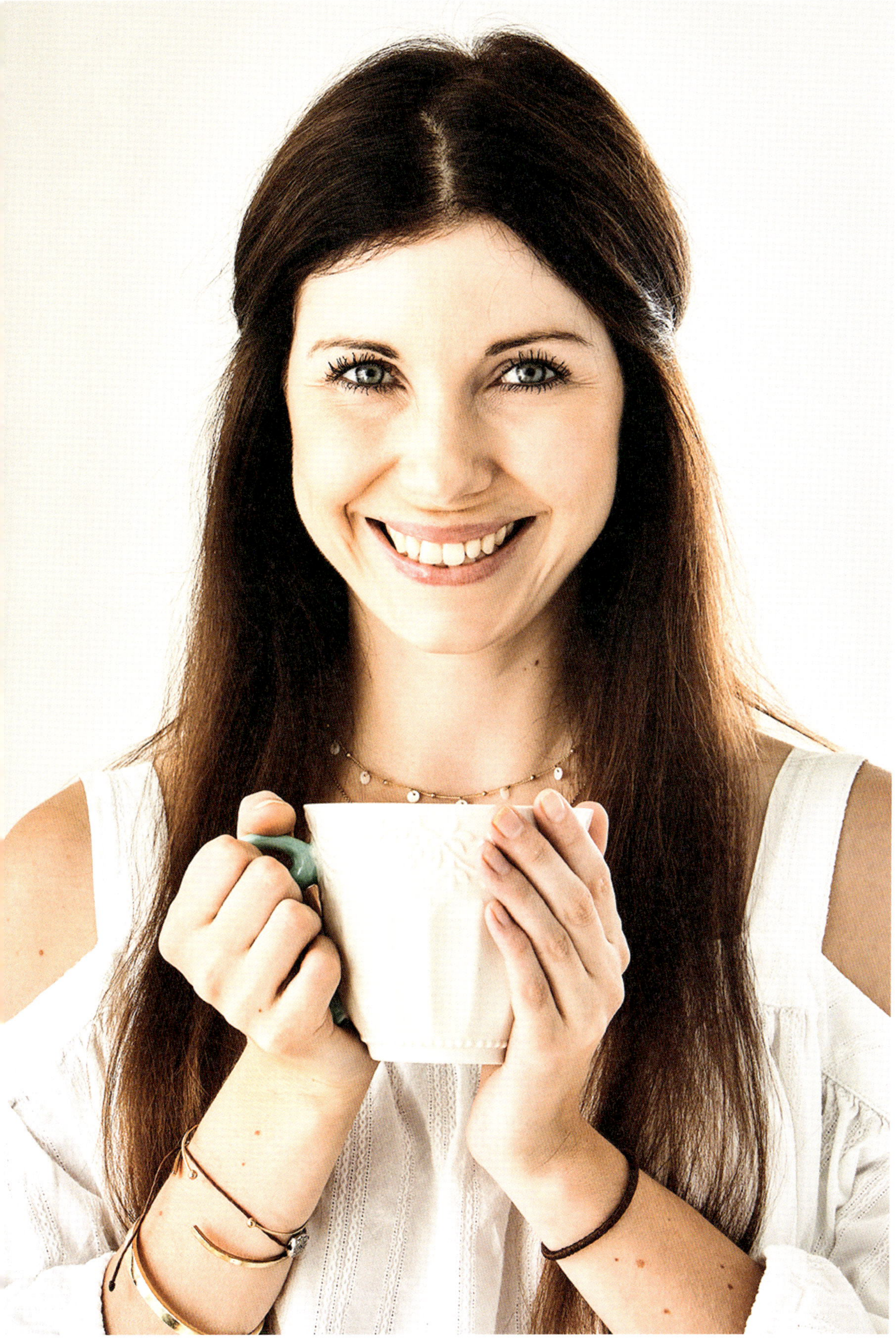

Quellen

Biesalski, H. K. & Stephan C. Bischoff, M. P. A. W. e. a. (2018): *Ernährungsmedizin.* 5. Hrsg. Stuttgart: Georg Thieme Verlag KG.

Eckert, N. (2019): *Intervallfasten: Essen mit Blick auf die Uhr.* [Online] https://www.aerzteblatt.de/archiv/205110/Intervallfasten-Essen-mit-Blick-auf-die-Uhr

Ernährung, D. G. f. (2014): *Sekundäre Pflanzenstoffe und ihre Wirkung auf die Gesundheit.* [Online] https://www.dge.de/wissenschaft/weitere-publikationen/fachinformationen/sekundaere-pflanzenstoffe-und-ihre-wirkung/

Ernährung, D. G. f. (2019): *Getreide, Getreideprodukte und Kartoffeln.* [Online] https://www.dge-ernaehrungskreis.de/lebensmittelgruppen/getreide-getreideprodukte-und-kartoffeln/

Ernährung, D. G. f.: *DGE-Ernährungskreis - Beispiel für eine vollwertige Lebensmittelauswahl.* [Online] https://www.dge.de/ernaehrungspraxis/vollwertige-ernaehrung/ernaehrungskreis/

F. Pérez, R., Agustín, P. S., Fraga, M. F. & F. Fernández, A. (2019): *Chapter 19 - Epigenetics and Lifestyle: The Impact of Stress, Diet, and Social Habits on Tissue Homeostasis.* [Online] https://www.sciencedirect.com/science/article/pii/B9780128148792000200

Foundation, B. N. (2019): *Find your Balance.* [Online] https://www.nutrition.org.uk/attachments/article/1193/Find%20your%20balance_%20booklet.pdf?__cf_chl_jschl_tk__=24a7070465f8c6a93b5e16fee3ef1fdb222d063a-1599830801-0-AUG5uOpRYvXaPmm_f53VoS-r0aEFmzuZCi1Een0B7PlxThtnb4gnUWyY0DK4kMw05FW1D3tbHQ5yZKSvs0n6Q-Fs_2

Health, H. T. C. –. S. o. P.: *Omega-3 Fatty Acids: An Essential Contribution.* [Online] https://www.hsph.harvard.edu/nutritionsource/what-should-you-eat/fats-and-cholesterol/types-of-fat/omega-3-fats/

Health, H. T. C. –. S. o. P.: *Types of Fat.* [Online] https://www.hsph.harvard.edu/nutritionsource/what-should-you-eat/fats-and-cholesterol/types-of-fat/

Health, H. T. C. –. S. o. P.: *Omega-6 fatty acids linked with lower risk of heart disease.* [Online] https://www.hsph.harvard.edu/news/hsph-in-the-news/omega-6-fatty-acids-heart-disease/

Landwirtschaft, B. f. E. u. (2016): *Unerwünschte Stoffe, die beim Erhitzen von Lebensmitteln entstehen: Acrylamid & Co.* [Online] https://www.bmel.de/SharedDocs/Downloads/DE/Broschueren/ErhitzenUnerwuenschteStoffe.pdf?__blob=publicationFile&v=7

Medicine, N. L. o.: *Arachidonic acid.* [Online] https://pubchem.ncbi.nlm.nih.gov/compound/Arachidonic-acid

Rittenau, N. (2018): *Vegan-Klischee ade!: Wissenschaftliche Antworten auf kritische Fragen zu pflanzlicher Ernährung.* 5. Aufl. Hilden: Ventil Verlag UG.

Service, N. H. i. (2020): *Starchy foods and carbohydrates.* [Online] https://www.nhs.uk/live-well/eat-well/food-types/starchy-foods-and-carbohydrates/

Steuernagel, R. (2017): *UNTERSUCHUNGSMETHODEN IM AYURVEDA | 7 – DIE ANAMNESE.* [Online] https://www.ayurvedamedizin.de/untersuchungsmethoden-im-ayurveda-7-die-anamnese/

Danksagung

Viele Begegnungen und Situationen in unserer Kindheit prägen uns ein Leben lang. Sie bestimmen teils maßgeblich, wie unser weiterer Lebensweg aussehen wird. In meinem Fall kann ich nicht genug betonen, welchen Einfluss meine Eltern sowohl damals wie heute auf mein Leben hatten und haben. Für mich war es selbstverständlich, alle Möglichkeiten geboten zu bekommen, die ich mir ausgemalt und erträumt habe. Angefangen mit Skiurlauben, als ich drei Jahre alt war, über Unterstützung in Mathematik und Französisch auf dem Gymnasium bis hin zu Auslandsaufenthalten über mehrere Monate in der Schule sowie im Studium und noch so vielem mehr. Heute weiß ich, dass alles, was ihr für mich getan habt und auch heute noch macht, alles andere als selbstverständlich ist. All das ist neben den offenen Ohren, den Umarmungen, langen Gesprächen und der Zeit, die wir gemeinsam genießen, ein Zeichen von Liebe. Ich bin sicher, als Eltern ist es schwierig, die ideale Balance zwischen Geborgenheit und Loslassen zu finden, und doch habt ihr es mehr als perfekt geschafft. Ich hatte immer das Gefühl von Unterstützung und noch heute ist der Ort, an dem ich mich am wohlsten fühle, unsere Terrasse und der Garten, in dem ich aufgewachsen bin. Der Grund dafür seid ihr. Ich denke, das ist an und für sich schon eine Leistung, auf die ihr, Helma und Günter, unglaublich stolz sein dürft.

Seit über sieben Jahren kennst du, Peter, mich so gut wie kaum eine zweite Person. Du kennst meine Ängste und Sorgen, meine glücklichen Momente und Höhepunkte der vergangenen Jahre. Du kennst meine guten und meine schlechten Seiten, weißt immer, wie du mich und meine Worte interpretieren musst. Wir haben uns in dieser Zeit beide verändert, sind immer wieder raus aus unserer Komfortzone gegangen, hatten Höhenflüge und schwierige Phasen, wir sind beide gewachsen. Egal, wo wir uns auf unserem Weg befunden haben, eins waren wir immer: ein Team. Danke, dass du mein Partner bist.

Ein Buch mit dieser Anzahl an Rezepten stellt den Verfasser vor einige Herausforderungen. Unter anderem geht es um die Frage, wie die Rezepte verschiedenen Menschen schmecken. In diesem Feld haben mich vor allem Nadja und Laura unglaublich unterstützt. Sie haben in kürzester Zeit zahlreiche Rezepte getestet, Anmerkungen formuliert und Feedback gegeben. In den letzten Monaten hat unsere Wohnung zudem zahlreiche Testesser begrüßen dürfen, ohne deren Optimierungen und Ideen sicherlich einige Rezepte noch anders gestaltet wären.

Unglaublich dankbar bin ich für die Begegnungen, die ich durch Ayurveda erfahren durfte. Dazu zählen die großartigen Lehrer, die mir Ayurveda vermittelt haben, neue Freundschaften, die entstanden sind, und inspirierende Persönlichkeiten, mit denen ich sprechen durfte. Ayurveda ist ein Weg, eine Lebensphilosophie, und all diese Begegnungen zeigen mir dies immer wieder auf.

Für die Visualisierung des Buches danke ich zum einen dem riva Verlag, ohne den das gesamte Projekt nicht möglich gewesen wäre, und zum anderen dem fantastischen Foto-Team ancor photo. Ann Christin Weiß und Corinna Posny sind unglaublich talentiert, kreativ und lieben ihre Arbeit. Sie haben die Fotoshootings zu einem wunderschönen Erlebnis werden lassen.

Über die Autorin

Die Wahlhamburgerin Laura Krüger beschäftigt sich seit vielen Jahren mit Themen rund um die Ernährung, Nachhaltigkeit und Gesundheit. Ihren Master in Sustainable Marketing und Leadership schloss sie als Jahrgangsbeste ab. Neben ihrer Tätigkeit als Ayurveda Coach leitet Laura gemeinsam mit dem Gründer den Ayurveda Campus in Schwerin. Dort unterrichtet sie unter anderem die ayurvedische Ernährungslehre gepaart mit modernen Ansätzen. Laura befindet sich aktuell in dem Masterstudiengang Clinical Nutrition und geht somit ihrer Leidenschaft nach, weitere wissenschaftliche Ansätze mit dem Ayurveda zu verbinden. Ihr erstes Buch *In Balance mit Ayurveda*, in dem sie die Themen Ayurveda und Hormone fundiert miteinander verbunden hat, ist im April 2020 erschienen. Mehr Informationen sind auf Lauras Website (laura-krueger.com) oder bei Instagram (laura.krueger.frauengesundheit) zu finden.

Register

G

H

I

J

K

O

P

Q

R

S

T